Röntgennativverfahren in der Diagnostik der Herzfehler

Ein Lernprogramm für Studierende und Ärzte

von

Heinz Sterz

Programmiert von

Johannes Zielinski

Gerda Zielinski

und Mitarbeitern

27 Abbildungen im Text
und ein Bildband

1971

Georg Thieme Verlag Stuttgart

Primarius Univ.-Doz. Dr. Heinz Sterz
Facharzt für Innere Medizin
Vorstand der 2. medizinischen Abteilung
im Landeskrankenhaus Klagenfurt, Kärnten, Österreich

Prof. Dr. Johannes Zielinski
Direktor des Instituts für Erziehungswissenschaft
der Rhein.-Westf. Technischen Hochschule Aachen

Dr. Gerda Zielinski, Friesenrath

ISBN 3 13 466701 0   Textband und Bildband

Vorwort und Lernzielbestimmung

Die vorliegende Monographie über das Röntgendurchleuchtungs- und -aufnahmeverfahren bei angeborenen und erworbenen Defekten des Herzens und der großen Gefäße will in erster Linie ein Wegweiser für den Studierenden und den jungen Arzt sein. Um diese so wichtige Untersuchungstechnik bei der Diagnose von Herzfehlern in wirksamer Weise herauszustellen, wurde die Form eines Lernprogramms gewählt, welche sich in vielen Sparten der Medizin und auch anderer Wissenschaftsgebiete überzeugend bewährt hat.

Man arbeitet mit diesem Lernprogramm am besten in folgender Weise: der schmale Teil jeder Seite wird mit einem Papierstreifen solange abgedeckt, bis die Antwort vom Lernenden formuliert und niedergeschrieben wurde. Dann erst wird der Vergleich mit der im Programm vorgegebenen Lösung durchgeführt. Diese sofortige Antwortkontrolle sichert den fehlerfreien Lernfortschritt und damit den Lernerfolg.

Zum Programm gehört der Bildband, den der Lernende zweckmäßigerweise zum betreffenden Abschnitt vor sich aufgeschlagen hinlegt, um sich durch den Text des Programms bei der Betrachtung und Auswertung der Röntgenaufnahmen führen zu lassen. -

Die *Röntgenologie* ist nur ein Teil der großen kardiologischen Diagnostik, aber ein wesentlicher Baustein der sogenannten Vorfelddiagnostik der Herzfehler. Klinischer Befund, zusammen mit dem Elektrokardiogramm, dem registrierten Schallbild im Phonokardiogramm und dem Röntgendurchleuchtungs- und -aufnahmebefund lassen in vielen Fällen die richtige anatomische Diagnose stellen. Herzkatheterismus und Angiokardiographie sind dem Lernenden meist noch nicht zugänglich und auch dem in der Praxis stehenden Arzt nicht verfügbar. Es wird daher bewußt auf die Darstellung dieser beiden Spezialverfahren verzichtet und nur auf das Durchleuchtungs- und Aufnahmeverfahren eingegangen. Die Röntgenuntersuchung allein kann allerdings nur in sehr typischen Fällen die volle Diagnose in anatomischer Hinsicht liefern.

Eingebaut in die anderen sogenannten "unblutigen" klinischen Untersuchungsmethoden ist sie aber ein wesentlicher Bestandteil der Diagnostik.

Die Monographie umfaßt zwei Abschnitte: der erste Teil gibt Hinweise auf die Technik der Röntgendurchleuchtung und verschiedener Aufnahmeverfahren. Außerdem wird auf die Topographie der einzelnen Herzabschnitte im Röntgenbild eingegangen. Schematische Darstellungen sollen anatomische Gegebenheiten erläutern.

Im zweiten Teil wird ein systematischer Untersuchungsweg rund um die Herzsilhouette eingeschlagen. Dabei wird schrittweise - entlang der Blutstromrichtung - die Symptomatik für die Veränderungen einzelner Herzabschnitte aufgezeigt werden.

Bei jedem bildlich dargestellten Fall wird unter der Abbildung zusätzlich ein Hinweis auf Klinik und Hämodynamik des entsprechenden Patienten sowie ein Vermerk zu den operativen Möglichkeiten im gegebenen Fall kursorisch dargelegt, um die Kasuistik zu vervollständigen.

Tabellarische Übersichten im Anhang versuchen einerseits, die Röntgensymptomatik zu ordnen, andererseits einen Einbau in die klinisch-kardiologische Gesamtdiagnostik zu vermitteln.

Für die Feststellung der genauen anatomischen Verhältnisse an den Herzen bei der großen Mehrzahl der hier angeführten Fälle muß an der Chirurgischen Univ.-Klinik Graz (Vorstand *Prof. Dr. F. Spath*) vor allem *Herrn Doz. Dr. J. Kraft-Kinz* und seinen Mitarbeitern im kardiochirurgischen Team und an der Chirurgischen Univ.-Klinik in München (Direktor *Prof. Dr. R. Zenker*) dem Chef der Klinik und seinem Mitarbeiter *Prof. Dr. W. Klinner* gedankt werden. Ergänzende angio- und angiokardiographische Untersuchungen wurden in manchen Fällen notwendig und in dankenswerter Weise an der Radiologischen Univ.-Klinik Graz (Vorstand *Prof. Dr. E. Vogler*) von *Doz. Dr. E. Pirker* durchgeführt. Alle Patienten wurden an der eigenen Abteilung eingehenden hämodynamischen Untersuchungen, vor allem auch dem Herzkatheterismus unterzogen; ich habe meinen Mitarbeitern *Dr. Hj. Samec* und *Dr. U. Stark* für ihre Hilfe besonders zu danken. In einigen wenigen Fällen bestätigte leider auch die Obduktion die anatomische Diagnose.

Das vorliegende Werk soll als eine Art Fibel dem Lernenden helfen, sich mit den einschlägigen Fragen vertraut zu machen, ohne dabei den bewährten Standardwerken, wie dem "Schinz", "Teschendorf", "Zdansky" oder anderen Konkurrenz machen zu können. Es soll lediglich eine Einführung des Bausteines "Röntgendurchleuchtung" in die kardiologische Gesamtdiagnostik darstellen.

Wir raten dem Lernenden, sich täglich höchstens 1-1 1/2 Stunden mit dem Lernprogramm zu beschäftigen, da die Durcharbeit eines Lernprogramms eine intensive geistige Leistung darstellt. Werden entsprechende Pausen eingelegt, können pro Tag auch längere Lernzeiten für die Arbeit an diesem Lernprogramm eingeplant werden. Das ist individuell recht verschieden.

Frühjahr 1971

Heinz Sterz
Johannes Zielinski

Inhaltsverzeichnis

Einführung

Wie man mit einem Lernprogramm arbeitet

	1 Dies ist ein Lernprogramm. Ein Lernprogramm ist nach der Methode der programmierten Unterweisung gestaltet. Um mit Hilfe eines Lernprogramms schnell, sicher und angenehm das Lernziel zu erreichen, müssen Sie einige wenige Hinweise beachten. Die Einleitung zu diesem Lernprogramm gibt Ihnen diese Hinweise.
2 (... die Nummer) 2.	2 Ein Lernprogramm ist eingeteilt in kleine, übersichtliche und leicht zu erfassende Lernschritte, die sog. *Lernelemente.* Wenn Sie dieses Lernprogramm durchblättern, werden Sie erkennen, daß die Lernelemente numeriert sind. Wir kürzen das Wort "Lernelement" ab: LE. Dieses Lernelement trägt die Nummer __ . (Schreiben Sie bitte Ihre Antwort auf den Leerstrich.) Bitte vergleichen Sie, ob die im Lernprogramm vorgedruckte Antwort - A 2 - mit der von Ihnen geschriebenen Antwort übereinstimmt. Ist das der Fall, gehen Sie bitte weiter zu Lernelement 3.
3 Nummer (3)	3 Sie werden in den Lernelementen eines Lernprogramms oft solche Leerstriche finden. Dies ist das Lernelement 3, weil es die ____________ 3 trägt.

3 (Forts.)	(Forts.) 3 Hier treffen Sie wiederum auf einen Leerstrich. Der Leerstrich ist die verkürzte Schreibweise für eine Frage oder für eine Aufgabe. Wir hätten z.B. fragen können: "Warum ist dies das Lernelement 3? " (Antwort: Weil es die Nummer 3 trägt.) Wir hätten auch die Aufgabe formulieren können: "Begründen Sie bitte, warum dies das Lernelement 3 ist!" (Antwort: Dieses Lernelement trägt die Nummer 3.) Wir haben weder das eine noch das andere getan, weil Aufgabe und Antwort umständlich und zeitraubend wären.
4 Leerstrich Leerstrich Beachten Sie bitte: Im Lernelement 4 waren zwei kleine Aufgaben zu lösen. Man geht so vor, daß man zunächst *beide* Aufgaben löst und erst nach der Durcharbeit des ganzen Lernelements den Antwortvergleich durchführt.	4 Eleganter und kürzer wird eine Aufgabe oder eine Frage durch einen __________ ausgedrückt. Wie gesagt: die Lösung der Aufgabe oder die Antwort auf die Frage schreibt man einfach auf diesen __________ . (Bitte überprüfen Sie Ihre Antworten an Hand von A 4.)

5

stärker

Auswahl(-antwort)

stärker

5

Die Aufgabenform, die in einem Lernelement vorkommt, kann auch anders aussehen.

Hier ist ein Beispiel, das sich auf das folgende Lernprogramm bezieht.

> Knochen sind röntgenologisch (stärker / weniger) __________ schattengebend als lufthaltiges Lungengewebe.

Diese Form einer Aufgabe nennt man eine *Auswahl*aufgabe, die Antwort darauf folglich eine __________ –antwort.

Eine Auswahlaufgabe verlangt: Aus zwei vorgegebenen Wörtern, die in einer Klammer stehen, haben Sie eins als das richtige auszuwählen.

Es ist klar, daß Knochen kompakter sind als lufthaltiges Lungengewebe.

Folglich ist Knochensubstanz __________ schattengebend als lufthaltiges Lungengewebe.

Das Wort "stärker" muß also auf den Strich in dem Beispiel und im vorigen Satz geschrieben werden.

Wenn Sie das getan haben, dann kontrollieren Sie jetzt mit Hilfe von A 5 Ihre Antworten.

6

b) durch Röntgenuntersuchungen des Thorax. [x]

- Führen Sie bitte den Antwortvergleich durch.
Dann blättern Sie um zum Lernelement 7 (LE 7).

6

Wieder eine andere Aufgabenform ist diese:

Die Diagnostik der Herzfehler wird unterstützt

a)	durch Bluteiweißbild.	
b)	durch Röntgenuntersuchungen des Thorax.	
c)	durch Elektroenzephalogramm (EEG).	

Kreuzen Sie bitte das Richtige an.

6 (Forts.)

(Forts.) 6

Hier haben Sie Ihre Wahl aus drei vorgegebenen Antworten zu treffen. Wir nennen diese Aufgabenform eine *Mehrfachwahl.*

Ihre Entscheidung haben Sie durch ein Kreuz anzuzeigen. Tun Sie das bitte.

7

Übergeordneter Begriff	Zugeordnete Begriffe 1	2
Röntgenverfahren	Durchleuchtung	Röntgenfilm
Elektrokardiogramm	Herzstromkurve	Kammerkomplex
Blutbild	Hämoglobingehalt	Leukozytenzahl

Bitte nochmals Ihre Antwortkontrolle.

Je genauer Sie Ihre eigene Leistung überprüfen, um so besser ist Ihr Lernergebnis.

7

Die nächste Form, in die eine Aufgabe gekleidet werden kann, erfordert von Ihnen eine logische Denkleistung.

Ordnen Sie bitte die Begriffe, die zusammengehören, den vorgegebenen übergeordneten Begriffen zu.

Durchleuchtung — Hämoglobingehalt —
Herzstromkurve — Kammerkomplex —
Leukozytenzahl — Röntgenfilm

Übergeordneter Begriff	Zugeordnete Begriffe 1	2
Röntgenverfahren		
Elektrokardiogramm		
Blutbild		

8

(1.) Lernelementen LE

(3.) Aufgaben

8

Wir fassen zusammen:

1. Ein Lernprogramm besteht aus kleinen, übersichtlichen und leicht zu erfassenden Lernschritten, den ______________ , abgekürzt: _____ .

2. Jedes Lernelement macht Sie mit einer neuen Tatsache bekannt (gibt Ihnen, wie die Fachleute sagen, eine neue Information).

3. In jedem Lernelement haben Sie eine oder mehrere kleine ________________ zu lösen.

8 (Forts.)

(4.) Aufgabe(n)

(5.) Antwort(-kontrolle)

(Forts.) 8

4. Sie lesen also zuerst das Lernelement ganz durch, erfassen die Information und lösen die _______________.

5. Sodann vergleichen Sie Ihre Lösung mit der im Lernprogramm in den A–Spalten vorgedruckten Lösung.

Diese ____________ –kontrolle dürfen Sie nicht vergessen. Mit Hilfe der Antwortkontrolle stellen Sie sicher, daß Sie nur Richtiges lernen und behalten.

9

Hier kein Antwortvergleich.

Es kann also vorkommen, daß Ihnen - ausnahmsweise - in einem Lernelement keine Aufgabe gestellt wird.

Dann gehen Sie sofort weiter zum nächsten Lernelement.

9

6. Haben Sie bei Ihrer Lösung einen Fehler, eine Unrichtigkeit oder eine Unvollständigkeit bemerkt, gehen Sie bitte wie folgt vor:

   a) Das Falsche wird ausgestrichen, und die richtige Lösung wird dafür eingesetzt. Tun Sie das nicht mechanisch, sondern überlegen Sie bitte, warum Ihnen ein Fehler unterlaufen ist. (Fehler sind immer *Denk*fehler.)

   b) Fehlt etwas, so ergänzen Sie das Fehlende.

   Auch das Fehlende sollte nicht mechanisch abgeschrieben werden. Überdenken Sie stets dabei, warum Sie nicht auf die vollständige Lösung gekommen sind.

Die Aufgaben sind übrigens so gestaltet, daß Fehler nur dem ganz unaufmerksamen Lerner unterlaufen.

10

(1.) durchlesen

(2.) lösen

(3.) kontrollieren (vergleichen)

10

Wir stellen noch einmal in Kurzform die 4 Arbeitsschritte zusammen, die Sie in einem Lernelement zu durchlaufen haben.

1. Das Lernelement ganz _______________ .
2. Aufgabe(n) _______________ .
3. Lösung(en) _______________ .

---

10 (Forts.)	(Forts.) 10
(4.) verbessern ergänzen	4. Etwaige Fehler ____________, Unvollständiges ____________. Im übrigen: Wenn Sie beim 3. Schritt die Richtigkeit Ihrer Lösung bestätigt fanden, brauchen Sie selbstverständlich diesen vierten Schritt nicht zu tun.
11	11
wörtlich sinngemäß	Noch ein kleiner Hinweis. Manchmal werden Sie aufgefordert werden, eine Antwort frei zu formulieren. Es ist klar, daß Ihre Antwort dann *nicht wörtlich* mit der im Lernprogramm vorgedruckten Antwort übereinstimmen kann. In solchen Fällen finden Sie in den A–Spalten (Antwortspalten) den Vermerk "(sinngemäß)". Das bedeutet: Ihre Antwort muß nicht ____________, sondern ____________ mit der im Programm vorgegebenen übereinstimmen.
12	12
– in *allen wichtigen* Teilen, jedoch nicht wörtlich mit der im Programm vorgegebenen übereinstimmt. [x] – wörtlich mit der im Programm vorgegebenen übereinstimmt. [x]	Sie werden fragen, woran Sie erkennen können, wann eine Antwort sinngemäß richtig ist. Bestimmen Sie es selbst! Eine Antwort ist dann *sinngemäß* richtig, wenn sie – nicht wörtlich, jedoch angenähert mit der im Programm vorgegebenen übereinstimmt. [ ] – in *allen* wichtigen Teilen, jedoch nicht wörtlich mit der im Programm vorgegebenen übereinstimmt. [ ] – wörtlich mit der im Programm vorgegebenen übereinstimmt. [ ] Kreuzen Sie bitte die zwei richtigen Lösungen an.

Allgemeiner Teil der Röntgenologie bei angeborenen und erworbenen Defekten des Herzens und der großen Gefäße

Methoden der Röntgenuntersuchung des Herzens

Allgemeines über die Methoden der Röntgenuntersuchung des Herzens

1

undurchlässiger

besonders

1

Sie wissen, daß Untersuchungen mit Hilfe von Röntgenstrahlen nur dann möglich sind, wenn Medien verschiedener optischer Dichte vorliegen. Das Herz ist (durchlässiger / undurchlässiger) ____________ als die das Herz umgebenden Lungen.

Daraus folgt: Dank seiner optischen Dichte ist das Herz für Untersuchungen mit Hilfe von Röntgenstrahlen (wenig / besonders) ____________ geeignet.

2

– Da die einzelnen Herz- und Gefäßabschnitte weitgehend gleiche optische Dichten aufweisen, ist ohne Zuhilfenahme von einspritzbarem Kontrastmittel zum Zwecke der sog. Angiographie und der sog. Angiokardiographie (vgl. Anhang) vor allem *nur die Kontur des Herzens* zu beurteilen. [x]

2

Dieser Vorzug enthält auch einen Nachteil.

Bitte kreuzen Sie den richtigen der beiden nachstehenden Sätze an.

– Da die einzelnen Herz- und Gefäßabschnitte weitgehend gleiche optische Dichten aufweisen, ist ohne Zuhilfenahme von einspritzbarem Kontrastmittel zum Zwecke der sog. Angiographie und der sog. Angiokardiographie (vgl. Anhang) vor allem nur die Kontur des Herzens zu beurteilen. ☐

– Da die einzelnen Herz- und Gefäßabschnitte weitgehend gleiche optische Dichten aufweisen, ist auch ohne Zuhilfenahme von einspritzbarem Kontrastmittel zum Zwecke der Angiographie und der Angiokardiographie sowohl die Kontur als auch die innere Architektonik und Anatomie einzelner Herz–Kreislaufabschnitte zu beurteilen. ☐

3 Angiographie } oder umgekehrt Angiokardiographie ist auch	3 Aufgrund der Aussage im LE 2 können Sie schlußfolgern: Mit Hilfe von Kontrastmitteluntersuchungen (der sog. ______________ und der sog. ______________) (ist auch / ist keineswegs) ______________ eine Beurteilung der inneren Architektonik und Anatomie einzelner Herz–Kreislaufabschnitte möglich.
4 Der Strömungsverhältnisse	4 Werden gleichzeitig Serienaufnahmen oder Lauffilme (Kinematogramme) angefertigt, ist auch die Beurteilung einer weiteren Tatsache zusätzlich möglich. Welcher? ______________
5	5 Wir stellen die drei Methoden für die Röntgenuntersuchung des Herzens zusammen. Bitte füllen Sie die fehlenden Angaben aus.

Methode	diagnostische Möglichkeiten
einfache Durchleuchtung	Kontur des Herzens
Kontrastmitteluntersuchungen (Angiographie und Angiokardiographie)	Architektonik und Anatomie einzelner Herz- und Kreislaufabschnitte
Serienaufnahmen oder Lauffilme	Strömungsverhältnisse

Methode	diagnostische Möglichkeiten
______________ ______________	Kontur des Herzens
Kontrastmitteluntersuchungen (sog. ______________ sog. ______________)	______________ ______________ ______________
______________ ______________	______________

6	6
Strömungs(-verhält– nisse)	Gerade die Angiokardiographie und der Herzkatheterismus haben bestimmten klinischen Symptomen neue Bedeutung gegeben. Mit ihrer Hilfe konnten durch das Erkennen der Druck- und ______________ -verhältnisse im Herzen Einzelsymptome erklärt werden.
7	7
Herzkontur Druck- und Strö- mungs(-verhältnisse)	Einige solcher Einzelsymptome stellt auch das Röntgenuntersuchungsverfahren ohne Zuhilfenahme von Kontrastmitteln dar. Dieses Verfahren diagnostiziert vor allem die ______________. Zeigen sich hierbei Veränderungen, dann weisen diese auf abnorme ________ - und ______________ -verhältnisse im Herzen hin.
8	8
Funktion typische Fehler	Das einfache Durchleuchtungsverfahren ist das "Kernstück der Röntgenuntersuchung" *(Zdansky).* Es gibt Aufschluß über • Größe • Form • Lage • Funktion • typische Fehler } des Herzens. Auf welche zwei Punkte gibt das Durchleuchtungsverfahren nur "Hinweise"? Auf die ______________ und auf ______________ . Die Durchleuchtung ist nach *Stolberg* besonders vorteilhaft zur Feststellung 1. der Kontraktilität der Herzwand (Aneurysmen), 2. intrakardialer Kalzifikationen, 3. von Pulsationsunterschieden zwischen Herzohren und Ventrikeln,

8 (Forts.)	(Forts.) 8 4. von Aortenpulsationen, 5. von Lungengefäßpulsationen, 6. von perikardialen Veränderungen und 7. der Lage der einzelnen Herzkammern.
9 – Der Durchleuchtungsbefund ist *zu objektivieren.* ☒	9 Das einfache Durchleuchtungsverfahren gibt jedoch - wie *Janker* richtig bemerkt - nur einen subjektiven und flüchtigen Eindruck von Größe, Form, Lage und Funktion des Herzens. Was ist daher notwendig? Entscheiden Sie: – Der Durchleuchtungsbefund ist zu diskutieren. ☐ – Der Durchleuchtungsbefund ist zu objektivieren. ☐ – Der Durchleuchtungsbefund ist zu generalisieren. ☐
10	10 Man unterscheidet sieben Verfahren, die den einfachen Durchleuchtungsbefund *objektivieren:* a) statische Verfahren a.1 Fernaufnahme a.2 Zielaufnahme a.3 Orthodiagramm a.4 Tomogramme b) dynamische Verfahren b.1 Kymogramme b.2 Kinematogramme b.3 Videotape–Aufzeichnungen Machen Sie sich bitte in diesem Lernelement mit den Namen vertraut. In den folgenden Lernelementen werden die Verfahren differenziert. Danach wird ihre Anwendung besprochen.

d) 2 m

11

a) Statische Verfahren

a.1 Die Fernaufnahme (Teleradiogramm)

Hierzu müssen Sie folgende Bedingungen kennen:

a) Abstand zwischen Röntgenröhre und Filmplatte: 2 m

b) Einstellung des Zentralstrahles (des genauen Zentrums der Aufnahmefläche) etwa auf den 6. Brustwirbel (Th VI)

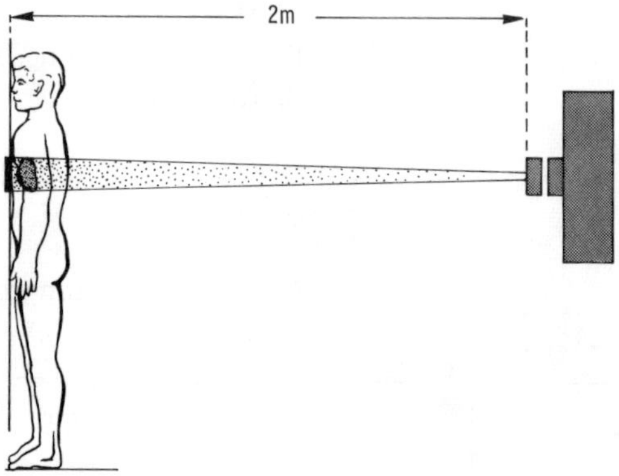

c) Sagittaler oder dorso-ventraler Strahlengang: posterior–anteriore Durchdringung des Patienten; daher Name der Aufnahmen: p.–a.–Aufnahmen. p.–a.– und a.–p.–Strahlengänge verlaufen parallel zur Sagittalnaht des Schädels, daher: sagittaler Strahlengang. Die Parallelen dazu: Sagittalebenen.

d) Auch seitliche (laterale) und schrägseitliche Aufnahmen in $45^{o} - 60^{o}$ = Winkel möglich. Abstand wie oben: ____ m

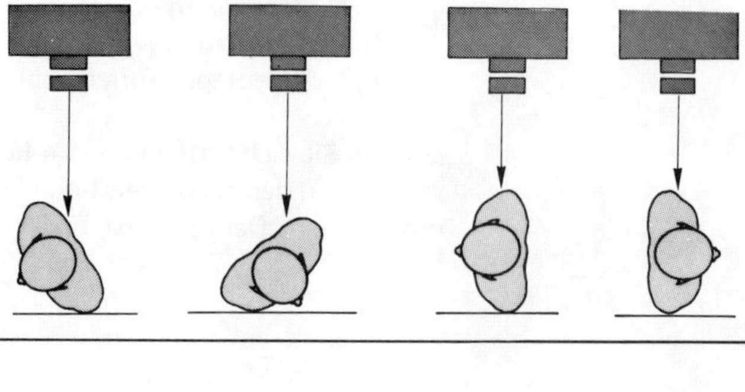

11 (Forts.)

(e, 2.) linke

(Forts.) 11

e) Bei schrägseitlichen Bildern unterscheidet man

1. Strahlengang = rechte Schulter ist zur Filmplatte gedreht (sog. Fechterstellung).

2. Strahlengang = ________ Schulter ist zur Filmplatte gedreht. (sog. Boxerstellung).

f) Möglichst kurze Belichtungszeit bei Atemstillstand in tiefer Inspiration.

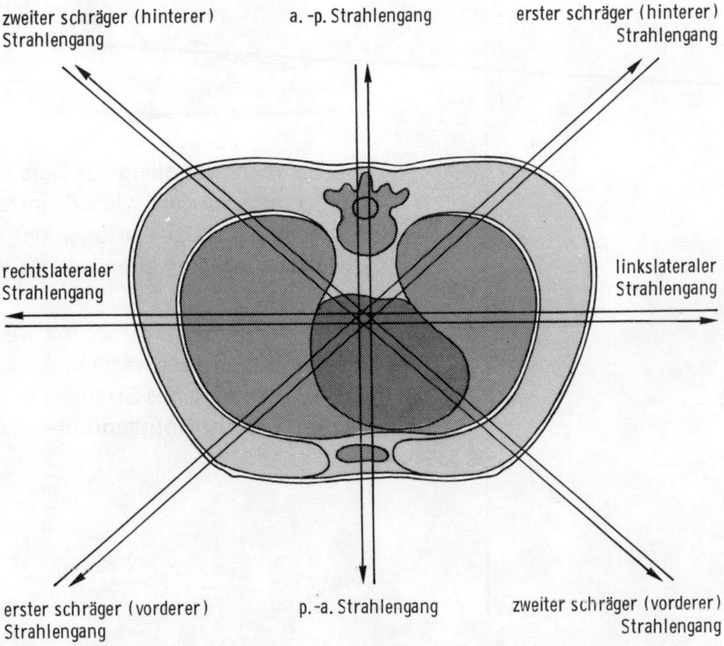

Machen Sie sich bitte anhand der Skizze nochmals alle Strahlengänge klar.

12

stärkeren

12

a.2 Die Zielaufnahme

wird mit nahem Röhrenabstand durchgeführt.

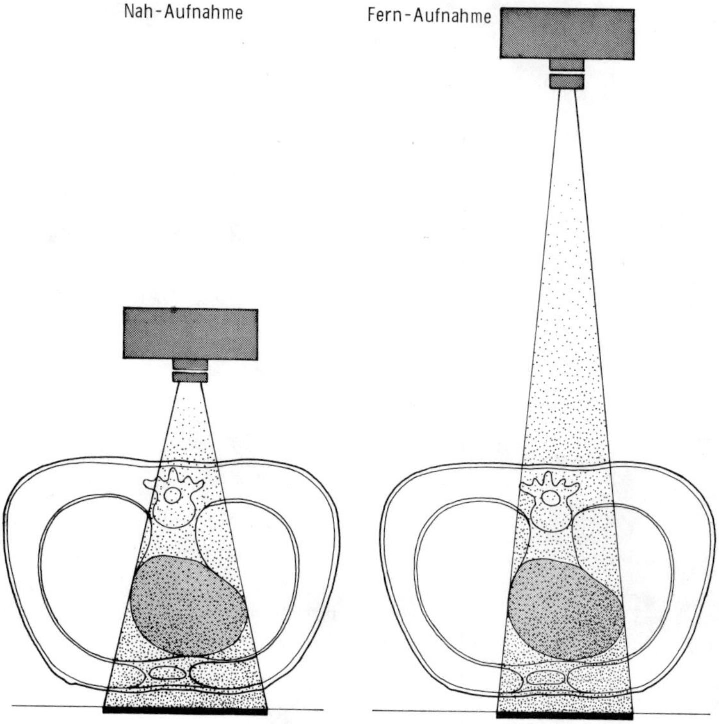

Sie dient vor allem zur Darstellung umschriebener Veränderungen, wie z.B. intrakardialer Verkalkungen, etwa bei Kalzifikationen der Klappen, des Perikards, der Koronararterien, von Thromben und Tumoren.

Zielaufnahmen dieser Art werden meist mit einer (stärkeren / schwächeren) ______________ Abblendung des Strahlenbündels vorgenommen, das aus der Röntgenröhre austritt.

13 ohne	13 *a.3 Orthodiagramm* (von griech. ὀρθός = aufrecht, gerade; richtig, recht) Die orthodiagraphischen Verfahren stellen den Herzschatten am Durchleuchtungsschirm dar. Sie wissen: Alle sechs genannten Techniken werden (mit / ohne) __________ Zuhilfenahme von einspritzbaren Kontrastmitteln durchgeführt.
14 langer	14 *a.4 Schichtaufnahmen oder Tomogramme* Es kommt darauf an, umschriebene Strukturen einzelner Herzabschnitte zur Darstellung zu bringen. Dies geschieht durch eine Aufnahme mit (kurzer / langer) ______________ Belichtungszeit während gegensinniger Drehbewegungen der Röntgenröhre und der Filmplatte um einen Punkt, der scharf abzubilden ist, während seine Umgebung auf der Aufnahme "verwischt" erscheinen soll.

Kymogrammen

b) Dynamische Verfahren

b.1 Kymogramme

(von griech. κυμα = die Welle, Woge)

Kymogramme sind röntgenologische Darstellungen von Bewegungsabläufen in einem Organ

- entweder mittels Fotozellen in graphischen Kurven (= Elektrokymographie)
- oder als Darstellung einzelner Phasen durch Mehrfachbelichtung des Films.

Der Röntgenkymograph besteht aus einer Bleiplatte mit einer Reihe von horizontalen Schlitzen in 1 cm–Abstand. Hinter diesem Bleigitter wird ein Röntgenfilm während der Aufnahme 1 cm weit pro Herzaktion verschoben. Auf diese Art rufen die Bewegungen des Herzrandes eine gezahnte Herzsilhouette in der Aufnahme hervor.

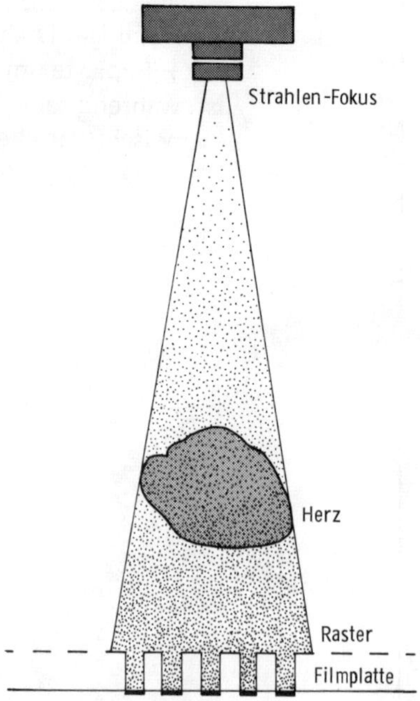

16

Videotape–Aufzeichnung(en)

16

b.2 Die Röntgenkinematographie

b.3 Videotape–Aufzeichnungen

Es handelt sich bei den Kinematogrammen um Serienaufnahmen mit Hilfe von Spezialkameras.

Man spricht vom Cine–Verfahren oder auch von der Kinotechnik, mit etwa 30–60 Bildern/Sekunde auf 16– oder 35 mm–Filmen.

Speicherung auf Band und Wiederabspielen auf einen Fernsehschirm wird als

______________________________ bezeichnet.

17 (1.) stehenden (2). fast unmittelbar hinter dem Patienten bzw. hinter der Durchleuchtungswand (3.) beweglich sein	**Die Röntgendurchleuchtung des Herzens** 17 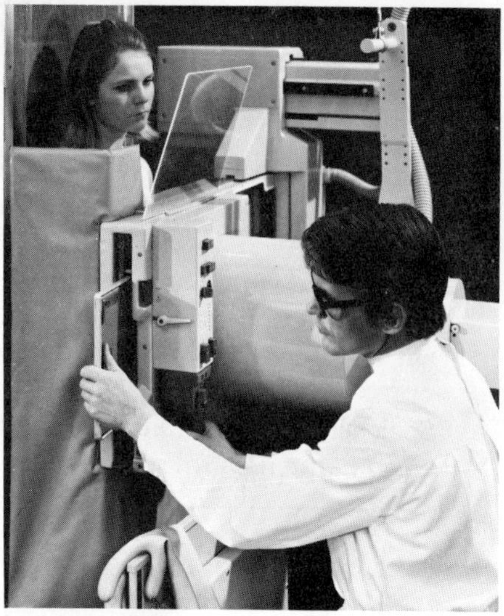 Für die freundliche Überlassung des Werkphotos sind wir der Fa. Siemens-Reiniger, Erlangen, zu Dank verpflichtet. Aus dem Bild sind die wesentlichen Bedingungen zu entnehmen, die für die Röntgendurchleuchtung des Herzens gelten. 1. Die Durchleuchtung erfolgt in der Regel am (liegenden / sitzenden / stehenden) ____________ Patienten. 2. Wo ist die Röntgenröhre angebracht? ____________________ 3. Die Röntgenröhre muß (feststehen / beweglich sein) ____________ . Sie ist mit dem Schirm fix gekoppelt. 4. Zur Verkleinerung des Bildausschnittes ist die Röntgenröhre mit entsprechenden Blenden ausgestattet.
18 Patienten Bildschirm	18 Die Durchleuchtung geht wie folgt vor sich: Die Röntgenstrahlen durchdringen den ____________ und treffen auf dem ____________ auf (vgl. Bild LE 17). Infolge der verschiedenen optischen Dichten der intrathorakalen Strukturen werden auf dem Bildschirm Hell-Dunkel-Effekte verschiedener Intensität hervorgerufen.

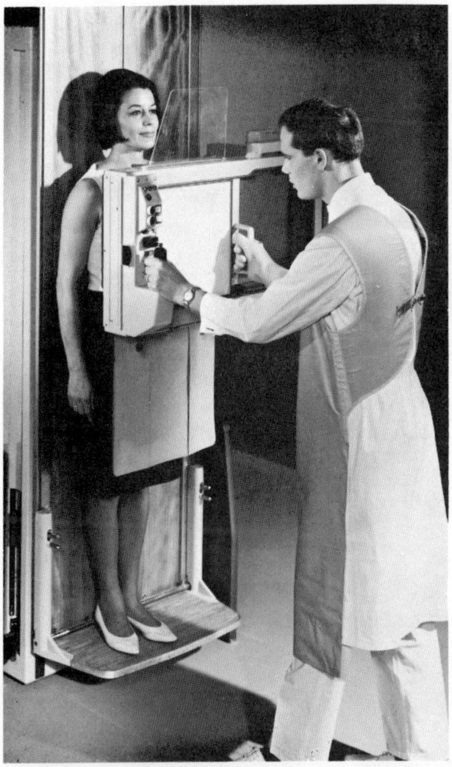

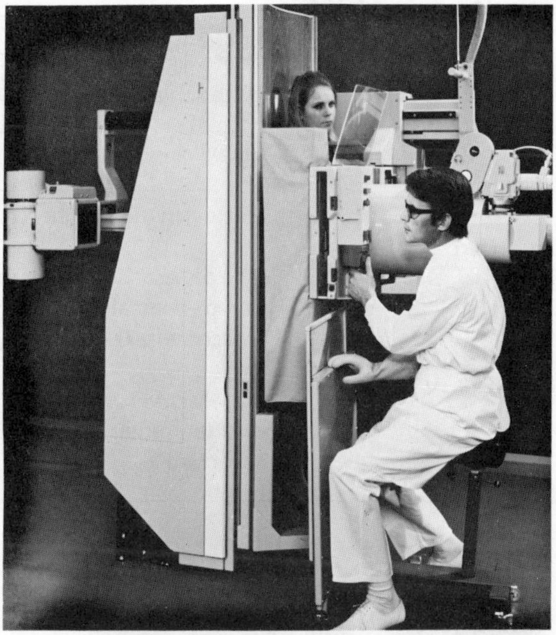

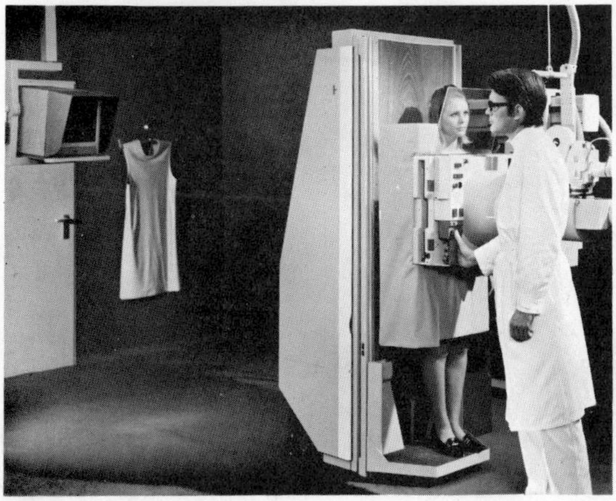

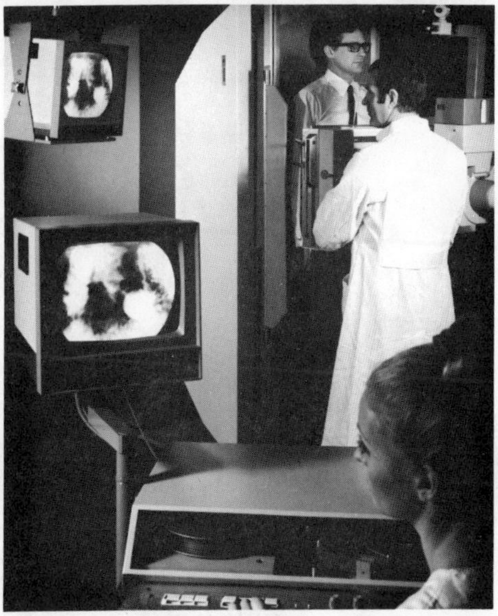

Einfaches Röntgengerät zur Durchleuchtung und zur Anfertigung von Fernaufnahmen.
Links ist die Röntgenröhre nicht sichtbar, da sie unmittelbar hinter der Durchleuchtungswand, also hinter der Patientin, steht.
Rechts ist die Röntgenröhre auf ihrem Stativ zurückgeschoben und wird dadurch sichtbar. In dieser Position - 2 Meter hinter der Patientin - kann eine Fernaufnahme angefertigt werden.
Röntgendurchleuchtungseinrichtung mit Bildschirmverstärker, Kinematographie-Kamera und Fernsehschirm (links) und zusätzlicher Bandspeicheranlage (Videotapeaufzeichnung) (rechts).

Für die freundliche Überlassung der drei ersten Werkphotographien sind wir der Fa. Siemens-Reiniger, Erlangen, zu Dank verpflichtet, für das vierte Photo der Fa. Philips-Müller, Holland.

19	19
vorderen unteren Mediastinum kleinen scharfen	Bitte schlagen Sie im Bildband die Abb. 1 und 2 auf. Sie wissen, wo das Herz normalerweise liegt: im ____________________________ (bitte genaue Lagebeschreibung). Aus diesem Grunde wird man den Patienten vorzugsweise in dorso–ventraler Strahlengangsrichtung (p.–a. = oder sagittaler Durchmesser) durchleuchten. Das Herz verursacht auf diese Weise am Bildschirm einen relativ (großen / kleinen) ____________ und (unscharfen / scharfen) ____________ Schatten.
20	20
kleiner (und) schärfer	Ein einfacher Versuch führt zu einer Feststellung: 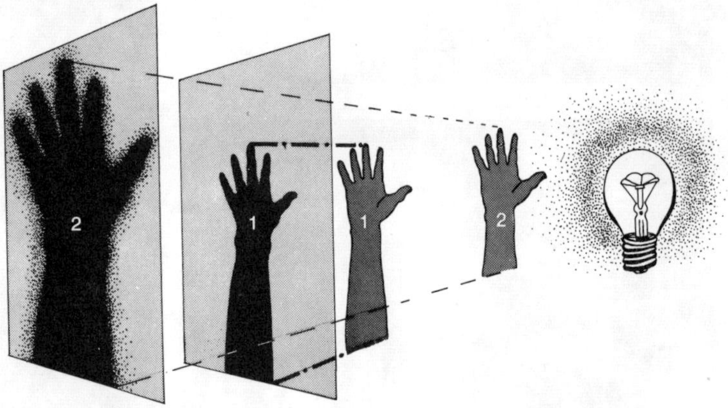 Sie nehmen ein durchscheinendes Papier (Bildschirm) und eine Lampe (Röntgenröhre). Das Papier halten Sie vor die Lampe. Wenn Sie Ihre Hand zwischen Lampe und Papier bringen, werden Sie erkennen: ● Je näher die Hand dem Papier kommt, um so (kleiner / größer) ____________ und (schärfer / unschärfer) ____________ wird ihr Schatten.

20 (Forts.)	(Forts.) 20
(singemäß:) Wenn die Lichtquelle an einem bestimmten Punkt steht, der nicht zu weit von der Hand entfernt ist.	Sie fixieren nunmehr die Hand und bewegen die Lichtquelle an die Hand heran und von ihr weg. Wann ist der Schatten sowohl klein als auch scharf? ____________ ____________ ____________
21	21
schärfer	Nun kann gefolgert werden: Je näher das darzustellende Organ dem Bildschirm ist, um so (weniger scharf / schärfer) ________ werden seine Konturen.
22	22
2 m (Begründung, sinngemäß:) Bei einem Abstand von 2 m verlaufen die Röntgenstrahlen annähernd parallel.	Es gibt zwischen Röntgenröhre und Bildschirm einen Abstand, der am Bildschirm Schatten ergibt, die den natürlichen Verhältnissen am nächsten kommt. Wie groß ist dieser Abstand? (Vgl. Sie hierzu LE 11.) ______ Tragen Sie bitte die Zahl am entsprechenden Pfeil ein. 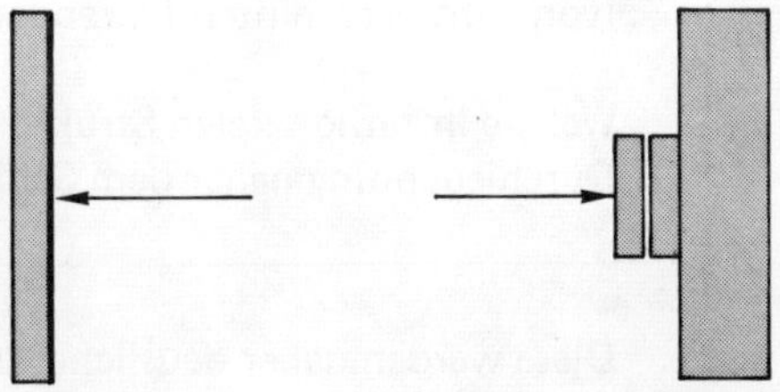 Begründen Sie diese Tatsache: ________ ____________ ____________

23	23
2	Mit dem soeben gekennzeichneten Röhrenabstand von _____ Metern hinter dem Bildschirm fertigt man daher
Herzfernaufnahme(n)	auch die sog. ______________________ (Abb. 1) an.
Fokus–Film(–Abstand)	Der Abstand heißt auch - wie Sie aus der Zeichnung im LE 22 entnehmen können - der ________ – ________ –Abstand.

24	24
die dorsal gelegenen (intrathorakalen Strukturen)	Gelegentlich wird der Patient bei den Herzfernaufnahmen auch in den *ventro–dorsalen* Strahlengang gedreht.
ventral	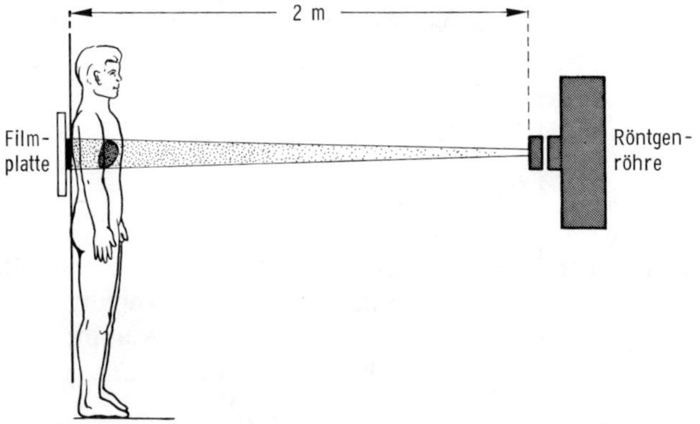
	Dieser Strahlengang heißt auch der anterior–posteriore (von vorn nach hinten führende) oder a.–p.–Durchmesser.
	Welche intrathorakalen Strukturen stehen bei dieser Durchleuchtung näher dem Schirm?
	______________________________
	Diese werden daher deutlicher und schärfer dargestellt als die ________ gelegenen intrathorakalen Strukturen.

25	25
– der p.–a.–Strahlengang [x] (Begründung, sinngemäß:) Das Herz ist zwar kleiner, aber schärfer dargestellt, weil es im vorderen Thorax liegt.	Überlegen Sie: Welche Strahlenrichtung ist für die Beurteilung des Herzens günstiger? ☐ der p.–a.–Strahlengang ☐ der a.–p.–Strahlengang Begründen Sie bitte Ihre Entscheidung: ______________________________ ______________________________
26	26
(kleiner) Abb. 1 (schärfer) Abb. 2 Abb. 1: p.–a.(-Strahlengang) Abb. 2: a.–p.(-Strahlengang)	Vergleichen Sie bitte die Abb. 1 und 2. Das Herz ist kleiner dargestellt in Abb. ____. Das Herz ist schärfer dargestellt in Abb. ____. Abb. 1 ist im ______ –Strahlengang, Abb. 2 ist im ______ –Strahlengang dargestellt.
27	27
seitliche (oder) laterale	Wir arbeiten jetzt mit Abb. 3. Um die vorderen und rückwärtigen Herzkonturen zu erfassen, bringt man den Patienten auch in eine ______________ oder ______________ Position. 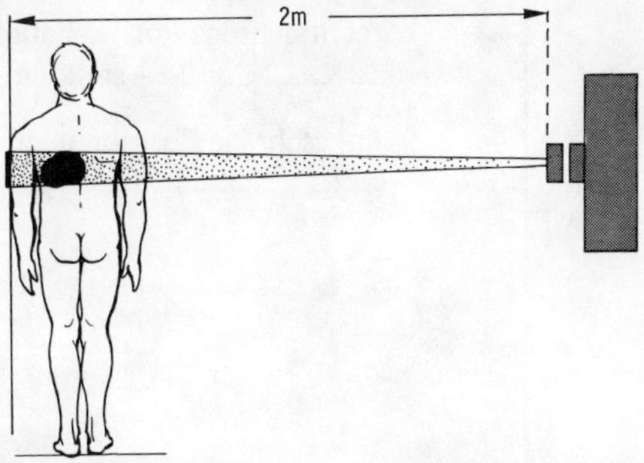

28	28
Nein keine	Die zu beurteilenden Herzkonturen liegen bei seitlichem Strahlengang ziemlich zentral im Thorax. Halten Sie es für sehr wesentlich, welche Strukturen nahe dem Bildschirm oder der Filmplatte sind? (Ja / Nein) ______ Daher gilt: Für die Beurteilung der vorderen und hinteren Herzkontur spielt es (eine / keine) _______ große Rolle, ob eine linkslaterale oder rechtslaterale Position gewählt wird.
29	29
1. Fechter(-stellung) 2. Boxerstellung → Achtung: ● Zur Fechterstellung vgl. Abb. 11 *Rechtes* vorderes *Schrägbild* (bei LE 90 ff.) ● Zur Boxerstellung vgl. Abb. 12 *Linkes* vorderes *Schrägbild* (bei LE 90 ff.)	Wir kommen jetzt zu den schrägen Strahlengängen. Die Grafik zeigt die typischen Stellungen eines Fechters und eines Boxers. 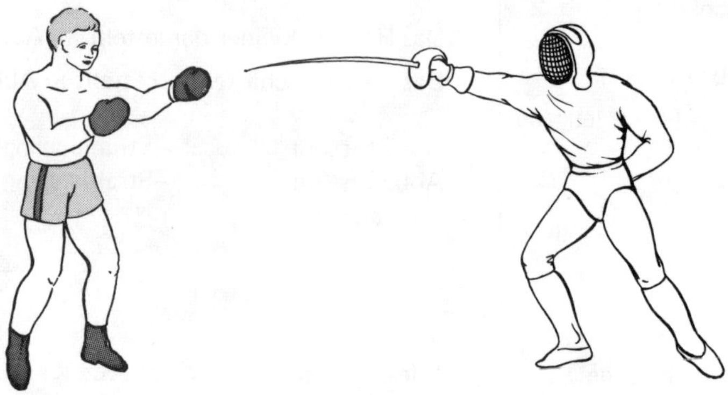 Sie können daran ablesen, daß man die 1. rechtsschräge Position auch die ____________ –stellung, die 2. linksschräge Position auch ____________________ nennt.

30	30
näher	Beide schrägen Strahlengänge bringen einzelne Konturabschnitte des Herzrandes ________ an den Schirm heran und damit auch besser zur Darstellung. Die Strahlengangebene steht in beiden Fällen ca. 45–60 Grad auf die Sagittalebene des menschlichen Körpers (vgl. LE 11 und Anhang).
31	31
	Merken Sie sich bitte: Seitlich–schräge Aufnahmen werden nicht prinzipiell, sondern in der Regel nur dann angefertigt, wenn sie einzelne Herzrandabschnitte besser (d.h. für die Diagnose sinnfälliger) zur Darstellung bringen. Die Kenntnis der topographischen Zusammenhänge (s. später) erleichtert die Wahl der Strahlengangsebene. Auch die Durchleuchtung hilft entscheiden, ob und welche Schräg- oder Lateralposition angewandt werden soll. Da - wie Sie wissen - die Durchleuchtung unter langsamer Rotation des Patienten vorgenommen wird, kann dabei über zusätzliche Aufnahmen in anderen Strahlengangsrichtungen entschieden werden.
32	32
– tief inspirieren ☒	Wir wenden uns nunmehr einer wichtigen Tatsache beim Röntgen des Herzens zu, der Respiration. Entscheiden Sie: ● Es ist sowohl bei der Durchleuchtung als auch bei der Anfertigung von Röntgenaufnahmen von großer Wichtigkeit, den Patienten – tief inspirieren ☐ – tief exspirieren ☐ zu lassen.

33	33
kranial Verformung verbreitert	Die Begründung lesen Sie auf der *Abb. 4* ab: p.–a.–Aufnahme in Expiration. In der Expirationsstellung drücken die Zwerchfelle den Thoraxinhalt nach ____________. Dadurch kommt es zu einer ______________ des Herzschattens im Sinne einer Stauchung. Der Herzschatten erscheint nach beiden Seiten (eingeengt / verbreitert) ____________ und weist somit Formen auf, die einzelnen Herzfehlern zugeschrieben werden könnten.
34	34
stärker (sinngemäß:) tief einatmen - Atem anhalten	Die Hili erscheinen bei der Expiration (schwächer / stärker) ______________ durchblutet (hyperämisiert). Das erweckt den Eindruck, als ob eine Lungengefäßstauung vorläge. Welche Anweisung geben Sie daher vor der Durchleuchtung oder Aufnahme an den Patienten? ____ ▶ Diese Anweisung ist von großer Wichtigkeit.
35	35
a) Vorhöfe b) stärker durchblutet (vermehrt blutgefüllt) c) (sinngemäß:) Das Herz wird hochgedrängt. d) (sinngemäß:) Dem Röntgenbild, bei dem der Patient nicht tief eingeatmet hat (oder: ausgeatmet hat).	Manchmal ist es bei Schwerkranken erforderlich, eine Aufnahme am liegenden Patienten vorzunehmen: Dabei ist zu berücksichtigen: a) Der vermehrte Blutgehalt im Herzen und in den Lungen kann eine Vergrößerung der ____________ des Herzens vortäuschen. b) Die Hili sind wie bei der Expiration ________________________ . c) Die Zwerchfelle treten beim liegenden Patienten höher. Welchen Einfluß hat das auf das Herz? ____ d) Welcher Aufnahme ähnelt somit das Röntgenbild eines liegenden Patienten? ____ ____

36	36
2 (–m) Film–Fokus(–Abstand)	Im Gegensatz zum normalen ___ –m Film–Fokus–Abstand werden Thoraxaufnahmen am liegenden Patienten nur mit einem Abstand von *einem* Meter zwischen Film und Röntgenröhre angefertigt. Der Grund ist sehr pragmatisch: die Höhe von Zimmer und Apparaturen erlauben keinen größeren ________ – ________ –Abstand.
37	37
1. ventro–dorsaler 2. anterior–posteriore 3. (sinngemäß:) Herzschatten ist am Film etwas größer und unschärfer.	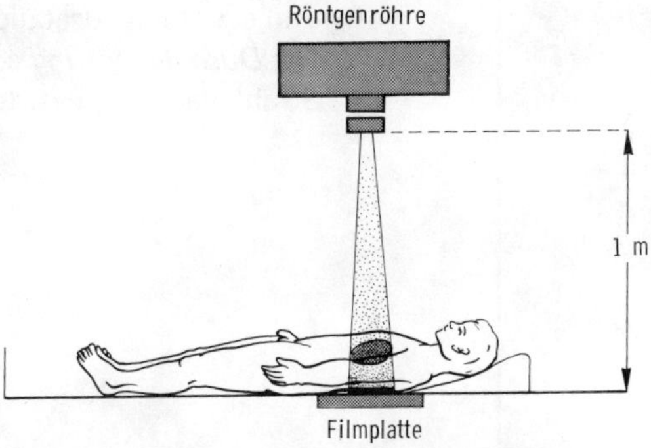 Sie erkennen auf dem Bild: 1. Der Strahlengang erfolgt bei dem auf dem Rücken liegenden Patienten in ________ – ________ Richtung. 2. Die Aufnahme ist eine ________ – ________ (ein a.–p.–Bild). 3. Die Folge für das Bild (vgl. LE 25 und 26 sowie Abb. 2): ____________________ ____________________ Im übrigen: *Bauchlagen* sind Schwerkranken nicht zuzumuten.

38

1. sagittal

2. lateral

3. 1. rechts–schräger Durchmesser (Fechterstellung)

4. 2. links–schräger Durchmesser (Boxerstellung)

38

Nennen Sie jetzt die komplette Serie von Herzaufnahmen, bezeichnet nach ihrem Durchmesser:

1. ______________________

2. ______________________

3. ______________________

4. ______________________

Merken Sie sich bitte:

➡ Meist genügt für Aufnahmen der sagittale Strahlengang (1.) und eventuell zusätzlich der laterale (2.).
Die *Durchleuchtung* erfolgt - wie bekannt - in allen Strahlengängen, eventuell rotierend.

39

39

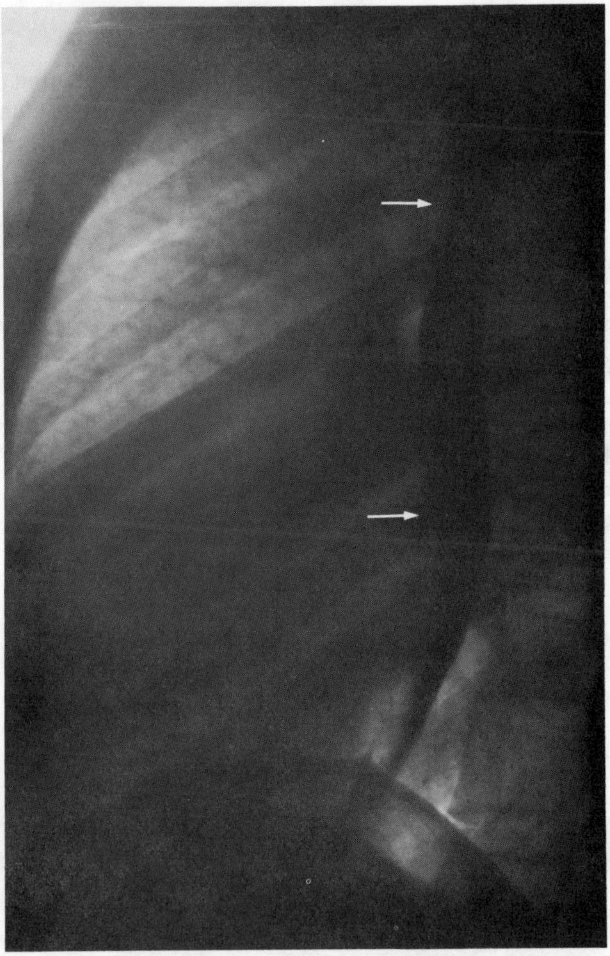

Ösophagogramm einer herzgesunden Patientin.
Der Ösophagus wurde mit Bariumsulfatbrei per os gefüllt. Man sieht zwei leichte Eindellungen nach dorsal (Pfeile): die kraniale wird durch die Aorta, die kaudale durch den linken Vorhof verursacht. Der Ösophagus zieht durch den sog. *Holzknechtschen* Raum (Retrokardialraum); dorsal von ihm ist die Wirbelsäule erkennbar.

Ösophagus

Sie wissen, daß der Ösophagus den Thorax von oben nach unten durchläuft. Bei jeder Thoraxdurchleuchtung wird er durch die Konturen von Herz und Aorta beeinflußt.

Um die dorsale Herzkontur genauer abzugrenzen, ist es vorteilhaft, den ihr anliegenden ______________ durch Barium sichtbar zu machen. Man läßt den Patienten dabei einen halbflüssigen Brei von Bariumsulfat schlucken.

40	40
Ösophagus	Ist der linke Vorhof - der Hauptanteil der hinteren Herzkontur - erweitert, können nach Schlucken eines Bariumbreis auch Verdrängungen des ________________ nachgewiesen werden. (Vgl. Skizze LE 39)
41	41
(sinngemäß:) Unter Zuhilfenahme der Bariumkontrastdarstellung der Speiseröhre ist ein abnormaler Bogenverlauf der Aorta zu erkennen.	Welchen Nachweis entnehmen Sie dieser Skizze zu LE 39? ________________________________ ________________________________

	Zielaufnahmen
42	42
(sinngemäß:) Zur Darstellung umschriebener Veränderungen (Konturveränderungen oder intrakardiale schattendichtere Strukturen).	Im LE 12 haben Sie bereits erfahren, wozu Zielaufnahmen in der Regel dienen: ________________________________ ________________________________
43	43
nahen (Denken Sie bitte an den Versuch im LE 21.)	Solche Zielaufnahmen des Herzschattens oder intrakardialer Strukturen benötigen einen (weiteren / nahen)________ Röhrenabstand. Dadurch entsteht eine vergrößerte Abbildung.
44	44
— muß dabei eine *stärkere* Abblendung des Zielstrahls vorgenommen werden. ☒	Was schlagen Sie vor? ● Um die Verwischung der Umgebung bzw. um Überstrahlung zu vermeiden, — muß dabei eine schwächere Abblendung des Zielstrahls vorgenommen werden. ☐ — muß dabei eine stärkere Abblendung des Zielstrahls vorgenommen werden. ☐ Lösungshilfe bietet LE 12.
45	45
Klappenkalzifikation (Verkalkung der Herzklappen)	Nach LE 12 und 42 wissen Sie, daß Zielaufnahmen zum Nachweis intrakardialer Verschattungen dienen. Ein Beispiel: ____________________

➡ Auf die Lage der einzelnen Herzklappen wird im Teil I, 3: "Topographie des Herzens im Röntgenbild" hingewiesen (vgl. LE 98 ff.).

Verkalken können auch - wie Sie schon erfahren haben:

1. das Perikard,
2. die Koronararterien,
3. intrakardiale Thromben,
4. Tumoren.

fixiert

Drehpunkt

entgegengesetzter

46

Die Tomographie - Tomogramme

(Technik der "Schichtung")

46

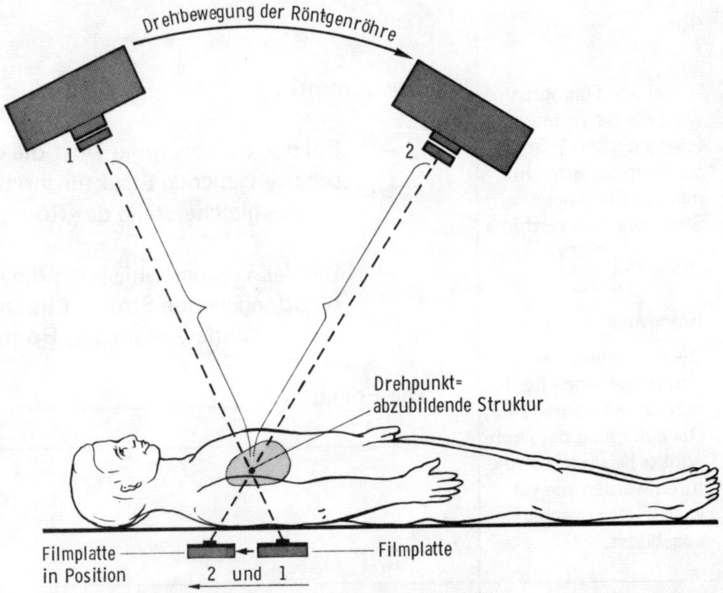

Bei der Tomographie (von griech. $\tau o\mu\eta$ = das Schneiden, der Schnitt) handelt es sich um eine Schichtungstechnik, die aus obiger Grafik einsichtig wird:

- die schattengebende intrathorakale Struktur bleibt ________;
- die schattengebende intrathorakale Struktur wird der ________ bei dieser Technik;
- Röntgenröhre *und* Röntgenfilm werden um diesen Drehpunkt geschwenkt.
- Röhre und Film bewegen sich synchron in (gleicher / entgegengesetzter) ________ Richtung.

47 langer	47 Die Aufnahme erfolgt mit (kurzer / langer) ______ Belichtungszeit; sie dauert so lange wie der Ablauf der Drehbewegung.
48 – Bei der Tomographie wirft die darzustellende schattengebende Struktur ihren Schatten immer auf die gleiche Stelle des Röntgenfilms. [x] (sinngemäß:) Die darzustellende schattengebende Stelle wird *scharf* dargestellt. Die außerhalb des Drehpunkts liegenden Strukturen werden wie verwischt, also unscharf abgebildet.	48 Was stimmt? – Bei der Tomographie wirft die darzustellende schattengebende Struktur ihren Schatten immer auf die gleiche Stelle des Röntgenfilms. [ ] – Bei der Tomographie wirft die darzustellende schattengebende Struktur ihren Schatten immer auf eine andere Stelle des Röntgenfilms. [ ] Die Folge: ______ ______
49 (sinngemäß:) Verschattungen, die rechts und links parakardial gelegen sind, um ausgedehnte Perikardzyten.	49 Auf der tomographischen Darstellung der Abb. 5 sind deutlich und scharf die Strukturen, die es zu dokumentieren und zu analysieren gilt, gegen die Umgebung herausgestellt. Es handelt sich um ______ ______.
50 Struktur Thoraxwand	50 Da bei dieser Technik der Röhren- und Filmabstand vom abzubildenden Schatten verändert werden kann, ist a) die Einstellung verschiedener Ebenen möglich und somit b) die Bestimmung der "Schichttiefen". Auf diese Weise läßt sich in Zentimetern der Abstand der ______, die abgebildet und analysiert werden soll, von der ______ abmessen.

Die Kymographie - Kymogramme

51

(sinngemäß:)
Mit Hilfe der Kymographie sollen Bewegungsabläufe der Herz- und Gefäßwände zur Darstellung gebracht werden.

51

Nennen Sie bitte die Aufgabe der Kymographie in Hinsicht auf die Röntgenologie des Herzens und der großen Gefäße:

____

____

____

Hilfe bietet LE 15.

52

Bewegungen

52

Das Verfahren bietet die Möglichkeit, die Amplituden der ______________ von Herz- und Gefäßwänden zu messen. (Abb. 5 a)

53

Kymographie

53

Zur Technik der ______________ sollten Sie dies wissen:

Mit einem beweglichen "Raster", der zwischen dem Patienten und dem Film liegt (vgl. Abb. LE 14), können auf einer Filmplatte Herzwandbewegungen zu verschiedenen Zeitpunkten der Herzaktion nebeneinander streifenartig abgebildet werden.

Das Verfahren eignet sich vor allem auch zur Erfassung eventueller umschriebener Ausbuchtungen der Herzwand, der sogenannten Herzwand–Aneurysmen.

Röntgenkinematographie
oder
Lauffilmaufnahmeverfahren
(Kine-Verfahren)

54 | 54

Angiokardiographie

Mit der Entwicklung neuartiger Filmkameras, die die Bewegungen des Herzens kontinuierlich erfassen, sind die kymographischen Verfahren etwas in den Hintergrund getreten.

Die *Röntgenkinematographie* (auch Lauffilm- oder Kineaufnahmeverfahren genannt) muß jedoch speziell eingerichteten Instituten vorbehalten bleiben.

Verwendet werden Kameras mit 16– und 35 mm–Filmen mit 30–60 Bildern/Sekunde.

Registrierungen auf Band sind im *Videotape–Verfahren* möglich.

Die Lauffilmverfahren werden häufig mit Kontrastmitteleinspritzungen in das Herz verbunden. Eine solche Kombination wird auch ______________________ genannt.
(Hinweis für die Antwort: LE 2.)

Die Orthodiagraphie

55

1. still stehen (still halten)
2. fixiert
3. Herzrand

55

Die Orthodiagraphie verdankt ihre Entwicklung der Zeit, in der Filmmaterial teuer und oft auch schwer erhältlich war.

Die Orthodiagraphie ist ein regelrechtes Auf*zeichnungs*verfahren. Mit einem Markiergerät wird unter Abtastung des Herzrandes mit einem sehr ausgeblendeten "Zentralstrahl" auf ein durchscheinendes Papier die Herzkontur an einzelnen Punkten angezeichnet. Auf einfachste Weise gelingt das auch nur mit Hilfe eines Fettstiftes, mit dem man die signifikanten Punkte der Herzsilhouette auf dem Durchleuchtungsschirm markiert. Bei Licht kann man diese dann auf durchscheinendes Papier kopieren. Durch Verbinden der einzelnen Markierungspunkte erhält man die Umrisse des Herzschattens auf Papier.

Drei Bedingungen müssen bei diesem Verfahren strikt eingehalten werden:

1. Der Patient muß absolut ________________ .
2. Der Bildschirm ist ____________ .
3. Nur der Zentralstrahl, der durch maximale Ausblendung hergestellt wird, umfährt den ________________ .

56

56

Nicht ganz einfach ist eine Zusatzbedingung zu erfüllen: der Patient muß während der Orthodiagraphie die gleiche Atemlage beibehalten.

Wir arbeiten weiter mit Abb. 6.
Die Größe der einzelnen Herzdurchmesser hat geringen diagnostischen Wert. Man kann sich merken, daß normalerweise der transversale Herzdurchmesser (M_r + M_e) kleiner als 50 % des größten Thoraxquerdurchmessers sein soll (sog. kardiothorakales Verhältnis).

57 1. Nein 2. (sinngemäß:) Verlaufskontrollen bezüglich einer Zu- oder Abnahme der Organgröße. 3. (sinngemäß:) Auf gleiche Aufnahmetechnik, gleiche Aufnahmebedingungen, gleiche Körperstellung, gleiche Atemphasen	57 So wie auf einer Herzfernaufnahme können in einem Orthodiagramm verschiedene Herzdurchmesser ausgemessen werden. Aus der Logik des Verfahrens heraus werden Sie die beiden folgenden Fragen ohne weiteres beantworten können. 1. Ist die Größe der einzelnen ausgemessenen Durchmesser diagnostisch? (Ja / Nein) ________ 2. Was kann ich auf der Grundlage solcher Messungen durchführen? ____________________ ____________________ 3. Worauf ist dann streng zu achten? ____________________ ____________________
58 Ösophagus Bariumbrei (Bariumsulfat)	58 Mit orthodiagraphischen Verfahren gelingen auch Ausmessungen verschiedener Aortenbreiten, eventuell auch bei gleichzeitiger Füllung des ________ mit ________ , um den Aortenrand besser abgrenzen zu können.
59	59 (Zum folgenden Text vgl. Abb. 6a) Der Aortenbogen kreuzt nach Abgang der linken Arteria subclavia den Ösophagus und dellt ihn von links her ein. Man nennt diese Delle im bariumbreigefüllten Ösophagus das "Aortenbett". In leichter Schrägstellung mit rechter Schulter nach vorwärts läßt sich in den meisten Fällen sowohl der linkslaterale Aortenbogenrand wie auch das Aortenbett darstellen. Man kann beide am Bildschirm mit Fettstift markieren und in Zentimeter ausmessen. Man spricht von der Messung der Aortenbogenbreite nach der korrigierten Methode von *Kreuzfuchs.* Beim normalen Erwachsenen zwischen 20 und 50 Jahren beträgt die röntgenologische Aortenbreite zwischen 2,5 und 3 cm. Alle anderen Messungen von Aortenabschnitten sind nicht diagnostisch und haben nur mehr historisches Interesse.

	Strukturen im Thorax
60	60
verschiedene	Eine Übersichtsaufnahme des Thorax läßt (verschiedene / gleiche) ________________ Strukturen erkennen.
(Grund, sinngemäß:) die unterschiedliche Strahlendurchlässigkeit der Strukturen	Der Grund dafür: ________________________________ ____
61	61
Herzschatten	Wir arbeiten jetzt mit Abb. 7.
Gefäßband	Zentral liegt der ______________ mit seinen verschiedenen Bogenabschnitten.
	Ihm sitzt ein Schatten auf, der durch die Aorta ascendens und descendens hervorgerufen wird und den man als das ________________ bezeichnet.
	→ Sie können zur sicheren Erarbeitung der verschiedenen Strukturen auch Abb. 1 beiziehen.
62	62
Lungenflügel	Links und rechts vom Herzen erkennen Sie die vermehrt strahlendurchlässigen ____________________ .
(kaudal) Zwerchfellen (lateral) knöchernen Thorax	Diese werden begrenzt kaudal von den ________________ , lateral vom ____________________ .

63 Rippen	63 Über die helleren Lungenfelder hinweg ziehen die bogenförmigen Schatten der ____________ .
64 Aorta Ösophagus Schilddrüse	64 Oberhalb des Gefäßbandes (der ________ ascendens und descendens) ist eine Verschattung zu erkennen, die verursacht wird durch Gefäße, den ______________, die ________________ u.a.m.
65 Luftröhre (Trachea) Dornfortsätze	65 In der Verschattung, die wir im LE 64 angesprochen haben, befindet sich eine Aufhellung. Diese entspricht der ________________ . Außerdem lassen sich dort bestimmte Teile der oberen Brustwirbelsäule erkennen, die ________________ .
66 Querfortsätze	66 Diese Verschattung nennt man auch den oberen *Mediastinalschatten.* Kreisen Sie bitte auf Abb. 7 den oberen Mediastinalschatten ein. Links und rechts von diesem oberen Mediastinalschatten sehen Sie auch einige ________________ der oberen Brustwirbelsäule.
67 Hilus Lungenstiel	67 Die Abb. 8 läßt in den herznahen mittleren Partien unregelmäßige, streifige Schatten erkennen. Sie werden als rechter und linker ____________ bezeichnet. Der deutsche Ausdruck dafür: ________________ .

68	68
1. Lungenarterienäste 2. Lungenvenenstämme	Die Hili werden durch 1. die ______________ 1. und 2. Ordnung, 2. die ______________ und 3. die Hauptbronchien hervorgerufen. In beiden Hili erkennt man gelegentlich einzelne Aufhellungen, die durch das Lumen größerer Bronchien entstehen.
69	69
Schlüsselbeine (Claviculae) Schulterblätter (Scapulae)	Sie erkennen auf Abb. 8 im oberen Bildabschnitt deutlich abgehoben die sich quer über das Bild hinziehenden ______________ . Darunter und lateral (besonders gut rechts) sehen Sie die medianen Kanten der ______________ .
70	70
(sinngemäß:) Die Schulterblätter (Scapulae) werden nach lateral geschoben.	Die unteren Ecken der Scapulae können störende Verschattungen bedingen. Wie kann dem begegnet werden? – Der Patient rotiert bei der Fernaufnahme im p.–a.–Strahlengang die Arme in den Schultergelenken stark nach einwärts. Was wird dadurch erreicht? ______________ ______________

71	71
Magenblase	Wir arbeiten wieder mit Abb. 7 und nehmen Abb. 8 (Abb. 1) zur Hilfe. Unter der Herzspitze und unterhalb des Zwerchfells ist meist auch die ________________ zu sehen. Das kann für die Beurteilung von Lageanomalien (Situs inversus totalis oder partialis) von Bedeutung sein. Auch Seitenidentifikationen können so erfolgen.
72	72
(sinngemäß:) Durch kleine Gefäße und Bronchien sowie durch das Interstitium der Lungen.	In den peripheren Lungenfeldern (vgl. Abb. 8) kann man feinste streifige Verschattungen feststellen. Wodurch sind diese bedingt? ____ ____

1. Kleine Erfolgskontrolle

Antworten	Fragen
73–85/1	73–85/1
1. a.1: Fernaufnahme a.2: Zielaufnahme a.3: Orthodiagramm a.4: Tomographie (Schichtaufnahmen) b.1: Kymographie b.2: Röntgenkinematographie (Lauffilm- oder Kineverfahren) b.3: Videotape-Aufzeichnungen	1. Nennen Sie bitte die sieben Methoden für Röntgenuntersuchungen des Herzens und der großen Gefäße: *a) statische Verfahren* a.1: ________ a.2: ________ a.3: ________ a.4: ________ *b) dynamische Verfahren* b.1: ________ b.2: ________ b.3: ________
73–85/2	73–85/2
2. posterior–anteriorer Strahlengang 3. anterior–posteriorer Strahlengang 4. 4.1: sagittal 4.2: lateral 4.3: Schräg–rechts = Fechterstellung 4.4: Schräg–links = Boxerstellung	2. Was versteht man unter p.–a.–Strahlengang? ________ 3. Wie heißt der umgekehrte Strahlengang zu 2.? ________ 4. Welche vier Strahlengangsrichtungen bei Röntgenfernaufnahmen (komplette Serien) kennen Sie? 4.1: ________ 4.2: ________ 4.3: ________ 4.4: ________

73–85/3

5. (sinngemäß:)
   Da bei Expiration Verformungen des Herzschattens (Stauchungen und Verbreiterungen) vorkommen, soll der Patient tief inspirieren.

6. (sinngemäß:)
   Zum Nachweis intrakardialer Verschattungen, insbesondere von Verkalkungen der Herzklappen (Kalzifikationen).

73–85/3

5. Was wissen Sie über die Respiration bei Durchleuchtungen und Aufnahmen des Thorax?

____

____

____

6. Wozu dienen Zielaufnahmen vor allem?

____

____

73–85/4

7. (sinngemäß:)
   Die abzubildende intrathorakale Struktur ist fixiert und bildet den Drehpunkt für die synchrone Bewegung von Film und Röhre. Lange Belichtungszeit.

8. (sinngemäß:)
   Scharfe Darstellung der schattengebenden Struktur.

73–85/4

7. Schildern Sie kurz das Verfahren der Tomographie.

____

____

____

____

8. Was wird mit der Tomographie erreicht?

____

____

73–85/5

9. (sinngemäß:)
   Um Amplituden der Bewegungen von Herz- und Gefäßwänden zu messen.

73–85/5

9. Wozu wird die Kymographie angewendet?

____

____

73– 85/5 (Forts.)	(Forts.) 73– 85/5
10. Angiokardiographie 11. (sinngemäß:) Bei Größenmessungen von Herzdurchmesser und Aortenbreite.	10. Kombiniert mit Kontrastmitteleinspritzungen findet die Röntgenkinematographie als ________________ Anwendung. 11. Für welche Messungen ist die Orthodiagraphie (bei Einhaltung bestimmter Bedingungen) anwendbar? ________________ ________________
73– 85/6	73– 85/6
- wie Abb. 7 - (ohne rechter und linker Sinus und rechter Herzzwerchfellwinkel)	12. Schlagen Sie hierzu bitte Abb. 7 auf. Die Abbildung zeigt alle wesentlichen Strukturen, die bei einer Thoraxdurchleuchtung oder bei einer Thoraxübersichtsaufnahme zu erkennen sind. Geben Sie alle geforderten Bezeichnungen an.

Topographie des Herzens im Röntgenbild

86	86 Folgendes ist Ihnen bekannt und dient hier zur einleitenden Erinnerung: Anatomie und Topographie bestimmen Form und Lage des Herzens im Röntgenbild. Etwas größer als die geschlossene Faust seines Trägers liegt es - unter normalen Verhältnissen - im unteren vorderen Mediastinum, mit seiner Spitze nach links gerichtet. Als mit Blut gefülltes Hohlorgan erreicht es eine solche optische Dichte, daß es fast so schattengebend wie Knochensubstanz ist. Es läßt sich daher röntgenologisch ausgezeichnet darstellen.
87 (rechter Herzrand) Hohlvene Vorhof Ventrikel (linker Herzrand) Pulmonalarterien-stamm Vorhof Ventrikel	87 Wir unterscheiden den *rechten* und vorderen Herzrand sowie den *linken* und rückwärtigen Herzrand. Normalerweise wird der rechte und vordere Herzrand gebildet von der oberen ______________ , dem rechten ______________ und dem rechten ______________ . Der linke und rückwärtige Herzrand wird gebildet vom ______________ , dem linken ______________ bzw. seinem Herzohr und dem linken ______________ .

88	88
	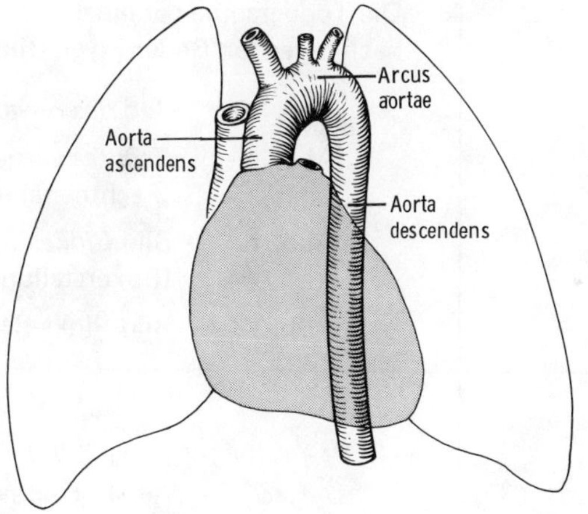
(Ascendensteil) rechten oberen (Arcus) linken oberen	Die Aorta sitzt - wie Sie der Skizze entnehmen können - dem Herzschatten so auf, daß ihr Ascendensteil den __________ __________ Mediastinalschatten verursacht, während der Arcus den ____________________ Mediastinalschatten hervorruft.

89	89
1. Vorhofbogen 2. Ventrikelbogen 3. a) Herzohrbogen b) Pulmonalbogen c) Aortenknopf	An der Herzsilhouette lassen sich somit beim p.–a.–Strahlengang folgende *Bogenabschnitte* unterscheiden: 1. der rechte Vorhof bildet am rechten Herzrand den rechten ____________________; 2. der linke Ventrikel bildet die Herzspitze, die man auch den linken ____________________ nennt; 3. darüber finden Sie a) den linken ____________________, b) den ____________________ und c) den ____________________.

90

Die Topographie der einzelnen Herzteile wird aus den nachfolgenden Bildern (vgl. Bildband) deutlich.

Abb. 10	Bild des p.–a.–Strahlenganges
Abb. 11	*Rechtes* vorderes *Schrägbild* (Fechterstellung, vgl. LE 29)
Abb. 12	Bild *Linkes* vorderes Schrägbild (Boxerstellung, vgl. LE 29)
Abb. 13	Bild (links-)lateral

91

Ao	Aorta
Ao asc.	Aorta ascendens
Ao desc.	Aorta descendens
AoK	Aortenklappe
Arc ao	Aortenbogen
Bif	Bifurkation der Trachea
Br	Bronchus
Inf	Infundibulum des rechten Ventrikels
LA	linkes Atrium
LBr	linker Hauptbronchus
LPA	linke Pulmonalarterie
LV	linker Ventrikel
MK	Mitralklappe
Ö	Ösophagus
PK	Pulmonalklappe
PT	Pulmonalstamm
PV	Pulmonalvene
RA	rechtes Atrium
RAu	rechtes Herzohr (Aurikel)
RBr	rechter Hauptbronchus
RPA	rechte Pulmonalarterie
RV	rechter Ventrikel
TK	Trikuspidalklappe
TR	Trachea
VCI	Vena cava inferior
VCS	Vena cava superior

Suchen Sie bitte auf dem Folienbild des p.–a.–Strahlenganges die entsprechenden Herzabschnitte, Gefäße und die Trachea.

Machen Sie sich bitte auch zunächst mindestens einmal mit diesen Teilen auf den anderen Folienbildern vertraut.

92 linken	92 Wir beziehen uns nochmals auf Abb. 13. Der Raum zwischen der Herzhinterwand und der Wirbelsäule wird *Holzknechtscher Raum* genannt. Man trifft dafür auch auf den Namen "Retrokardialraum". Er wird vorne vom (rechten / linken) ________________ Vorhof begrenzt.
93 Sternum Herzvorderwand	93 Der *Retrosternalraum* befindet sich - wie der Name sagt - zwischen dem ________________ und der ________________ .
94 anterior hinter Lungenhilus	94 Bei den großen Gefäßen liegt der Pulmonalarterienstamm (PT) normalerweise (anterior / posterior) ________________ vom Ascendensteil der Aorta. Der rechte Pulmonalarterienhauptstamm zieht (vor / hinter) ________________ der Aorta ascendens in den rechten ________________ .
95 dorsal Pulmonalarterien-ast (RPA)	95 Die Aorta descendens liegt somit ________________ vom Pulmonalarterienhauptstamm und die Aorta ascendens vor dem rechten ________________ .
96 vor Zwerchfell	96 Der Arcus aortae (Arc Ao) • zieht (vor / hinter) ________ dem Ösophagus nach links, • dellt diesen von vorne her ein, • zieht über den linken Hauptbronchus nach links • und führt links lateral vom Ösophagus nach kaudal zum ________________ .

97	97
thoracica abdominalis → Die wichtigsten der zahlreichen Aortenanomalien werden später besprochen.	Der *Arcus aortae* endet da, wo die Aorta über den linken Hauptbronchus zieht; der Übergang in den nächsten Aortenabschnitt, nämlich die *Aorta descendens,* wird auch Aorten-*Isthmus* genannt. Die Aorta descendens geht am Zwerchfell in die Aorta abdominalis über, wobei sie wieder zur rechten Seite zurückkreuzt. Alle Teilstücke der Aorta (Ao. ascendens, Arcus aortae und Ao. descendens) heißen auch gemeinsam: Aorta ____________ . Sie geht beim Zwerchfelldurchtritt in die Aorta ____________ über.
98	98
1. Aortenklappenregion 2. Mitralklappenregion	Wichtig für die Röntgenologie von Herzfehlern ist das Erkennen der Herzklappen. Dabei geht es um den Nachweis von eventuellen Verkalkungen (vgl. LE 12 und LE 42-45) als Ausdruck postentzündlicher Residuen an den Herzklappen. Auf der Abb. 14 erkennen Sie die beiden wichtigsten Regionen: 1. ______________________ 2. ______________________
99	99
höher	Machen Sie sich bitte anhand der Abbildungen 10-13 mit den beiden Klappenregionen • AK • MK vertraut. Die AK-Region liegt immer etwas ____________ als die MK-Region.

100 Herzzwerchfell- winkel (Reihenfolge beliebig) Herzohrbogen Ventrikelbogen	100 Da Verkalkungen hauptsächlich im Bereich der Aorten- und der Mitralklappe vorkommen, ist es unerläßlich, beide Klappen, die relativ nahe beieinander liegen, voneinander differenzieren zu können. Das geschieht auf folgende Weise: Man denkt sich, wie Abb. 14 schematisch zeigt, eine Linie, die vom rechten ______________________ (dem Kardiovasalwinkel) zum Grenzpunkt von linkem ______________ und linkem ______________ führt.
101 Aortenklappe Mitralklappe	101 Liegen Verkalkungen oberhalb dieser Linie, dann ist mit größter Wahrscheinlichkeit die ______________ betroffen. Bei p.–a.–Aufnahme und -durchleuchtung sind diese Verkalkungen am linken Wirbelsäulenrand lokalisiert. Finden sich, besonders mit Hilfe der Zielaufnahmetechnik (vgl. LE 42 ff.), Verkalkungen unterhalb dieser Linie, haben wir es wahrscheinlich mit solchen der ______________ zu tun.
102 Bewegungen	102 Kalkschatten, die den Herzklappen zugeschrieben werden, zeigen bei der Durchleuchtung synchron mit der Herzaktion ______________ in schräg-kranio-kaudaler Richtung. Verkalkungen mehr links lateral und dorsal von der Mitralklappenregion sollten immer an verkalkte Thromben im linken Vorhof denken lassen.

Die systematische Untersuchung der Herzsilhouette sowie intrathorakaler Strukturen

103 | 103

Hier eine wichtige Vorbemerkung:

Um bei der Röntgendurchleuchtung des Herzens und der großen Gefäße nichts zu übersehen, sollte man schrittweise und systematisch die einzelnen Herzkontur-Abschnitte nacheinander darstellen und beurteilen. Der Geübte wird hier rasch die wesentlichen Punkte erfassen, sie beinahe unbewußt vermerken und bei der Diagnosestellung mit ins Kalkül ziehen. Der Anfänger und Lernende sollte jedoch einen systematischen Untersuchungsgang einhalten.

Nochmals soll betont werden, daß die Röntgenuntersuchung des Herzens ohne Zuhilfenahme von Kontrastmitteln nur in sehr seltenen Fällen eine endgültige anatomische Diagnose gestattet; sie liefert daher meist keine Beweise, sondern nur *Hinweise* für die Diagnose.

104

– welcher mit der Strömungsrichtung des Blutes von den Hohlvenen zur Pulmonalarterie und vom linken Vorhof zur Aorta folgt. [x]

104

Ein natürlicher Untersuchungsweg ist der,

– welcher entgegen der Strömungsrichtung des Blutes von der Aorta aus zum linken Vorhof und von der Pulmonalarterie zu den Hohlvenen folgt. ☐

– welcher mit der Strömungsrichtung des Blutes von den Hohlvenen zur Pulmonalarterie und vom linken Vorhof zur Aorta folgt. ☐

Kreuzen Sie bitte an.

105	105
vermehrte	Als Besonderheiten müssen Sie beachten: 1. Herzabschnitte, die vor Klappen- oder Strombahneinengungen liegen, müssen (vermehrte / verminderte) ______________ Druckarbeit leisten, um den Widerstand der Klappen oder Verengungen zu überwinden. Stichwort: *Druckerhöhung.* Die Folge: Sie weisen eine konzentrische oder Druckhypertrophie auf.
106	106
– nicht so gut sichtbar. [x]	Bei leichteren Fällen erweitern sich solche Herzabschnitte nur wenig. Das bedeutet röntgenologisch: die leichten Erweiterungen sind – gut sichtbar. ☐ – nicht so gut sichtbar. ☐ Sie sind aber eine Domäne der EKG-Diagnostik. Erst stärkere Ausmaße und längeres Bestehen von Druckerhöhungen führen zu einer röntgenologisch erkennbaren Vergrößerung des betreffenden Herzabschnittes, der vor einer Einengung der Strombahn (Stenose) liegt.
107	107
Volumens Ja	2. Herzabschnitte, die vor Klappeninsuffizienzen liegen, weisen infolge des Rugurgitierens des Blutes (s. Anhang) eine Zunahme des ______________ auf, d.h. sie vergrößern sich sichtbar. Stichwort: *Rückfluß.* Dürfen solche Fälle als Domäne der Röntgendiagnostik gelten? (Ja / Nein) __________

108 Volumenzunahmen Ja	108 3. Herzabschnitte, die hinter einem vermehrten Zustrom von Blut liegen, wie z.B. bei einem Septumdefekt mit einem sog. Links-Rechts-Shunt (s. Anhang), zeigen ebenfalls ____________________ . Stichwort: *vermehrter Zufluß.* Für die Röntgendiagnostik also eine Domäne? (Ja /Nein) __________
109 Herzsilhouette stromabwärts Volumenzunahme	109 Wir fassen zusammen: Anhand der Veränderungen, die bei Stenosen und Insuffizienzen stromaufwärts liegen, kann man sich entlang der ____________________ an den Ort des Defektes heranbeobachten. Bei intrakardialen Kurzschlußverbindungen (Shunts) ist röntgenologisch (stromaufwärts / stromabwärts) ____________________ die ____________________ gut sichtbar.

Wertigkeit des Röntgenbefundes

110 110

Die *Wertigkeit* der Röntgendurchleuchtung oder der Herzfernaufnahme ist für die Beurteilung eines Herzfehlers sehr unterschiedlich.

Manche Herzfehler, die sogar einer operativen Korrektur zugeführt werden müssen, können ein normales Röntgenbild des Herzens aufweisen; andere wieder haben ausgeprägte röntgenologische Veränderungen, ohne für den Patienten allzu schwerwiegende hämodynamische Auswirkungen zu verursachen.

111 111

Wie in anderen Sparten der diagnostischen Medizin hat es sich auch in der Röntgendiagnostik des Herzens bewährt, die röntgenologisch erfaßbaren Veränderungen eines Defektes in *4 Schweregrade* einzuteilen.

Schweregrad I:	normales Röntgenbild des Herzens bei bestehendem Defekt;
Schweregrad II:	leichte Veränderungen im Röntgenbild, mit nur geringen, jedoch für den Herzfehler typischen Abweichungen der Herzkontur von der Norm;
Schweregrad III:	ausgeprägte, für den Herzfehler typische Veränderungen, meist schon mit Sekundärveränderungen, jedoch noch kein Extremfall;
Schweregrad IV:	ausgeprägte Veränderungen, sog. "Extremfall" eines Defektes.

112 | 112

Links-Rechts-Shunts

Das Einteilungsprinzip gilt vor allem für die Beurteilung

- eines intrakardialen Kurzschlusses vom linken zum rechten Herzen (die sog. ______________________),
- der Aorten- und Mitralinsuffizienz

und

- der Mitralstenosen.

113 | 113

Diese röntgenologische Schweregradeinteilung ist weder diagnostisch noch für eine Operationsindikation entscheidend. Sie läßt sich mit den Lautheitsgraden eines Herzgeräusches vergleichen, wobei das lauteste Geräusch nicht immer den schwersten Defekt bedeutet.

➡ Bei später angefertigten, zum Vergleich verwendeten Röntgenbildern des Herzens ist streng darauf zu achten, daß die Aufnahmen unter gleichen Bedingungen wie Position und Atemlage des Patienten gemacht wurden.

Spezieller Teil der Röntgen-Nativ-Verfahren bei angeborenen und erworbenen Defekten des Herzens und der großen Gefäße

Rechter oberer Herzrand

114	114
Blutstromrichtung Hohlvene (Vena cava superior)	Siehe Abb. 15. Im LE 104 wurde vorgeschlagen, bei der Röntgendurchleuchtung und bei der Beurteilung von Herzfernaufnahmen der ______________________ zu folgen. Die Reihenfolge der Beobachtung beginnt somit im Gebiet der oberen ______________ , d.h. dort, wo das Blut in das rechte Herz einfließt.
115	115
(sinngemäß:) 1. Die VCI mündet bereits am Zwerchfell in das Herz und liegt daher vorwiegend im Abdominalbereich. 2. Die VCI wird vom Leberschatten verdeckt.	Aus zwei Gründen, die anatomisch bedingt sind, entzieht sich die untere Hohlvene (Vena cava inferior) als das zweite große Einflußgefäß in das rechte Herz der röntgenologischen Beobachtung: 1. ______________________ ______________________ 2. ______________________ ______________________
116	116
Von der oberen Hohlvene	Wovon wird normalerweise der rechte obere Herzschatten gebildet? ______________________ (vgl. LE 87).

116 (Forts.)	(Forts.) 116 Da sich im Laufe des Lebens, vor allem jenseits des 50. Lebensjahres, die Aorta ascendens allmählich erweitert, wird der rechte obere Herzrand beim älteren Menschen oftmals von der Aorta ascendens gebildet.
117	117 Die Verbreiterung des rechten oberen Herzschattens kann 1. kardial-vaskulär, 2. durch andere Ursachen bedingt sein. Wir nennen Ihnen nachstehend die wichtigsten dieser Ursachen. *1. Kardio-vaskuläre Ursachen:* Volumenzunahme der oberen Hohlvene Veränderungen der Aorta ascendens bzw. des Arcus aortae *2. Andere Ursachen:* Retrosternale Strumen Lymphdrüsenvergrößerungen Neoplasmen Mediastinalergüsse oder -abszesse Lobus venae azygos der rechten Lunge
118 Der rechte obere Herzrand ist verbreitert. oberen Hohlvene	118 Siehe Abb. 16. Wenn Sie Abb. 1 mit der Abb. 16 vergleichen, diagnostizieren Sie sicher die Veränderungen gegenüber der Norm: ____________________ ____________________ Die Abnormität ist durch eine Erweiterung der __________ __________ verursacht.

119	119
1. Druckerhöhung 2. Rückfluß 3. Vermehrter Zufluß	Aus dem Abschnitt 4 (Die systematische Untersuchung der Herzsilhouette sowie intrathorakaler Strukturen) wissen Sie, daß solche Größenzunahmen drei Entstehungsgründe haben können: 1. (Stichwort) ____________ 2. (Stichwort) ____________ 3. (Stichwort) ____________ (vgl. LE 105 ff.)
120	120
1. Druckerhöhung	Wir diskutieren hier des genaueren die drei Stichwörter in bezug auf die Volumenzunahme der oberen Hohlvene (Vena cava superior). 1. ____________ vor dem rechten Herzen mit Anstieg des zentralen Venendrucks bei • Pericarditis constrictiva mit Einflußstauung, • myogener Insuffizienz, oft mit relativer Trikuspidalinsuffizienz, • Trikuspidalstenose.
121	121
2. Rückfluß	2. ____________ in die Hohlvenen während der Ventrikelsystole bei Trikuspidalinsuffizienz.
122	122
3. Vermehrter Zufluß	3. ____________ wie bei totaler oder teilweiser Lungenvenenfehlmündung in die obere Hohlvene.

123	123
p.–a. (-Herzfernaufnahme) – nach beiden Seiten, jedoch mehr nach rechts. ☒	Wir arbeiten mit Abb. 16. Das vorliegende Bild ist eine ________ -Herzfernaufnahme. Sie zeigt eine bogige Erweiterung des oberen Herzschattens – nach beiden Seiten, jedoch mehr nach links. ☐ – nach beiden Seiten, jedoch mehr nach rechts. ☐ – nur nach der rechten Seite. ☐ – nur nach der linken Seite. ☐
124	124
	Wenn Sie die Gesamtkonfiguration des Herzens betrachten, stellen Sie fest: Es entsteht durch die bogige Erweiterung des oberen Herzschattens nach beiden Seiten, vornehmlich nach rechts, eine typische *Konfiguration* des Herzens, die sog. Achter-Figur (wie die Form der Zahl 8) (figure of eight).
125	125
(Reihenfolge beliebig) Vorhof Ventrikel Achter-Konfiguration vermehrt	Immer im Vergleich zu Abb. 1 fällt es Ihnen sicher auch auf, daß sowohl der rechte ________ als auch der rechte ________ volumenvergrößert und die Lungenarterienäste bei dieser typischen ________ (vermehrt / vermindert) ________ blutgefüllt sind.
126	126
totale Lungenvenenfehlmündung (= totale Fehlmündung aller Lungenvenen in die obere Hohlvene)	Die sogen. Achterform des Herzens ist für eine Anomalie typisch, nämlich für eine ________ ________ . (Vgl. Unterschrift Abb. 16)

127 (sinngemäß:) Durch den bestehenden Kurzschluß (Links-Rechts-Shunt) zwischen Lungenvenen und oberer Hohlvene. (s. spätere Kapitel)	127 Wodurch ist die Erweiterung der stromabwärts gelegenen rechten Herzabschnitte bedingt? ____________________ ____________________ ____________________
128 Nein ein Septumdefekt	128 Könnte ein Mensch bei einer angeborenen totalen Fehlmündung aller Lungenvenen in die obere Hohlvene überleben? (Ja / Nein) ________ In solchem Fall ist ein weiterer Defekt, der die Durchmischung der Blutströme möglich macht, für die Lebensfähigkeit des Individuums unbedingt notwendig: ________ Hier lag ein Vorhofseptumdefekt vor.
129	129 Differentialdiagnostisch sind bei Verbreiterungen des rechten oberen Herzschattens noch andere pathologisch-anatomische Prozesse in Erwägung zu ziehen. Die Prozesse stehen oft in keinem Zusammenhang mit den Kreislauforganen. Bei der Durchleuchtung können folgende Kriterien angewandt werden: ● Pulsieren spricht für Gefäße; ● Aufwärtsbewegung bei Hustenstoß spricht für Struma; ● mehrbogiger, scharfer Begrenzungsrand spricht für Lymphdrüsen; ● Knochendichte spricht für postentzündliche Residuen, in Kreisform für verkalkte Schilddrüsenadenome.

130	130
	4 Abbildungen zeigen 4 Ursachen für Verbreiterungen des rechten oberen Herzschattens nach rechts: Abb. 17 Lymphdrüsenvergrößerungen im oberen Mediastinum bei histologisch verifiziertem Lymphogranulom. Glatte, mehrbogige Begrenzung der Verschattung. Abb. 18 Kalkdichte, streifige Verschattung bei Schwartenbildung nach Mediastinitis. Abb. 19 Verschattung mit runden Verkalkungen, Aufwärtsbewegung bei Hustenstoß: Struma retrosternalis mit verkalkten Adenomknoten. Abb. 20 Kürbiskernförmiger Schatten neben dem rechten oberen Mediastinalschatten durch einen Lobus venae azygos des rechten Lungenoberlappens. Die Auswahl dieser 4 Fälle erhebt keinen Anspruch auf Vollständigkeit aller differentialdiagnostischer Möglichkeiten. → Veränderungen durch Anomalien am Aortenbogen und der Aorta ascendens sind einem späteren Kapitel (15) vorbehalten.
131	131
(sinngemäß:) a) Eine Erweiterung des rechten oberen Herzschattens nach rechts. b) Durch eine Volumenzunahme der oberen Hohlvene.	Siehe Abb. 21. a) Beschreiben Sie bitte, was Ihnen diese p.–a.-Fernaufnahme des Herzens im Bereich des oberen Herzschattens zeigt. __________ __________ b) Wodurch ist dieser Defekt hervorgerufen? __________

132

(sinngemäß:)

Eine auffallend starke Verbreiterung des rechten Vorhofbogens nach rechts.

132

Bei der Röntgendurchleuchtung war eine deutliche Pulsation der Hohlvene feststellbar, die bis weit über den Aortenbogen hinaus reichte.

Wenn Sie zur Abb. 9 oder zu Abb. 1 zurückblättern, werden Sie aus dem Vergleich mit Abb. 21 eine weitere Veränderung der normalen Herzsilhouette diagnostizieren:

____

____

133

– Sie sind normal blutgefüllt. [x]

133

Bei der Durchleuchtung ergaben sich zwei weitere Feststellungen.

1. starke Pulsationen, und zwar expansiv während der Ventrikelsystole;

2. auch der rechte Ventrikel ist deutlich erweitert.

Wie steht es hingegen um die Lungenarterien?

– Sie sind normal blutgefüllt. [ ]

– Sie sind keineswegs normal blutgefüllt. [ ]

134

Vermehrter Rückfluß von Blut aus dem rechten Ventrikel in den rechten Vorhof und in die Hohlvene.

Schlußunfähigkeit (Insuffizienz)

134

Wenn Sie an unsere drei Stichwörter (LE 105 ff. und LE 119) denken, können Sie den Grund für den diagnostizierten Defekt angeben: ______________________________

____.

Sie schließen daraus auf eine ______________________ der Triskuspidalklappe.

Rechter Vorhofbogen

135		135
1. Vorhofbogens 2. Retrosternalraum 3. Herzohres	Siehe Abb. 22. Die Volumenvergrößerungen des rechten Vorhofs können nach drei Seiten hin erfolgen, wie sich dies aus seiner Lage im Thorax ergibt: 1. Vergrößerung des rechten _______________ vorwiegend nach rechts lateral; 2. in den _______________ hinein; 3. (in extremen Fällen) eventuell auch bis zum linken Herzrand in die Gegend des linken _______________ . Bei Erweiterung der rechten Herzabschnitte können rechter Vorhof und rechter Ventrikel (s. später) meist nicht voneinander abgegrenzt werden. Im Vorhofbereich sieht man bei der Durchleuchtung im linken Schrägdurchmesser (Boxerstellung) oft präsystolische Pulsationen (d.h. Vorhofsystole geht Kammersystole voraus). Der rechte Vorhof sollte nicht mehr als 50 % der vorderen Herzwand umfassen.

136		136
	Ursachen für eine Volumenzunahme können a) angeborene und b) erworbene Kardiopathien sein.

136 (Forts.)

(Forts.) 136

a) Zu den angeborenen Herzfehlern zählen:

1. Vergrößerung des rechten Vorhofs durch eine Verlagerung der Trikuspidalklappe in den rechten Ventrikel hinein wie beim sogenannten Morbus *Ebstein.*

2. Volumenzunahmen durch vermehrten Einfluß in den rechten Vorhof wie bei Lungenvenenfehlmündungen und Vorhofseptumdefekten.

b) Zu den erworbenen Defekten sind zu rechnen:

alle Ursachen, die zu einer Stauung vor dem rechten Herzen, also zu einer Rechtsherzschwäche (Rechtsinsuffizienz) führen können, wie

1. verminderte Förderleistung des rechten Ventrikels im Rahmen einer myokardialen Insuffizienz oder als Folge einer Druckerhöhung im kleinen Kreislauf durch Veränderungen der Lungenarteriolen, wie bei *Cor pulmonale;*

2. organische Veränderungen der Trikuspidalklappe, die zu ihrer Schlußunfähigkeit führen (Trikuspidalinsuffizienz organischer Natur) und

3. verminderte Einflußmöglichkeit in den rechten Ventrikel durch Behinderung seiner Dilatationsfähigkeit bei Erkrankungen des Herzbeutels (Perikarditis constrictiva).

Der Fall einer Trikuspidalinsuffizienz mit Erweiterung des rechten Vorhofes und der oberen Hohlvene wurde bereits in der Abb. 21 dargestellt.

137

a) (sinngemäß:)

Um einen p.-a.-Strahlengang

137

Siehe Abb. 23.

a) Zur Wiederholung: Um welchen Strahlengang handelt es sich bei diesem Röntgenbild?

____

137 (Forts.)

(sinngemäß:)

b) Der stark nach rechts verbreiterte, rechte Vorhofbogen.

c) Der Schatten erscheint nach rechts lateral verbreitert.

d) erweitert

(Forts.) 137

b) Was fällt sofort auf?

____

____

c) Was können Sie über den Schatten aussagen, der durch die obere Hohlvene verursacht wird?

____

____

d) Wie erscheint Ihnen der Pulmonalbogen?

____

Bei der Durchleuchtung zeigte der Pulmonalbogen lebhafte Eigenpulsationen.

138

Vorhofes

Hohlvene

Pulmonalarterie

oberen Hohlvene

→ Anatomisch lag eine teilweise Fehlmündung der Lungenvenen in die obere Hohlvene sowie ein Vorhofseptumdefekt vor.

138

Wir stellen somit fest:

Bei dieser Patientin handelt es sich um eine Volumenzunahme des rechten ________________ und der oberen ________________ sowie auch der ________________ .

Das läßt auf einen vermehrten Zustrom bereits auf der Höhe der oberen Hohlvene durch einen Links-Rechts-Shunt schließen.

➡ Gerade die Erweiterung der ________________ deutet darauf hin, daß dieser Shunt in diese hinein stattfinden muß.

139

(sinngemäß:)

a) Eine besonders starke Ausweitung des rechten Vorhofs.

139

Siehe Abb. 24

a) Was erkennen Sie auf dieser p.-a.-Fernaufnahme?

____

____

139 (Forts.)

b)

1. eine beträchtliche Ausweitung nach rechts lateral;

2. eine Ausweitung von anterior in den Retrosternalraum hinein;

3. Ausweitung bis zum linken Herzrand in die Region zwischen linkem Herzohrbogen und linkem Ventrikelbogen.

(Forts.) 139

b) Sie erinnern sich an die drei Ausdehnungsmöglichkeiten des rechten Vorhofs (Abb. 22 / LE 135).

Alle drei Ausweitungen liegen hier vor:

1. ______________________________

2. ______________________________

3. ______________________________

____

140

b) Ein Pulmonalbogen ist nicht sicher nachweisbar.

[x]

c) vermindert

140

Wir erkennen ferner:

a) Das sog. Gefäßband ist eher breit als normal.

b) – Ein Pulmonalbogen ist sicher nachweisbar. [ ]

– Ein Pulmonalbogen ist nicht sicher nachweisbar. [ ]

c) Die Lungenarterienäste sind deutlich (vermindert / vermehrt) ______________ blutgefüllt.

141

141

Die Herzsilhouette umschreibt eine ausgeprägte Kugelform. Das Gefäßband ist zipfelartig.

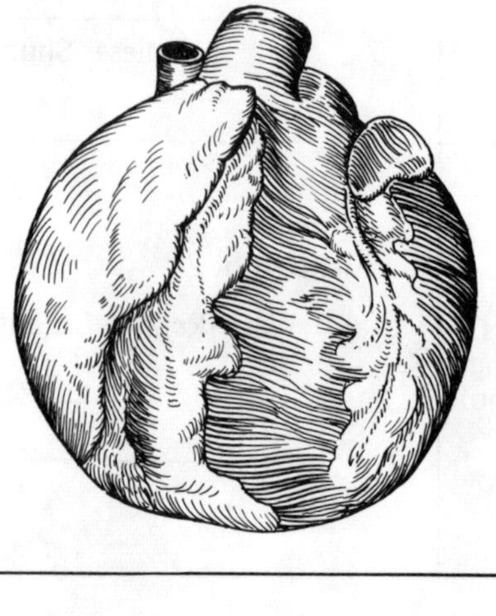

141 (Forts.)	(Forts.) 141
Christbaumkugel	Wir sagen: die Herzkontur ähnelt im p.-a.-Bild einer ______________ .
142	142
Trikuspidalklappe verkleinert linken Vorhof Rechts-Links(-Shunt)	Sie werden es sicher schon wissen: dies ist das typische Bild eines *Morbus Ebstein.* Der Morbus Ebstein ist dadurch charakterisiert, daß bei seinem Vorliegen einer angeborenen Anomalie die ______________ in den rechten Ventrikel hinein verlagert ist. Der rechte Ventrikel ist dadurch (vergrößert / normal / verkleinert) __________ und hypodynam (von verminderter Kraft). Meist besteht gleichzeitig ein Vorhofseptumdefekt. Infolgedessen fließt das Blut *vor* dem hypodynamen rechten Ventrikel in den __________ ______________ hinüber. Es kommt zu einem __________ - __________ - Shunt auf Vorhofebene. Die Lungenarterien sind infolgedessen auch vermindert blutgefüllt.
143	143
Herzfernaufnahme (sinngemäß:) ein stark nach rechts verbreiterter rechter Vorhofbogen → Wem diese Feststellung nicht auf Anhieb gelingt, der sollte Abb.1 stets zum Vergleich heranziehen.	Siehe Abb. 25. Auch hier haben wir es wieder mit einer ______________ im p.-a.-Strahlengang zu tun. Zunächst: Was fällt sofort auf? ______________________________ ______________________________
144	144
IV	Der rechte Vorhofbogen reicht bis in die Mitte des rechten Thorax hinein und stellt in dieser Hinsicht einen Extremfall gem. Schweregrad _____ dar (vgl. LE 111).

145 a) (sinngemäß:) Auch sie ist deutlich erweitert. b) Ja c) (sinngemäß:) Sie ist weitgehend normal.	145 a) Wie steht es um die obere Hohlvene? ________________________________ b) Besteht eine Verbreiterung des Herzens nach links? (Ja / Nein) __________ c) Was ist über die Lungengefäßzeichnung zu sagen? ________________________________ Übrigens: Eine Vergrößerung des linken Vorhofes (s. später Abschnitt 11) konnte auch bei der Durchleuchtung *nicht* gesehen werden.
146 Pleuraergusses	146 Ferner fällt neben den Veränderungen am Herzschatten auf: eine etwa handbreit hohe, lateral ansteigend homogene Verschattung über der rechts lateralen Lungenbasis. Befund: Bild eines ________________ .
147 Perikärderguß (Pericarditis mit Exsudat oder Stauung mit Transsudat)	147 Der Winkel zwischen dem rechten Vorhof und dem Ergußschatten ist deutlich abgerundet. Man nennt dies eine Abstumpfung des Herzzwerchfellwinkels. Diese Abstumpfung des Herzzwerchfellwinkels spricht für einen zusätzlichen ________________ .
148 Verschattung	148 Entsprechend dem Verlauf des Ober-Mittellappenspaltes der rechten Lungen ist ebenfalls eine ________________ erkennbar. Diese ist durch einen "Interlobärerguß" bedingt.

149	149
Druckerhöhung (Reihenfolge beliebig) Pleura- Interlobär- (und) Perikard(-erguß)	Das Röntgenbild zeigt somit eine ______________ vor dem rechten Ventrikel (vgl. 1. Stichwort, LE 105). Hier ist es infolge Herzinsuffizienz zur Dekompensation gekommen, deren Ausdruck ______________ , ______________ und ______________ -erguß rechts sind. Es handelt sich um eine sog. *Einflußstauung.* Das Herz war nicht mehr fähig, die Druckerhöhung zu überwinden; der Kreislauf dekompensierte.

Rechter Ventrikel

150	150
Nein Kontrastmittelein- spritzungen	Siehe Abb. 26. Wir folgen der Blutstromrichtung und besprechen nach dem rechten Vorhofbogen nunmehr den rechten Ventrikel. Der rechte Ventrikel liegt normalerweise anterior und bildet einen Großteil der Herzvorderwand. Wenn Sie die bisherigen Röntgenbilder kurz Revue passieren lassen: könnten Sie röntgenologisch eine genaue Grenze zwischen rechtem und linkem Ventrikel angeben? (Ja / Nein) __________ Die genaue Grenze kann röntgenologisch nur mit Hilfe von ____________________ gefunden werden.
151	151
nach anterior ☒ nach posterior (indirekt durch Abstoßen vom Sternum) ☒ nach rechts lateral ☒ nach links lateral ☒	Aus der topographischen Vorstellung heraus werden Sie die folgende Frage richtig beantworten können: In welcher Richtung wird die Vergrößerung des rechten Ventrikels eine Verbreiterung des Herzschattens bewirken? nach anterior ☐ nach posterior ☐ nach rechts lateral ☐ nach links lateral ☐ Kreuzen Sie bitte an.

152	152
1. eingeengt 2. vermehrt	Die Folgen der Vergrößerung des rechten Ventrikels: 1. Der Retrosternalraum wird dadurch (vergrößert / eingeengt) ____________ . 2. Die Kontaktfläche zwischen Herzvorderwand und Sternum wird dadurch (vermehrt / verringert) ____________ .
153	153
spitzer höher stumpfer	Sie wissen: normalerweise besteht zwischen Herzvorderwand und Sternum ein (spitzer / stumpfer) ____________ Winkel, der sich etwa 1-3 Querfinger über dem Zwerchfell befindet. Je größer nun der rechte Ventrikel wird, • desto (tiefer / höher) ____________ rückt der Winkel und • desto (spitzer / stumpfer) ____________ wird er.
154	154
– laterale Durchleuchtung und Aufnahme. [x] (Begründung, sinngemäß:) Nur so kann der Retrosternalraum beurteilt werden.	Sie entscheiden jetzt: Bei der Röntgendiagnostik helfen nach dem in den LE 151-153 Gesagten vor allem eine – p.-a.-Durchleuchtung und Aufnahme. [ ] – laterale Durchleuchtung und Aufnahme. [ ] Begründung: ______________________________ ______________________________

155	155 Wir unterscheiden beim rechten Ventrikel Druckhypertrophien und Volumenhypertrophien. *Druckhypertrophien* kommen vor Hindernissen wie Pulmonalstenosen oder Lungenarteriolenverengungen zustande. Da diese Hypertrophie "konzentrisch" ist, wird sie im Röntgenbild nur bei stärkeren Graden nachweisbar. Sie sind jedoch eine Domäne der Diagnostik mittels Elektrokardiogramm. *Volumenhypertrophien* finden sich bei vermehrtem Zustrom durch Septumdefekte, Trikuspidalinsuffizienzen mit vermehrtem Pendelblut und Dilatationen durch Stauungen vor dem Lungenkreislauf.
156 Druck (-hypertrohien) Retrosternalraum	156 Die konzentrischen oder ________ -hypertrophien der rechten Kammer füllen nicht nur den ____________ , sondern sie können auch hinüber zum linken Herzrand reichen. Dadurch entsteht das Bild der *angehobenen Herzspitze.*
157 anterior rechts (-und) links(-lateral)	157 Sie können der Abb. 26 entnehmen: Volumenzunahmen der rechten Kammer verursachen eine Verbreiterung des Herzschattens nach ____________ (vgl. LE 151), aber auch nach ________ -und ________ -lateral. Der rechte Vorhofbogen kann dadurch sekundär nach rechts verschoben erscheinen; am rechten Herzrand kann eine Doppelkontur entstehen.

158 Lateralbild angehobene Herzspitze (sinngemäß:) Durch eine konzentrische oder Druckhypertrophie der rechten Herzkammer.	158 Siehe Abb. 27 und 28. Wir haben hier mit Abb. 27 wieder unsere bekannte p.-a.-Herzfernaufnahme vor uns. Die Abb. 28 ist ein ______________ . Im LE 156 haben wir auf die Tatsache hingewiesen, die Sie auf Abb. 27 nun deutlich erkennen: die ______________ ______________ . Wodurch wird diese hervorgerufen? ______________ ______________
159 linken Herzrand	159 Die Abbildung zeigt folgende Herzkonfiguration: • der rechte Ventrikel reicht hinüber bis zum ______________ ______________ ; • der rechte Herzrand hingegen ist unauffällig.
160 vermehrte Kontaktfläche	160 Das Lateralbild (Abb. 28) zeigt deutlich die (im LE 152, 2.) besprochene ______________ ______________ der Herzvorderwand mit dem Sternum.
161 Brustbeins (Sternums)	161 Der rechte Ventrikel ist hier so stark vergrößert, daß er sogar eine Verwölbung des ______________ verursacht hat. Klinisch sprechen wir bei der Inspektion des Patienten von einem sog. *Herzbuckel.*

162 verminderte	162 Eine weitere Tatsache ist erkennbar: die Lungenarterienäste weisen eine (vermehrte / verminderte) ________________ Blutfüllung auf.
163 konzentrischen	163 Die vorliegenden Röntgenbilder entsprechen einer ________________ oder Druckhypertrophie des rechten Ventrikels von einem Schweregrad III bis IV. Ursachen: vor allem Stenosen im rechtsventrikulären Ausflußtrakt. (Vgl. auch LE 105, 1.)
164 (sinngemäß:) Starke Verbreiterung des Herzschattens nach links mit angehobener Herzspitze.	164 Siehe Abb. 29. Bestimmen Sie den Röntgenbefund anhand der vorliegenden p.-a.-Herzfernaufnahme: ____ ____
165 Doppelkontur	165 Der rechte Herzrand ist bogig vorgewölbt und weist eine ________________ auf, die durch den Schatten des rechten Vorhofes und durch den Schatten des nach rechts verbreiterten rechten Ventrikels entsteht.
166 abgestumpft	166 Am Lateralbild fand sich eine höhergradige Einengung des Retrosternalraumes und ein Höherrücken des Winkels zwischen Sternum und Herzvorderwand. Der Winkel war folglich auch deutlich ________________ (vgl. LE 153).

167

verstärkt

Die Lungengefäßzeichnung ist hier beträchtlich ________ .

Der Pulmonalstamm springt stark vor (darüber später mehr; vgl. Abschnitt 9).

168

(sinngemäß:)

Druck- und Volumenhypertrophie der rechten Herzkammer

Sie diagnostizieren aufgrund der röntgenologischen Veränderungen der rechten Herzkammer:

____

Zusammen mit den Lungengefäßsymptomen liegt das Bild eines sog. *Eisenmenger*-Syndroms vor. E. Komplex

169

rechten Ventrikels

verbreitert

IV

Siehe Abb. 30.

Eindeutig ist zu erkennen:

- Starke Volumenzunahme des ________________________ .
- Rechter und linker Herzrand sind durch die Größenzunahme der rechten Kammer stark nach rechts und besonders auch nach links ________________ .
- Das Herz reicht nach links fast bis an die laterale Thoraxwand heran. Extremfall mit Schweregrad ___ .

170

nicht sicher

Wie bei den meisten dieser Aufnahmen ist die Grenze zwischen rechtem und linkem Ventrikel (sicher / nicht sicher) ________ zu erkennen (vgl. auch LE 150).

Bei der Herzsondierung hatte sich jedoch gezeigt, daß die Herzspitze vom rechten Ventrikel gebildet worden war.

171 rechten Ventrikels (Pulmonalbogen) springt vor (Lungengefäße) vermehrt (blutgefüllt)	171 Die seitliche Durchleuchtung und Aufnahme dieser Patientin zeigte eine höhergradige Einengung des Retrosternalraumes mit Höhertreten des Sternokardial-Winkels und Abstumpfung desselben, was für eine Volumenvergrößerung des __________ __________ diagnostisch ist. Sie erkennen ferner: • der Pulmonalbogen __________ , • die Lungengefäße sind __________ blutgefüllt. Bei der Durchleuchtung konnten lebhafte Eigenpulsationen der Lungenarterien festgestellt werden.
172 Retrosternalraumes vermehrt	172 Siehe Abb. 31. Diese Lateralaufnahme des Herzens stellt eine Einengung des __________ durch den Herzschatten dar. Die Kontaktfläche der Herzvorderwand mit dem Sternum ist beträchtlich __________ .
173 1-3 Querfinger spitz abgestumpft	173 Der Sternokardial-Winkel rückt dadurch nach kranial. Normalerweise liegt dieser Winkel etwa __________ über dem Zwerchfell und ist __________ (vgl. LE 153). Hier ist er deutlich __________ .
174	174 Dieses Bild entspricht dem lateralen Aspekt einer starken Volumenzunahme des rechten Ventrikels. Durch die Volumenzunahme stößt sich das Herz gewissermaßen vom Sternum ab und reicht auch vermehrt in den Raum hinter dem Herzen, nämlich in den *Holzknechtschen* Raum hinein.

174 (Forts.)	(Forts.) 174 Diese Tatsache wird gut erkennbar durch die Verdrängung des mit Bariumbrei als Kontrastmittel gefüllten Ösophagus nach dorsal.
175 Lateralaufnahme (sinngemäß:) die Kontaktfläche zwischen Herzvorderwand und dem Sternum ist beträchtlich vergrößert.	175 Siehe Abb. 32. Hier haben wir wiederum eine ______________ der Thoraxorgane vor uns. Auffallend: ______________ ______________ (Hinweis liefert LE 152, 2.) Die p.-a.-Aufnahme zeigte keine Abweichung von der Norm.
176	176 Lesetext: Der vermehrte Kontakt des Herzens mit dem Sternum ergibt sich hier aus einer Einziehung der unteren Hälfte des Brustbeines durch eine Deformierung des knöchernen Thorax. Es liegt eine sog. *Trichterbrustbildung* (Pectus excavatum) vor. Bei vermehrtem Sternalkontakt des Herzens ist daher differentialdiagnostisch immer auch der knöcherne Thorax mit eventuellen Verformungen zu beachten. Hingegen können Trichterbrustbildungen gelegentlich mit angeborenen Herzfehlern wie Vorhofseptumdefekten, Ventrikelseptumdefekten und Pulmonalstenosen vergesellschaftet sein. Solche müssen daher durch weitere röntgenologische wie auch klinische Untersuchungen ausgeschlossen werden.

Pulmonalarterienstamm und Pulmonalarterienäste

177 | 177

Pulmonalarterie

Siehe Abb. 33.

Wir verlassen den rechten Herzrand und wenden uns nun bei der Betrachtung der Herzsilhouette dem Bogen am linken oberen Herzrand zu. Er wird durch den Stamm der __________ gebildet.

---

178 | 178

1. Pulmonal-
   arterien(-äste)

Auf zwei Gegebenheiten gilt es, bei der Röntgenaufnahme und bei der Durchleuchtung vor allem zu achten:

1. auf den Füllzustand der __________ -äste;
2. auf ihre eventuellen Eigenpulsationen.

---

179 | 179

prominenten

Wir teilen die Abweichungen vom Normalzustand der Pulmonalarterie und ihrer Äste in zwei Hauptgruppen:

1. Der Pulmonalbogen kann verkleinert sein oder ganz fehlen.
2. Der Pulmonalbogen kann prominent sein, d.h. nach links-lateral vorspringen.

Abb. 33 zeigt insbesondere den __________ Pulmonalbogen.

180 Zu unterstreichen waren: 2.1: normal blutgefüllt 2.2: vermindert blutgefüllt 2.3: vermehrt blutgefüllt mit Eigenpulsationen 2.4: vermehrt blutgefüllt mit zentralem Hilustanzen und hellen Lungenperipherien	180 Ist der Pulmonalbogen prominent, unterscheiden wir vier mögliche Begleitsymptome: 2.1: die Lungenarterienäste sind normal blutgefüllt; 2.2: die Lungenarterienäste sind vermindert blutgefüllt; 2.3: die Lungenarterienäste sind vermehrt blutgefüllt mit starken Eigenpulsationen; 2.4: sie sind vermehrt blutgefüllt mit nur zentralem Hilustanzen und hellen Lungenperipherien. Machen Sie sich bitte durch gründliches Lesen mit den vier unterschiedlichen Begleitsymptomen bei einem prominenten Pulmonalbogen vertraut. Unterstreichen Sie dann im Text die für die Unterscheidung wesentlichen Stichwörter.
181 normal blutgefüllt	181 Wir besprechen die vier genannten röntgendiagnostischen Erscheinungen bei *prominenten* Pulmonalbogen des genaueren (LE 181-188). 2.1: Die Lungenarterienäste sind ________ ____________ . Das finden wir z.B. bei der idiopathischen Dilatation des Pulmonalarterienstammes (vgl. Anhang), was ohne Krankheitswerte ist (vgl. LE 205 ff. und Abb. 39).
182 vermindert	182 2.2: Die Lungenarterienäste sind bei Prominenz des Pulmonalbogens __________ blutgefüllt. Das spricht für eine valvuläre Pulmonalstenose.

183 183

vermehrt

Links-Rechts-
(- Shunts)

2.3: Die Lungenarterienäste sind bei prominentem Pulmonalbogen __________ blutgefüllt, wobei sie starke Eigenpulsationen bis weit in die Lungenperipherie aufweisen.

Diese Form der Eigenpulsationen wird als sog. *Hilustanzen* bezeichnet.

Das Hilustanzen ist ein wichtiges Symptom für die Erkennung eines intrakardialen Kurzschlusses, nämlich eines __________ - __________ -Shunts.

---

184 184

rechtem (und) linkem

Aorta (und) Pulmonalarterie

Sie wissen, daß ein solcher Links-Rechts-Shunt nur durch eine abnorme Kommunikation zwischen __________ und __________ Herzen zustandekommen kann.

Anatomisch handelt es sich dabei meist um

Vorhof- oder Ventrikelseptumdefekte oder

eine Kommunikation zwischen __________ und __________, wie z.B. einen Ductus arteriosus.

---

185 185

vermehrt

Lungenperipherien

2.4: Die Lungenarterienäste sind __________ blutgefüllt - mit nur zentralem Hilustanzen und hellen __________.
Der Pulmonalbogen springt vor.

Dieses Bild kommt zustande durch

- eine Erhöhung des Widerstandes in den Lungenarteriolen bei Linksherzfehlern oder
- einen Links-Rechts-Shunt bei chronischer Überbeanspruchung der Lungenarteriolen oder
- primäre Arteriolenveränderungen..

186	186
ohne	Siehe Abb. 34. Bei den hier dargestellen drei Schemaskizzen werden Veränderungen der Lungenarterien*äste* gegenübergestellt. Die *linke* Skizze zeigt die normalen Verhältnisse. Sie sehen den normalen Pulmonalbogen und zarte Äste der Lungenarterien, die natürlich (mit / ohne) __________ Eigenpulsationen sind.
187	187
prominenten zentrale	Die *mittlere* Skizze zeigt uns einen __________ Pulmonalbogen sowie stark gefüllte__________ Lungenarterienäste mit einem "Abbruch des Gefäßbaumes" in der Peripherie. Es ist das Bild der Widerstandserhöhung in den Arteriolen. Das Bild kommt zustande durch 1. chronische Überbelastung der kleinen Lungengefäße infolge eines Links-Rechts-Shunts: Hyperkinetische pulmonale Hypertonie; 2. anatomische Veränderungen an den Lungenarteriolen im Rahmen einer "Pulmonalsklerose": primäre pulmonale Hypertonie oder Morbus *Ayerza;* und durch 3. Stauungen in den Lungenvenen bei Linksherzfehlern, insbesonders bei Mitralvitien mit vorwiegender Stenose. Dies ist das Bild der sekundären pulmonalen Hypertonie. Zusätzlich können auch horizontale streifige Verschattungen in den lateralen Lungenunterfeldern, dem sog. Recessus costodiaphragmaticus, gesehen werden: die *Kerleyschen* Linien, die durch sekundäre Hämosiderineinlagerungen (vgl. Anhang) in erweiterte Lymphspalten entstehen. Der Pulmonalarteriendruck kann so ansteigen, daß eine Überdehnung des Pulmonalklappenringes eintritt. Dies führt zu einer "relativen" Pulmonal(-klappen-)insuffizienz, die jedoch röntgenologisch insignifikant ist.

188	188
Links-Rechts-Shunt (Pulmonalbogen) springt vor (Pulmonalarterien-äste) vermehrt blutgefüllt Eigenpulsationen Lungenperipherie (Drücke) normal (Widerstand) ist nicht erhöht	Mit der *rechten* Skizze werden die Veränderungen veranschaulicht, die an den Lungenarterienästen durch einen intrakardialen Kurzschluß, den ______ - ______ - ______, entstehen. Es bietet sich folgendes Bild: • der Pulmonalbogen ______ • die Pulmonalarterienäste sind ______ ______ ; • sie zeigen ______ bis in die ______ (Hilustanzen), was auch als Hyperkinesie des kleinen Kreislaufs bezeichnet wird; • die Drücke in der Pulmonalarterie sind dabei (vermindert / normal / erhöht) ______ ; • der Widerstand in den Lungenarteriolen (ist erhöht / ist nicht erhöht) ______ .
189	189
p.-a.-Strahlengang verbreitert	Siehe Abb. 35. Den nächsten vier Beispielen (LE 189-204) ist ein Fehlen des Pulmonalbogens gemeinsam. Die hier wiedergegebene Herzfernaufnahme im ______ zeigt eine sog. Schuhform des Herzens: • die Herzspitze ist angehoben; • das Herz ist nach rechts und links ______ .
190	190
Ventrikels	Die Schuhform des Herzens spricht für eine Hypertrophie und Dilatation des rechten ______ durch Druck- und Volumenerhöhung.

191

fehlt

rechts

vermindert

191

Das weitere Erscheinungsbild:

- Der Pulmonalbogen (ist vergrößert / fehlt) ______________________ . Dadurch erscheint die Herzbucht vertieft.
- Der durch die Aorta hervorgerufene Schatten ist breit und nach (links / rechts) ______________ ausladend.
- Die Lungenarterienäste sind ______________________ blutgefüllt.

192

Fallotschen Tetralogie

192

Die in Abb. 35 gezeigte Herzkonfiguration wird auch als *Coeur en sabot* (frz., der Holzschuh) bezeichnet. Sie ist am häufigsten bei der ______________ ______________ (vgl. Unterschrift Abb. 35) anzutreffen. Bei dieser handelt es sich um einen angeborenen Defekt des Herzens mit Rechtshypertrophie, Rechtslage der Aorta, Ventrikelseptumdefekt und infundibuläre Pulmonalstenose (= muskuläre Hypertrophie und Einengung des Ausflußtraktes des rechten Ventrikels).

193

Vergrößerung

Volumen- und Druckhypertrophie des rechten Ventrikels

193

Siehe Abb. 36.

Sie erkennen auf dieser p.-a.-Aufnahme eines kindlichen Herzens deutlich eine starke ________________ des Herzschattens. Es kommen hinzu:

> Einengung des Retrosternalraums,

> Verbreiterung des Herzschattens nach links und rechts,

> Höhertreten und Abstumpfung des Sternokardial-Winkels.

Alles das spricht für eine ______________________________

____

(vgl. LE 151-153).

194

(Aortenschatten) ist

(Rechtslage der Aorta) nicht sicher

(Pulmonalbogen) fehlt

verminderte (Blutfülle)

194

Wir erkennen des weiteren:

- Der Aortenschatten (ist / ist nicht) ________ verbreitert;
- trotzdem ist eine Rechtslage der Aorta (sicher / nicht sicher) ________ zu sehen.
- Der Pulmonalbogen ________ .
- Die Lungengefäßzeichnung ist beträchtlich vermindert, was auf eine ________ Blutfülle der Lungenarterienäste zurückzuführen ist.

195

Schuhform

195

Auch hier haben wir eine Art ________ des Herzens oder ein Coeur en sabot vor uns (vgl. LE 190 und 192).

196

196

Diese Herzform läßt differentialdiagnostisch an folgende Defekte denken:

1. *Fallotsche* Tetralogie oder Pentalogie
2. Cor triloculare biatriatum (vgl. Anhang) mit Pulmonalstenose
3. Truncus arteriosus

Im vorliegenden Fall handelte es sich um einen echten Truncus arteriosus mit Versorgung des Lungenkreislaufs über die Bronchialarterien, *da eine Pulmonalarterie vollkommen fehlte.*

197

Nein

197

Siehe Abb. 37.

Können Sie auf dieser p.-a.-Fernaufnahme des Herzens einen Pulmonalbogen sicher nachweisen? (Ja / Nein) ________

198	198
rechts fehlt	Sehr deutlich wird erkennbar, wie die Aorta dem Herzschatten gerade und nach ________ verlagert aufsitzt. Die Grenze zwischen Aortenschatten und dem eigentlichen Herzschatten ist auffallend winkelig. Grund: der Pulmonalbogen ________ .
199	199
vermindert hoch	Die Lungenarterienfüllung ist relativ gut. Die Blutfülle der Lungenarterienäste hingegen ist ________ . Die Hili liegen relativ (hoch / niedrig) ________ . Man bezeichnet Form und Aufsitzen des Aortenschattens auf dem Herzschatten als "schornsteinförmig".
200	200
	Die Bestätigung der klinisch vermuteten Diagnose eines Pseudotruncus arteriosus, bei dem die beiden Pulmonalarterienäste aus der Aorta ascendens entspringen, konnte nur durch hohe Aortographie erfolgen. Der Abgang der Pulmonalarterienäste aus der Aorta ascendens erklärt auch die hohe Lage der Lungenhili auf der Übersichtsaufnahme.
201	201
nicht sicher vermindert	Siehe Abb. 38. Auch hier läßt die p.-a.-Herzfernaufnahme einen Pulmonalbogen (sicher / nicht sicher) ________ erkennen. Die Lungenarterienäste sind deutlich ________ blutgefüllt.

202	202
verbreitert	Die Herzform ist insgesamt gesehen kugelig. Der Herzschatten ist nach links und auch etwas nach rechts __________ . > Der Retrosternalraum war beträchtlich ausgefüllt. Im übrigen ist "Christbaumkugelform" des Herzens angedeutet (vgl. LE 141).
203	203
Rechts-Links(-Shunt)	Es handelt sich hier um einen weiteren Fall von *Morbus Ebstein* mit angeborener Verlagerung der Trikuspidalklappe in den rechten Ventrikel hinein, wodurch letzterer hypodynam wird und das Blut vor ihm durch einen gleichzeitig bestehenden Vorhofseptumdefekt in das linke Herz abfließt. Dadurch besteht ein __________ -Shunt auf Vorhofebene, und der Lungenkreislauf weist eine verminderte Füllung auf.
204	204
1. Fehlen des Pulmonalbogens 2. Verminderte Blutfülle der Lungenarterienäste	Was haben die letzten 4 kasuistischen Beiträge (Abb. 35-38) gemeinsam? Vgl. Sie hierzu die LE 191, 194, 197-199, 201. 1. __________ 2. __________
205	205
links	Siehe Abb. 39. Es folgen jetzt 10 Röntgenaufnahmen, die alle eine Prominenz des Pulmonalbogens aufweisen (Abb. 39-48). Auch Abb. 39 zeigt eine Verbreiterung des Pulmonalarterienstammes nach __________ . Die Lungengefäße sind jedoch normal blutgefüllt. > Ein Hilustanzen war auch bei der Durchleuchtung nicht zu sehen.

206	206
idiopathischen Pulmonalarteriendilatation	Alle übrigen Herzbögen entsprechen der Norm. Das heißt: es findet sich kein Hinweis auf eine Vergrößerung einzelner Herzabschnitte. Das Bild entspricht also einer ______________________ ______________________ (vgl. LE 181), einer Veränderung am Pulmonalarterienstamm ohne hämodynamische Auswirkungen und ohne jegliche pathologische Bedeutung.
207	207
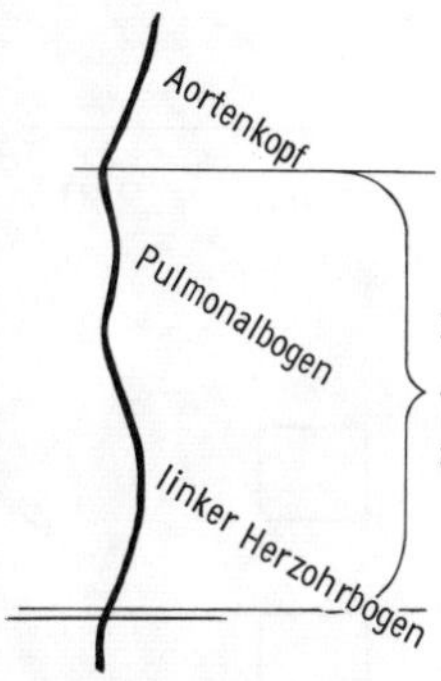 	Siehe Abb. 40. An dieser p.-a.-Herzfernaufnahme erörtern wir zunächst einen neuen Begriff: die *Herzbucht.* Die Herzbucht wird normalerweise vom Pulmonalbogen und dem linken Herzohrbogen gebildet. Sie zeigt sich als leichte Konkavität des linken mittleren Herzrandes. Vgl. Sie hierzu bitte Abb. 9. Tragen Sie dort mit Pfeil den Begriff "Herzbucht" ein.
208	208
Herzohrbogens Pulmonalarterie	Die Herzbucht kann auch durch Strukturen ausgefüllt sein, die nicht dem Herzen selbst angehören. Röntgenologisch wird dadurch eine Vorwölbung des ______________ oder der ______________ vorgetäuscht. Eine Differenzierung nur durch das Röntgenbild ist oft schwer möglich.
209	209
	Suchen Sie bitte auf Abb. 40 die Herzbucht. Markieren Sie die Herzbucht mit einer Klammer.

209 (Forts.)

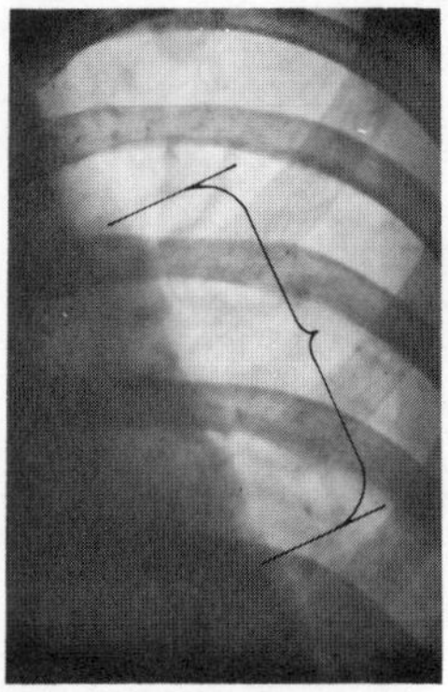

Pulmonalstamm

(Forts.) 209

In diesem Fall besteht im Bereich der Herzbucht eine unregelmäßige Verschattung. Sie entspricht in ihrer Lage nicht nur dem Pulmonalbogen, sondern auch dem linken Herzohrbogen.

> Bei der Durchleuchtung können solche Strukturen auch leichte Pulsationen aufweisen. Grund: diese Strukturen liegen ja dem ______________ an.

210

– Alle übrigen Herzabschnitte sind von normaler Konfiguration. [x]

– Die Lungenarterienäste sind normal blutgefüllt. [x]

210

Sie erkennen auf Abb. 40:

- Alle übrigen Herzabschnitte sind von normaler Konfiguration. ☐
- Auch bei den übrigen Herzabschnitten sind Abweichungen von der Norm vorhanden. ☐
- Die Lungenarterienäste sind vermehrt blutgefüllt. ☐
- Die Lungenarterienäste sind normal blutgefüllt. ☐
- Die Lungenarterienäste sind vermindert blutgefüllt. ☐

Kreuzen Sie bitte die richtigen Feststellungen an.

Bei der Durchleuchtung zeigten die Lungenarterienäste keine Eigenpulsationen im Sinne eines Hilustanzens.

211	211
parakardial	Aus der Unterschrift unter Abb. 40 entnehmen Sie: Mit Hilfe einer Tomographie (vgl. Abb. 5) konnte (und kann sehr oft) nachgewiesen werden, daß die Verschattung ______________ ist. Die Tomographie grenzt diese Verschattung vom eigentlichen Herzschatten ab. Das Bild entspricht dem eines Thymus persistens.
212	212
	Siehe Abb. 41.
Prominenz (Verbreiterung)	Diese p.-a.-Herzfernaufnahme zeigt wiederum deutlich eine ______________ des Pulmonalbogens.
verminderte	Dabei weisen die Lungenarterienäste eine deutlich (vermehrte / verminderte) ______________ Blutfülle auf.
213	213
erweitert	Die rechten Herzabschnitte sind (normal / erweitert) ______________ .
ausgefüllt rechts-lateral kranial	Daraus folgt, daß der Retrosternalraum ______________ ist, der rechte Herzrand nach ______________ verbreitert.
abgestumpft	Der Herz-Brustbeinwinkel ist nach ______________ verlagert und ______________ .
214	214
rechten Ventrikels	Wir haben vor uns das typische Bild einer valvulären Pulmonalstenose mit poststenotischer Dilatation des Pulmonalarterienstammes und einer Druckhypertrophie des ______________ ______________ .
(sinngemäß:) Von dem Widerstand im rechtsventrikulären Ausflußgebiet durch die stenotische Klappe.	Woher rührt diese Druckhypertrophie? ______________ ______________

215 verminderte	215 Während die *infundibulären* Pulmonalstenosen, wie sie vorwiegend im Rahmen der *Fallotschen* Tetralogie vorliegen, eine Verkleinerung oder sogar ein Fehlen des Pulmonalarterienstammes aufweisen, zeigen *valvuläre* (und auch *supravalvuläre*) Pulmonalstenosen die sogenannte poststenotische Dilatation des Pulmonalstammes und damit eine Vorwölbung des Pulmonalbogens im Röntgenbild. Eine supravalvuläre Pulmonalstenose - meist Einschnürungen des Pulmonalarterienstammes oder am Abgang der großen Pulmonalarterienäste - läßt sich von einer valvulären röntgenologisch kaum oder gar nicht differenzieren. Beiden Stenosetypen ist eine ____________ Blutfülle der Pulmonalarterienäste gemeinsam.
216	216 Siehe Abb. 42. In den folgenden Fällen (Abb. 42 bis 48) werden nur solche kardiale Defekte dargestellt, bei denen eine Prominenz des Pulmonalbogens *und* eine Überfüllung der Lungenarterienäste vorliegen. Wie bereits erwähnt, unterscheidet man 1. *vermehrte Lungenarterienfüllungen* mit "Hilustanzen" bis in die Lungenperipherie aufgrund einer Hyperkinesie im kleinen Kreislauf durch einen Links-Rechts-Shunt. Solche sind durch Septierungsdefekte oder Kommunikationen zwischen einem arteriellen Gefäß und der Pulmonalarterie verursacht. 2. *vermehrte zentrale Lungenarterienfüllung* mit hellen Lungenperipherien, mit nur zentralem leichten Pulsieren der Lungenarterienäste. Dies spricht für eine Widerstandserhöhung im peripheren Lungenstrombett.
217 p.-a. 1. Prominenz des Pulmonalbogens 2. Vermehrte Füllung der Lungenarterienäste (sinngemäß:) bis in die Peripherie	217 Abb. 42 ist wiederum eine ______ -Aufnahme des Herzens. Deutlich sind: 1. ____________________ 2. ____________________ Wie weit reicht diese Füllung (Ziff. 2.)? ____________________

218	218
(sinngemäß:) Deutliche Pulsationen im Sinne eines Hilustanzens.	Aufgrund unserer bisherigen Betrachtungen werden Sie sagen können, was bei der Durchleuchtung sicher nachzuweisen war: ____________________ ____________________
219	219
Vergrößerung II Vorhofseptumdefekt	Sie erkennen ferner: Der Retrosternalraum ist eingeengt. Das spricht für eine ________________ des rechten Ventrikels. *Ergebnis:* Die Veränderungen sind deutlich, jedoch noch nicht höhergradig. Bild des Links-Rechts-Shunts vom Schweregrad ____ . Die Größenzunahme des rechten Ventrikels spricht für einen ________________ .
220	220
Links-Rechts-Shunts Blutgasproben bei der Herzkatheteruntersuchung	Siehe Abb. 43. Wie wichtig das Symptom *Hilustanzen* bei der Röntgendurchleuchtung ist, geht aus folgendem hervor: Hilustanzen ist oftmals der einzige Beweis eines intrakardialen ________________ . (Unterschrift unter Abb. 42 gibt Hinweis auf die richtige Antwort.) Dies, bevor noch weitere Techniken, wie z.B. der Herzkatheterismus, eingesetzt werden. Die Bestätigung des bei der Röntgenuntersuchung ausgesprochenen Verdachtes ergibt sich jedoch nur durch den Nachweis einer Beimengung arteriellen Blutes in den venösen Kreislaufabschnitten durch die ________________ . Auch verschiedene Indikatorverdünnungsmethoden können hier beweisend werden.

221 ● *beid*seitige ● Prominenz ● beträchtlich ver- mehrt ● Hilustanzen	221 Wir wenden uns Abb. 43 zu. Wir erkennen: ● (Rechts-/links-/beid-) __________ seitige Verbreiterung des Herzschattens; ______________ des Pulmonalbogens ● nach links. ● Lungenarterien (verringert / normal / vermehrt / beträchtlich vermehrt) ______________ blutgefüllt. ◁ Bei Durchleuchtung mußte deutliches ______________ gesehen werden.
222 Links-Rechts-Shunt III Vorhofseptum- defekt	222 Wir haben vor uns das Bild eines intrakardialen ______________________ , beträchtliche Veränderungen, jedoch noch kein Extremfall. Röntgenologischer Schweregrad _____ . Die Erweiterung der rechten Herzabschnitte spricht für einen ______________________ .
223 IV extreme	223 Siehe Abb. 44. Die Legende zum Bild zeigt, daß röntgenologischer und klinischer Schweregrad nicht parallel gehen müssen. Patient war bis zuletzt als Schwerarbeiter tätig. Mit einem Blick erfaßt man hier den röntgenologischen Schweregrad _____ . Die p.-a.-Aufnahme zeigt an, daß die Ausweitung des Pulmonalarterienstammes und die Dilatation der Pulmonalarterienäste ______________ Ausmaße erreicht haben.

224	224
(Gefäß-)aneurysmen	Die Erweiterungen der Lungenarterien bieten das Bild von Gefäß- ____________ .
Pulsieren	▷ Durchleuchtung zeigte enormes ____________ des Lungenarterienstammes und der Lungenarterienäste.
(sinngemäß:) ... nach beiden Seiten vergrößert.	Der Herzschatten ist ____________ ____________ . (Bitte vollenden Sie den Satz.)

225	225
eingeengt	Siehe Abb. 45.
rechten Ventrikels	Die laterale Fernaufnahme des Herzens bei demselben Patienten macht die Erkennung eines weiteren Defekts sicher:
	Der Retrosternalraum ist beträchtlich ____________ . Das ist die Folge des stark vergrößerten ____________ ____________ .

226	226
Lungenarterienäste	Auf Abb. 45 sind (ebenso wie auf Abb. 44) sehr eindrucksvoll die stark erweiterten ____________ zu sehen. Sie demonstrieren ihre Lage - bei seitlicher Ansicht - in der Mitte des Thorax, etwas kranial und mäßig dorsal vom Vorhof.
	▷ Auch bei seitlicher Durchleuchtung lebhafte Eigenpulsationen der Lungenarterienäste.

227	227
Links-Rechts-Shunts	*Gesamtbefund:*
Vorhofseptumdefekt	Extremfall eines ____________ .
Spondylose (degenerative, nichtentzündliche Erkrankung)	Die Volumenzunahme des rechten Ventrikels spricht für einen ____________ .
	Nebenbefund:
	____________ der Wirbelsäule.

228 a) Prominenz b) Blutfülle (gefäß-)arm	228 Siehe Abb. 46. Wiederum erkennen wir als erstes und sehr auffällig: a) Sehr starke ____________ des Pulmonalbogens; b) stark vermehrte ____________ der Lungenarterienäste, hier vorwiegend im Hilusbereich. Die peripheren Lungenfelder sind eher erhöht strahlendurchlässig, folglich gefäß- ________. Der Lungengefäßbaum scheint wie abgebrochen.
229 (sinngemäß:) Verbreiterungen liegen vor nach links lateral und kaudal. ... Hypertrophie des linken Ventrikels	229 Wie beurteilen Sie die Verbreiterungen des Herzens? ________________________________ ________________________________ Das spricht für eine ____________________ ____________________ (darüber mehr im Abschnitt 12).
230 stark vermehrt	230 ▷ Bei der Durchleuchtung wiesen nur die im Hilusbereich (normal / vermehrt / stark vermehrt) ____________ blutgefüllten Lungenarterienäste (vgl. Abb. 46) ein mäßiges Hilustanzen auf.
231 rechts Vergrößerung des rechten Ventrikels (der rechten Kammer)	231 Das Herz ist nach ________ verbreitert. ▷ Daß bei der Durchleuchtung der Retrosternalraum sich eingeengt zeigte, spricht für eine ____________ ________________________________.

232	232
	Zusammenfassend liegt das Bild einer Widerstandserhöhung im kleinen Kreislauf vor. Die Widerstandserhöhung im kleinen Kreislauf entstand durch eine ständige vermehrte Belastung der Lungenarteriolen durch ein Links-Rechts-Shunt-Blutvolumen bei Ventrikelseptumdefekt. Diese Belastung führte zur reaktiven Hypertrophie der Arteriolenmedia und somit zur Einengung der peripheren Lungenstrombahn. Man nennt diesen Vorgang die *Eisenmenger*-Reaktion, welche zum klinischen Bild des *Eisenmenger*-Syndroms führt: Rechtshypertrophie, pulmonale Hypertonie durch Widerstandserhöhung im kleinen Kreislauf, Septumdefekt, zentrale Mischzyanose durch Shuntumkehr: aus dem Links-Rechts-Shunt wird ein Rechts-Links-Shunt.
233	233
Widerstandserhöhung *Eisenmenger* (-Syndrom) Shuntumkehr	Sie haben soeben (LE 232) erfahren: Eine *Eisenmenger*-Reaktion der Lungenarteriolen führt zu einer ________________ im kleinen Kreislauf und bei chronischen Links-Rechts-Shunts zum *Eisenmenger*- ________ (Eintritt einer zentralen Mischzyanose durch __________). (Vgl. auch Abb. 29, LE 164-169)
234	234
b) Ventrikelseptum (-defekt) c) Lungenkreislauf	Die *Eisenmenger*-Reaktion gibt es a) nicht nur beim Vorhofseptumdefekt, b) sondern naturgemäß auch beim __________ -defekt sowie c) bei Kommunikationen zwischen arteriellem Gefäß und ______________ (z.B. beim Ductus arteriosus; vgl. LE 184). ➡ Diese Kommunikationen sollen jedoch - da sie vorwiegend mit Veränderungen linker Herzabschnitte einhergehen - erst später besprochen werden (Abschnitt 17). Die Veränderungen der Lungenstrombahn sind bei ihnen jedoch prinzipiell die gleichen wie die beim Vorhofseptumdefekt, die im Vorangegangenen beschrieben wurden.

235	235 Die pulmonale Hypertonie (= Lungenarterienhochdruck) kann zwei verschiedene Ursachen haben: 1. chronische Hyperkinesie (vgl. Anhang); 2. Abflußbehinderung im linken Herzen. Hier handelt es sich in erster Linie um Mitralklappenfehler.
236 vermehrte (sinngemäß:) Lungenperipherie eher hell; in den Lungenunterfeldern zarte, fleckige Verschattungen (Lungenstauungssymptome; s. Abschnitt 10) vergrößert	236 Wir arbeiten jetzt mit Abb. 47. Diese p.-a.-Aufnahme zeigt deutlich eine ______ zentrale Pulmonalarterienfüllung. Beschreiben Sie bitte die Lungenperipherie: ______ ______ Linker Vorhof ist (verkleinert / normal / vergrößert) ______ .
237 Drucksteigerung Mitralklappenstenose	237 Vor uns ist somit das Bild der ______ im kleinen Kreislauf und zwar hervorgerufen durch Abflußbehinderung aus dem linken Vorhof bei einer ______ (stauungsbedingter Lungenhochdruck).
238 Prominenz Volumenzunahme helle Lungengefäßüberfüllung	238 Siehe Abb. 48. Wir erkennen auf der hier wiedergegebenen p.-a.-Aufnahme wiederum • ______ des Pulmonalbogens, • ______ des rechten Ventrikels, • ______ Lungenperipherien, • zentrale ______ .

239 | 239

Dieses Bild kann auch durch Erkrankungen der Lunge entstehen.

Als Ursachen dafür kommen in Betracht:

- anatomische Veränderungen an den Lungenarteriolen;
- oder multiple Mikroembolien in die periphere Lungenstrombahn einerseits;
- oder chronisch degenerative oder entzündliche oder auch neoplastische Veränderungen des Lungenparenchyms mit Kompression der peripheren Lungenstrombahn.

Das Herz muß den erhöhten Arteriolenwiderstand überwinden. Die rechte Kammer hypertrophiert. Es entsteht ein *Cor pulmonale.*

Dies nur als sinngemäße Ergänzung zur Abrundung des Stoffgebietes, da das Cor pulmonale aus dem Rahmen des Titels fällt; es gehört weder zu den angeborenen noch zu den erworbenen Vitien.

---

240 | 240

Lungenarteriolen

Kehren wir zur Abb. 48 zurück.

Im Sinne von LE 239 ist die Ursache für das Krankheitsbild eine primäre Erkrankung der ______________________
(Morbus *Ayerza;* vgl. Anhang).

Differentialdiagnostisch ist diese primäre pulmonale Hypertonie mit Cor pulmonale oft nur sehr schwer abgrenzbar von der sekundären pulmonalen Hypertonie beim *Eisenmenger-Syndrom.*

Lungensymptome bei Herzfehlern

241 | 241

Siehe Abb. 49.

Bevor wir die veränderte Herzkontur besprechen, die durch vergrößerte linke Herzabschnitte entsteht, sollen jene Symptome behandelt werden, die sich an den Lungen ergeben können, wenn Herzfehler vorliegen. Vom arteriellen Teil des Lungenkreislaufs wurde bereits im vorangegangenen Kapitel gesprochen; bei Druckerhöhungen vor dem linken Herzen sind zunächst aber vor allem die *Lungenvenen* betroffen. Wir unterscheiden hier zwei Arten von *Druckanstiegen:*

1. den *akuten* Druckanstieg,
2. den *chronischen* Druckanstieg.

Auf Abb. 49 wird die Tatsache des Druckanstiegs in den Lungen durch kleinfleckige Verschattungen charakterisiert.

---

242 | 242

akute

Lungenödems

Zu 1.: Der ______________ Druckanstieg im venösen Teil des Lungenkreislaufes führt zu dem Ihnen sicher bekannten Bild des ______________ .

Falls Sie die Lösung nicht finden, hier die Beschreibung:

- Transsudationen ins Interstitium und in die Alveolen der Lungen.
- Dadurch am Röntgenbild großflächige, etwas flaue, unregelmäßige begrenzte Verschattungen.

242 (Forts.)	(Forts.) 242
	Ursachen: akute Linksherzschwäche; aber auch Gifteinwirkungen und infektiös-toxische Prozesse. ➡ Für die Diagnostik der Herzfehler ist dieses Röntgensymptom jedoch weniger wichtig.
243	243
chronischer Druckanstieg	Zu 2.: ______________ ______________ *in den Lungenvenen.* Dieser ist Ausdruck einer langandauernden Druckerhöhung vor dem linken Herzen und folglich für die Diagnose diverser Herzfehler charakteristischer. Um das für die normale Blutstromrichtung notwendige Druckgefälle von der Pulmonalarterie zu den Lungenvenen aufrechtzuerhalten, muß der rechte Ventrikel vermehrte Druckarbeit leisten. Das führt zu einer Drucksteigerung in der Pulmonalarterie, der *sekundären pulmonalen Hypertonie.* Erst bei Versagen des rechten Ventrikels kommt es zum Bilde der Rechtsinsuffizienz mit Anstieg des enddiastolischen Drucks im rechten Ventrikel, mit Drucksteigerung im rechten Vorhof und den zentralen Venen.
244	244
Rechtsinsuffizienz	Das Bild einer solchen Rechtsinsuffizienz und seiner Veränderungen an der Herzkontur wurde bereits besprochen (8. Abschnitt, LE 150-176). Bei einer derartigen ______________ finden sich jedoch auch an den Lungen Symptome wie ● Stauungsbronchitis, ● basale Pleuraergüsse (Transsudate) und ● Interlobärergüsse.

245 vermehrter	245 Außerdem sollten Sie auch folgendes wissen: Kommt es zu Druckanstieg in den Lungenvenen und wird dieser chronisch, dann führt dies röntgenologisch zu • Hilusverbreiterungen, • reaktiver (vermehrter / verminderter) __________ Füllung der zentralen Lungenarterienäste, • *Kerleyschen* Linien (vgl. Anhang) in den Sinus phrenicocostales (erweitere interstitielle Räume mit sekundärer Hämosiderineinlagerung), • kleinfleckiger "miliarer" (hirsekornartiger) Lungenstauung, • evtl. zu V-förmigen streifigen Verschattungen zu den Oberfeldern der Lungen.
246 miliare Lungenstauung	246 Siehe Abb. 50. Im LE 245 wurden Ihnen fünf mögliche Folgen bei chronisch gewordenen Druckansteigerungen in den Lungenvenen genannt. Welche davon ist als sekundäres Symptom einer chronischen Abflußbehinderung aus dem linken Vorhof für dieses Röntgenbild gegeben? __________
247	247 Ursachen für die miliare Lungenstauung können sein: • Mitralstenosen • kombinierte Mitralklappendefekte • seltener Mitralinsuffizienzen sowie Insuffizienzen des linken Ventrikels bei Aortenvitien, arteriellen Hypertonien, Pericarditis constrictiva oder myokardialen Läsionen (Myokardiopathien)

247 (Forts.)	(Forts.) 247
Kugelthrombus	Gelegentlich ist auch ein Kugelthrombus im linken Vorhof Ursache einer miliaren Lungenstauung. Im vorliegenden Fall, der ein typisches miliares Stauungsbild der Lungen zeigt, befand sich - wie der Operationsbefund ergab - ein ______________________ im linken Vorhof.
248	248
(sinngemäß:) In den Lungenunter- und -mittelfeldern	In welchen Bereichen der Lungen sind die kleinfleckigen Veränderungen vor allem deutlich? ____ Diese kleinfleckigen Veränderungen können sekundäre Kalkeinlagerungen durchmachen und bekommen dann - histologisch gesehen - einen lamellären Bau. Sie werden in diesem Stadium als "tuberöse Knochenherde" in den Lungen bezeichnet.
249	249
Lungenunterfeldern	*Differentialdiagnostisch* muß an andere interstitielle Lungenerkrankungen gedacht werden, am häufigsten an die Lungentuberkulose, die aber vorwiegend die apikalen (kranialen) Lungenabschnitte befällt, sowie an Sarkoidose, Morbus *Boeck,* Lymphrogranulome, diffuse Metastasierungen von Karzinomen anderer Organe u.a.m. Bei miliarer Lungenstauung nimmt die Zahl der kleinfleckigen Verschattungen von den kranialen zu den kaudalen Lungenabschnitten hin zu. Sie sind also am dichtesten in den ______________________.

250 miliaren Lungenvenen Rechts-(hypertrophie) *Kerleyschen*	250 Siehe Abb. 51. Wir wiederholen: Eine chronische Linksherzschwäche oder eine Abflußbehinderung aus dem linken Vorhof führt zum ______________ Lungenstauungsbild, zur Stauung der ____________________ , zu reaktiver Pulmonalarteriendilatation, zu sekundärer (Links-/Rechts) ______ hypertrophie sowie zu den ______________ Linien in den Recessus costodiaphragmaticus.
251 rechts basal Hämosiderin (-ablagerungen)	251 Sie erkennen auf Abb. 51 die *Kerleyschen* Linien vor allem ______________. Es sind streifige Verschattungen, die durch Ödemansammlung im Interstitium mit sekundären ______________ -ablagerungen entstehen.
252 Lungenstauung	252 In den unteren Lungenfeldern sind deutlich kleinfleckige Verschattungen zu beobachten. Sie sind Ausdruck einer mäßiggradigen miliaren ______________ .
253 (sinngemäß:) Durch interlobäre Verschattungen zwischen den Lappen der rechten Lunge.	253 Gleichzeitig besteht eine Rechtsherzschwäche durch Versagen des vergrößerten rechten Ventrikels. Worin findet das auf dem Röntgenbild seinen Ausdruck? ______________________________ ______________________________ Es handelt sich hier um Stauungstranssudate.

254

Pulmonalbogen

254

Nebenbefunde:

1. Die 4. Rippe oben links ist teilweise reseziert und regeneriert.
2. Eine Drahtschlinge zur operativen Annäherung zweier Rippen ist sichtbar.
   Sie projiziert sich auf den ____________________ des Herzens.

Beides sind Folgezustände nach einer Operation (Mitralklappensprengung).

➡ Höhergradige Pleuraergüsse durch Stauungstranssudation wurden bereits auf Abb. 25 gezeigt.

Linker Vorhof

255

Siehe Abb. 52.

Die im Abschnitt 10 besprochenen Lungensymptome bei Herzfehlern finden sich vor allem bei Defekten des (rechten / linken) __________ Herzens. Meist ist daher auch der ________ Vorhof Veränderungen unterworfen, die sich röntgenologisch manifestieren können.

Sie sollen jetzt behandelt werden.

255

linken

linke

256

Wie bei den Ventrikeln kann man auch beim Vorhof unterscheiden zwischen

- ______________________________

und

- ______________________________ (vgl. LE 155).

256

Druckzunahmen (Drucksteigerungen, Druckhypertrophien)

Volumenzunahmen (Volumenhypertrophien)

257

Drucksteigerungen kommen besonders bei Mitralklappenstenosen vor. Dabei finden sich relativ frühzeitige Lungenstauungs-Symptome, obwohl der linke Vorhof selbst noch nicht besonders stark vergrößert sein muß. Auch Kugelthromben im linken Vorhof können ursächlich in Erwägung gezogen werden.

Volumenzunahmen des linken Vorhofes sind eher bei Schlußunfähigkeit der Mitralklappen, der Mitralinsuffizienz, zu

257

Antwort	Frage
257 (Forts.)	(Forts.) 257 beobachten. Da hier der Druck im Vorhof nicht so stark ansteigt, sind Lungenstauungssymptome trotz großem Vorhof eher erst in späteren Stadien anzutreffen.
258 a) dorsal b) rechts (und) links	258 Die Abb. 52 sagt Ihnen, in welche Richtungen hin - entsprechend seiner topographischen Lage - der linke Vorhof sich vergrößert: a) nach ________, b) aber auch nach ________ und ________ . Vergrößerungen des linken Vorhofes sind daher oft im rechten Schrägbild ("Fechterstellung") am besten zu erkennen.
259 Ösophagus posterior (dorsal)	259 Da dem linken Vorhof dorsal der ______________ anliegt, verdrängt er diesen bei Größenzunahme nach ____________, evtl. auch nach rechts. Füllungen der Speiseröhre mit Bariumsulfatbrei lassen ihn besser zur Darstellung kommen.
260 Doppelkontur (sinngemäß:) Durch den natürlichen, evtl. etwas nach rechts verdrängten rechten Vorhofbogen einerseits und durch den hinzukommenden rechten Rand des linken Vorhofes ahdererseits.	260 Die p.-a.-Schemaskizze in Abb. 52 weist auf eine weitere Erscheinung hin: Außer der Tatsache, daß der linke Vorhof bei Größenzunahme am rechten Herzrand randbildend werden kann, vermag er auch eine ______________ zu verursachen. Wodurch entsteht diese? ________________________________ ________________________________ ________________________________

261	261
Herzohrbogens Herzbucht	Wie die Abb. 52 ferner ausweist, verursachen Erweiterungen des linken Vorhofes auch eine Vergrößerung des linken ________________ . Dadurch kann eine Anhebung der ____________ entstehen. Starke Volumenzunahmen drängen die beiden Hauptbronchi auseinander; man spricht von einer "gespreizten Carina" oder "gespreizten Trachealbifurkation" (vgl. LE 292). Die Nachbarschaft zum Nervus recurrens kann zu dessen Läsion führen und klinisch Heiserkeit hervorrufen.
262	262
1. dorsal, aber auch nach rechts und links 2. Ösophagus (nach) posterior 3. randbildend (und) Doppelkontur 4. Herzohrbogens Herzbucht 5. Hauptbronchi	Wir fassen noch einmal in kurzer Form alle röntgenologisch sichtbaren Folgen der Vergrößerung des linken Vorhofes zusammen: 1. Vergrößerung nach __________ , ____________________ . 2. Verdrängung des ________________ nach ____________ . 3. Am rechten Herzrand: ________________ und ______________ . 4. Vergrößerung des linken ______________ und Anhebung der ______________ . 5. Spreizung der Carina durch Auseinanderdrängen der beiden ________________ .
263	263
	Merken Sie sich bitte: *Isolierte* Vergrößerungen des linken Vorhofes ohne Vergrößerung des linken Ventrikels sind in erster Linie *Mitralstenosen* zuzuschreiben; aber auch an Kugelthromben im linken Vorhof sollte man denken.

264	264
(Lungenarterienäste:) etwas vermehrte Füllung (Herzohrbogen links:) vergrößert (Herzbucht:) angehoben (rechter Herzrand:) Doppelkontur (Vermutung, sinngemäß:) Vergrößerung des linken Vorhofes	Siehe die Abb. 53 und 54. Wir halten zunächst fest, was wir deutlich sehen. zentrale Lungenarterienäste: ________________ ________________________________ linker Herzohrbogen: ________________ Herzbucht: ________________ Am rechten Herzrand ist eine ________________ angedeutet: entstanden im oberen rechten Vorhofbogen durch den rechten Rand des vergrößerten linken Vorhofes. Vermutung: ________________________________
265	265
dorsal Erweiterung (Vergrößerung) des linken Vorhofes	Es zeigt sich, daß die laterale Durchleuchtung zur Beurteilung des linken Vorhofes von großer Bedeutung ist (Abb. 54). Der mit Bariumbrei gefüllte Ösophagus ist nach __________ verdrängt. Das ist ein Symptom für die ________________ ____________________________ .
266	266
– weitgehend der Norm entsprechend. ☒ Mitralklappenstenose	Der linke Ventrikelbogen und die Aorta sind – weitgehend verändert. ☐ – leicht verändert. ☐ – weitgehend der Norm entsprechend. ☐ Aufgrund der Röntgensymptomatik kann der Verdacht auf eine reine ____________________ mittleren Schweregrades (vgl. LE 264) mit leichter pulmonaler Hypertonie ausgesprochen werden.

267	267
linken Vorhofes	Siehe die Abb. 55 und 56. Die beiden Herzfernaufnahmen (p.-a. und lateral) zeigen eindrucksvoll die Notwendigkeit der seitlichen Durchleuchtung und Aufnahme zur Beurteilung des ______________ ______________ .
268	268
1. prominent 2. nach rechts verbreitert 3. Drucksteigerung 4. miliares 5. Prominenz	Zunächst das p.-a.-Bild. Wir erkennen: 1. der linke Herzohrbogen ist etwas ______________ ; 2. der rechte Herzrand ist etwas ______________ ______________ ; 3. Zeichen einer beträchtlichen ______________ in den Lungenvenen und der Lungenarterie; 4. ______________ Stauungsbild mittleren Grades; 5. starke ______________ des Pulmonalarterienbogens.
269	269
(sinngemäß:) Starke Ausweitung des linken Vorhofes nach dorsal. Ösophagus (mit Bariumbrei gefüllt) wird fast bis zum vorderen Wirbelsäulenrand verdrängt. Der *Holzknechtsche* Raum ist also eingeengt.	Was erkennen Sie auf der lateralen Aufnahme? ______________________________ ______________________________ ______________________________ ______________________________

270	270
linken Vorhof Lungenvenen Pulmonalarterie Mitralstenose III	Es ergibt sich somit das folgende Bild: Drucksteigerung im ________ ________ , in den ____________ und in der ____________ . Reine ____________ vom röntgenologischen Schweregrad ____ .
271	271
(sinngemäß:) beträchtlichen Vergrößerung des linken Vorhofes	Siehe die Abb. 57 und 58. Betrachten wir zunächst unter den Gesichtspunkten, die wir in den LE 256-270 erarbeitet haben, die beiden Herzaufnahmen (p.-a. und lateral). Sie können bereits mit Sicherheit sagen, daß sich Ihnen hier Symptome einer ____________ zeigen.
272	272
a) Drucksteigerung b) stark vergrößert ☒	Wir haben folgendes Bild vor uns: a) ____________ im linken Vorhof. b) Linker Vorhof normal ☐ vergrößert. ☐ stark vergrößert. ☐
273	273
c) III	c) Röntgenologischer Schweregrad: ____ . d) Nebenbefund: Kyphose (gr. = Krümmung) der Brustwirbelsäule.

274	274
rechts kalkdichte Schatten	Siehe Abb. 59. Vor uns haben wir ein Zielbild der mittleren Herzregion. Das Bild läßt über dem Wirbelsäulenschatten den bariumgefüllten Ösophagus erkennen, der bogig nach ____________ gedrängt wird. Außerdem sind kleinfleckige und unregelmäßige ____________ ____________ zu sehen, die 2 Querfinger innerhalb des linken Herzrandes liegen. Sie sind unterhalb einer gedachten Linie lokalisiert, die von der unteren Grenze des Herzohrbogens zum rechten Herzzwerchfellwinkel führt.
275	275
Doppelkontur	▷ Bei der Durchleuchtung zeigten die Kalzifikationen herzpulssynchrone Auf- und Abwärtsbewegungen. Sie waren im Herzschatten gelegen, aus dem sie sich auch bei rotierender Durchleuchtung nicht herausdrehen ließen. ▷ Die Durchleuchtung zeigte auch, daß der linke Vorhof den Ösophagus nicht nur nach rechts lateral, sondern auch nach dorsal verdrängte. Übrigens: Am rechten Herzrand sieht man eine durch den vergrößerten linken Vorhof hervorgerufene ____________.
276	276
2 (-Meter-Abstand)	Zu Ihrer Information: Dieses Bild soll demonstrieren, daß Zielbilder einzelner Herzregionen, hier vor allem der Mitralklappenregion, Details erkennen lassen, die auf einer Übersichtsaufnahme aus dem bekannten ___ -Meter-Abstand dem Nachweis entgehen.

	Linker Ventrikel
277	277
1. Druckhypertrophie 2. Volumenhypertrophie	Siehe Abb. 60. Größenzunahmen der linken Herzkammer, die röntgenologisch nachweisbar sind, können - wie die bisher besprochenen Vergrößerungen - verursacht sein 1. durch ______ und 2. durch ______ . (Vgl. z.B. LE 257)
278	278
Druckhypertrophie Volumenhypertrophie	Die Widerstandserhöhung im Ausflußgebiet des linken Ventrikels (diverse Arten der Aortenstenose; s. später) führt - wir wiederholen es sogleich - zur ______ . Durch vermehrtes Blutvolumen hingegen kommt es zur ______ , wie z.B. bei Mitral- und Aorteninsuffizienz, Ventrikelseptumdefekt, Ductus arteriosus u.a.m.
279	279
Diagnose mittels Elektrokardiogramm	Wir beachten: Konzentrische Druckhypertrophien, die durch einen Widerstand im linksventrikulären Ausflußtrakt entstehen, können röntgenologisch stumm bleiben, obwohl dabei gewaltige Drucksteigerungen vorliegen können. Sie sind - ähnlich wie beim rechten Ventrikel (vgl. LE 155) - eine Domäne der ______ .

280 links-lateral kaudal	280 Höhergradige Druckhypertrophien und vor allem die Volumenhypertrophien des linken Ventrikels führen jedoch zu einer charakteristischen Veränderung der Herzsilhouette: der linke Ventrikelbogen, der schon normalerweise die Herzspitze (Apex cordis) bildet, erweitert sich - wie die Schemaskizze Abb. 60 zeigt - nach ______________ und etwas nach __________ .
281 Thoraxwand	281 Sie wissen: Bei gesunden Normalpersonen liegt die Herzspitze noch deutlich innerhalb der Medioklavikularlinie (vgl. Anhang). Bei Größenzunahmen des linken Ventrikels nun rückt die Herzspitze in die Medioklavikularlinie hinein und dann links über sie hinaus. In extremen Fällen kann das Herz bis an die linke laterale ______________ heranreichen. Das Ausmaß der Größenzunahme des linken Ventrikels läßt sich in Schweregrade einteilen. Diese sind besonders für die Aorteninsuffizienz signifikant und werden daher erst im LE 317 abgehandelt.
282 dorsal dorsal	282 Die topographische Lage des linken Ventrikels erlaubt es ihm, auch Größenzunahmen nach ______________ zu erfahren. Der bariumgefüllte Ösophagus zeigt dann ebenfalls eine Verdrängung nach __________ (jedoch mehr in den knapp über dem Zwerchfell liegenden Abschnitten). Vergrößert sich der linke Ventrikel mehr nach lateral, so spricht man von einer Verlängerung seiner Ausflußbahn (z.B. bei Aortenvitien). Vergrößert er sich mehr nach dorsal, so wird dies als Erweiterung der Einflußregion bezeichnet (z.B. bei Mitralinsuffizienz). Diese Festellung ist jedoch nicht bindend.

283	283
Vorhofes	Wird infolge der Größenzunahme der linken Herzkammer der Atrioventrikularring überdehnt und entsteht somit eine relative Mitralinsuffizienz, so kommt es zusätzlich zu Größenzunahmen des linken __________.
284	284
1. der linke Ventrikelbogen erweitert sich nach links-lateral und etwas kaudal 2. rückt in die Medioklavikularlinie hinein oder auch nach links über sie hinaus 3. dorsal Ösophagus 4. linken Vorhofes	Wir stellen noch einmal die wesentlichen röntgenologischen Symptome bei Erweiterungen des linken Ventrikels zusammen: 1. Charakteristische Veränderung der Herzsilhouette: __________ __________ (vgl. Abb. 60/LE 280); 2. Herzspitze: __________ __________ (vgl. LE 281); 3. Größenzunahme auch nach __________ (Verdrängung des __________) (vgl. LE 282); 4. unter bestimmten Bedingungen zusätzliche Größenzunahme des __________ __________ (vgl. LE 283).
285	285
Mitral- (und die) Aortenklappeninsuffizienz	Siehe Abb. 61. Zunächst einige Vorbemerkungen: Insuffizienzen der Klappen im linken Herzen sind die __________ - und die __________ (vgl. LE 278). Infolge dieser Insuffizienzen kommt es zu Volumen- und Größenzunahmen des linken Ventrikels vor allem durch *Pendelblutvolumen.*

286	286
Pendelblutes (Reihenfolge beliebig) Ventrikels Vorhofes	Bei der Mitralinsuffizienz kommt es wegen dieses __________ durch die schlußunfähige Klappe immer zu Vergrößerungen des linken __________ *und* des linken __________ , sofern die Klappeninsuffizienz überhaupt hämodynamisch wirksam ist.
287	287
nicht nachweisbar	Wir sprechen dann vom *Schweregrad I,* wenn zwar Herzgeräusche im Sinne einer Mitralinsuffizienz vorliegen, jedoch keine Vergrößerungen der linken Herzkammer oder des linken Vorhofes nachweisbar sind. Ein solcher Klappendefekt ist dann röntgenologisch (nachweisbar / nicht nachweisbar) __________ .
288	288
links-lateral unten laterale	Abb. 61 zeigt eine Herzfernaufnahme in p.-a.-Strahlengang. Sie erkennen: Der Herzschatten ist nach __________ und __________ verbreitert. Das Herz reicht bis eine Fingerbreit an die __________ Thoraxwand heran.
289	289
Doppelkontur linken Vorhofes	Die Herzbucht ist verstrichen. Am rechten Herzrand ist deutlich eine __________ infolge einer Ausdehnung des __________ __________ nach rechts sichtbar.
290	290
	Die Lungengefäßzeichnung ist trotz der enormen Volumenzunahme des linken Vorhofes nur wenig verstärkt.

290 (Forts.)	(Forts.) 290
– gegen eine größere Drucksteigerung ☒	Das spricht – für eine Drucksteigerung ☐ – gegen eine Drucksteigerung ☐ – gegen eine größere Drucksteigerung ☐ im kleinen Kreislauf und im linken Vorhof.
291	291
Volumenzunahme	Wir haben vor uns das Bild einer höhergradigen ______________ des linken Vorhofes und des linken Ventrikels mit ventrikelsystolisch expansiven Pulsationen des linken Vorhofes - die allerdings nur bei der Durchleuchtung zu sehen sind - wie bei Mitralinsuffizienz.
292	292
(sinngemäß:) Auf einen stark vergrößerten linken Vorhof, der die beiden Hauptbronchien auseinanderdrängt.	Siehe Abb. 62. Wir haben hier ein Zielbild der kranialen Herzregion vor uns, die sog. Herzbasis. Es zeigt vor allem eine starke Abstumpfung des Winkels, den die beiden Hauptbronchien miteinander einnehmen. Man nennt dieses Phänomen die "gespreizte Carina" (vgl. LE 261-262). Die Trachealbifurkation reitet gewissermaßen auf dem linken Vorhof. Worauf läßt dieses Phänomen schließen? ______________ ______________ ______________

293 (sinngemäß:) starke Verbreiterung des Herzschattens nach links bis knapp einen Querfinger an die laterale Thoraxwand heran.	293 Siehe Abb. 63. Was erkennen Sie auf dieser p.-a.-Fernaufnahme des Thorax in bezug auf das linke Herz? __________ __________
294 (Herzohrbogen:) prominent (Pulmonalbogen:) prominent (Herzbucht:) angehoben	294 Herzohrbogen: __________ Pulmonalbogen: __________ folglich Herzbucht: __________
295 (Lungen:) periphere und zentrale Stauungszeichen (*Kerley*-Linien, sinngemäß:) Im rechten Unterfeld im Sinus phrenicocostalis zarte horizontale Linien.	295 Was erkennen Sie an den Lungen? __________ Wie steht es um *Kerley*-Linien? __________ __________
296 Verbreiterung des rechten Herzens	296 Welche Verbreiterung ist außerdem feststellbar? __________ Bei der Durchleuchtung waren der Retrosternalraum durch eine Volumenzunahme des rechten Ventrikels und der Retrokardialraum durch eine Vergrößerung des linken Vorhofes und des linken Ventrikels eingeengt.

297	297
(sinngemäß:) Bild einer Vergrößerung des linken Ventrikels, des linken Vorhofes, einer Drucksteigerung in den Lungenvenen und Lungenarterien sowie einer Hypertrophie der rechten Kammer.	Beschreiben Sie bitte, welches Bild Sie vor sich haben. ________________________________ ________________________________ ________________________________ ________________________________ Die vorliegenden Veränderungen sprechen für eine kombinierte Volumen- und Druckhypertrophie mehrerer Herzabschnitte mit pulmonaler Hypertonie.
298	298
1. rechts und links 2. angehoben 3. vermehrt	Wieder halten wir zunächst die auf dieser p.-a.-Herzfernaufnahme auffallenden röntgenologischen Symptome fest. 1. Verbreiterung des Herzens nach ________________ . 2. Herzbucht infolge des stark vergrößerten linken Vorhofes ____________ . 3. Pulmonalarterienäste (vermehrt / normal / vermindert) ____________ blutgefüllt.
299	299
(sinngemäß:) pleurale Ergüsse	> Bei der lateralen Durchleuchtung waren Retrosternalraum und Retrokardialraum stark eingeengt. Beide Sinus phrenicocostales sind durch ____________ ________ verschattet.
300	300
Interlobärerguß	Ein strichförmiger Schatten mit horizontalem Verlauf, im rechten Mittelfeld, entsprechend dem Obermittellappenspalt, deutlich erkennbar, entspricht einem ______________.

301	301
(sinngemäß:) Bild einer Volumenzunahme des linken Ventrikels, des linken Vorhofes, der Pulmonalarterienäste und der rechten Herzabschnitte, Pleuraergüsse beiderseits, Interlobärerguß rechts.	Siehe Abb. 64. Das Bild: __________ __________ __________ __________ Diagnose: Kombiniertes Mitralvitium mit vorwiegender Stenose, pulmonaler Hypertonie, Rechtshypertrophie, Rechtsherzinsuffizienz; zentrale Venendrucksteigerung mit Verbreiterung des rechten oberen Herzrandes nach rechts (erweiterte obere Hohlvene); Trikuspidalinsuffizienz.

302 | 302

Lesetext

Das *Pendelblut,* das zwischen dem linken Vorhof und dem linken Ventrikel durch die insuffiziente Mitralklappe hin- und herbewegt wird, verursachte die in Abb. 64 erkennbaren Volumenzunahmen des linken Ventrikels und des linken Vorhofes.

Für eine *Größenzunahme des linken Ventrikels* gibt es jedoch prinzipiell noch mehrere andere *Ursachen:*

1. Aortenvitien
2. Stenosen am Aortenverlauf
3. Drucksteigerungen im Körperkreislauf (Hypertonie)
4. Kommunikation zwischen arteriellen Gefäßen und dem Lungenkreislauf (z.B. Ductus arteriosus)

   und

5. Kommunikationen zwischen den beiden Ventrikeln (Ventrikelseptumdefekt)

Die in Punkt 4 und 5 genannten abnormen Kurzschlüsse führen zu Links-Rechts-Shunts.

302 (Forts.) (Forts.) 302

Die Aortenvitien und diversen Stenosen der Aorta und auch die Kommunikation von Arterien mit Pulmonalgefäßen sollen bei den Aortenveränderungen im Abschnitt 13 besprochen werden.

Der *Ventrikelseptumdefekt* gehört jedoch zu jenen angeborenen Kommunikationen zwischen rechtem und linkem Herzen, die zwar den linken Ventrikel erweitern, die Aorta aber weniger beeinflussen.

Alle angeborenen Vitien mit Links-Rechts-Shunt haben als charakteristisches Merkmal im Röntgenbild das Symptom des überfüllten Hilus mit Hilustanzen bei der Durchleuchtung gemeinsam. Dieses Röntgensymptom wurde bereits beim Lungenkreislauf besprochen (vgl. LE 216 ff.).

Durch den Links-Rechts-Shunt und die Überfüllung des Lungenkreislaufes kommt es jedoch infolge des nun auch vermehrten Abflusses aus dem Lungenkreislauf zu einer Überfüllung des linken Ventrikels. Gerade der Ventrikelseptumdefekt und die Kommunikationen zwischen Aorta und Pulmonalarterie führen daher zu einer Vergrößerung des linken Ventrikels, wenn der Links-Rechts-Shunt überhaupt hämodynamisch wirksam ist.

303 303

Siehe Abb. 65.

Der Ventrikelseptumdefekt und seine Röntgensymptomatik können sehr unterschiedliche Schweregrade aufweisen.

Bei nur kleinem Shunt sind trotz lauten Geräuschs das Röntgenbild und die Durchleuchtung - sowie auch das Elektrokardiogramm - vollkommen normal. Man spricht vom Schweregrad I oder dem Bild eines Morbus *Roger.*

Je größer aber das Shuntvolumen durch den Defekt ist, desto ausgeprägter wird die Röntgensymptomatik. Shuntvolumen und Defektgröße gehen nicht immer parallel. Relativ kleine Defekte können oft große Shuntvolumina aufweisen; maximale Defekte - wie z.B. das Cor triloculare biatriatum, auch als *Single Ventricle* bezeichnet - können

303 (Forts.) | (Forts.) 303

mit relativ kleinen Links-Rechts-Shunts einhergehen.

Die Lage des Defektes sowie eine "Separierung der Blutströme auch ohne Septum" spielen eine große Rolle.

Kombinationen mit valvulären Pulmonalstenosen können vorliegen, die röntgenologisch allein nicht immer differenzierbar sind.

---

304 | 304

groß [x]

stark

vermehrt

Wie beurteilen Sie aufgrund der Abb. 65 die Shuntgröße?

gering ☐
mittelgroß ☐
groß ☐

Überlegen Sie zuvor:

○ Linker Ventrikel ist __________ vergrößert;

○ Lungenarterienäste sind __________ blutgefüllt;

▷ sie zeigten ausgeprägtes Hilustanzen.

Nebenbefund:

Mehrere metalldichte Schatten mit Schlingenform, die sich auf den mittleren linken Wirbelsäulenrand projizieren, entsprechen Drahtschlingen im Sternum infolge von Drahtnaht des Brustbeines nach Probe-Längsthorakotomie.

Aorta

305

1. Aorta ascendens
2. Arcus aortae
3. Aorta descendens

305

Siehe Abb. 66.

Sie wissen, daß die Aorta thorakalis drei Abschnitte aufweist:

1. die ________________ ,
2. den ________________ ,
3. die ________________ .

Bezeichnen Sie bitte auf Abb. 66 diese drei Abschnitte mit den entsprechenden Anfangsbuchstaben gem. Liste LE 91 und Anhang.

306

Aortenisthmus
(Isthmus aortae)

306

Die Grenze zwischen dem Arcus aortae und der Aorta descendens ist der ________________ .

307

Elongation

307

Die Aorta kann insgesamt diffus dilatieren (= sich als Hohlorgan mechanisch erweitern), oder sie kann Erweiterungen einzelner Abschnitte aufweisen.

Sie kann aber auch in toto verlängert sein
(= ________________ der Aorta).

308

(rechts)
Dilatation

(links)
Elongation

308

Zur Nomenklatur:

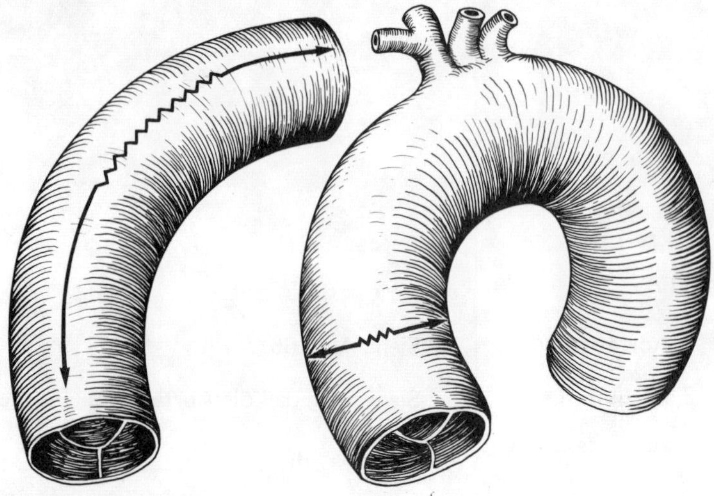

Schreiben Sie bitte Dilatation und Elongation an die richtigen Stellen.

309

309

Wir behandeln zunächst die *Dilatation* der Aorta und ihren röntgenologischen Nachweis.

Die *Dilatation der Aorta ascendens* verbreitert den rechten oberen Herzschatten nach rechts; die Aorta wird rechts randständig. Dies ist bei älteren Menschen ein Normalzustand. Dilatationen der Aorta ascendens und des Arcus aortae führen neben einer Verbreiterung des rechten oberen Herzschattens auch zu einer Prominenz des Aortenbogens nach links und seiner Erweiterung nach kranial.

Dilatationen der Descendens machen sich durch eine Verbreiterung des Herzschattens nach links lateral unterhalb des Aortenknopfes bemerkbar.

> Dilatierte Aortenteile weisen meist starke Pulsationen auf, was sie von anderen Verschattungen unterscheidet.

Umschriebene Dilatationen sind oft typisch für Aortenaneurysmen.

310

Nun zur *Elongation.*

Die Elongation der Aorta führt vor allem zu einer vermehrten Prominenz des Aortenknopfes.

Bei Aortensklerosen finden sich Zunahmen der Schattendichte der Aortenwand sowie evtl. ringförmige Verkalkungen im Arcusbereich.

Eine besonders starke Elongation der Aorta durch Wandschwäche findet sich beim *Marfan*-Syndrom und führt sogar zu einer Aortenschlängelung (Kinking of the aorta). Diese ist zwar charakteristisch für das genannte Syndrom der hochgradigen und allgemeinen Bindegewebsschwäche, aber hämodynamisch ohne besondere Bedeutung.

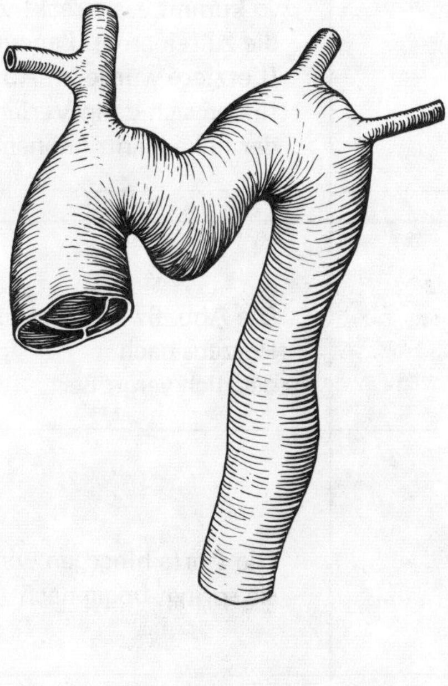

311 311

Siehe Abb. 67.

Auch bei verschiedenen Vitien sind oftmals typische Aortenveränderungen nachweisbar.

Die häufigsten Veränderungen des Aortenschattens im Röntgenbild finden sich bei den meist postendokarditischen Klappenläsionen der Aorta. Hierzu gehören

1. die verengte Klappe - Aortenstenose

und

2. die schlußunfähige Klappe - Aorteninsuffizienz.

Bei beiden Defekttypen ist der linke Ventrikel entweder durch vermehrte Druckarbeit bei der Stenose oder durch Vergrößerung seines Volumens bei der Insuffizienz mitbeteiligt.

Ist der Aortenklappendefekt überhaupt hämodynamisch wirksam, so kommt es zu reaktiven Veränderungen des linken Ventrikels, die zu seiner Größenzunahme und Röntgensymptomatik führen. (Letztere wurde im Abschnitt 12 bereits besprochen.) Vor allem finden sich dann Verlängerungen der Ausflußbahn, wodurch sich der linke Ventrikel nach lateral erweitert.

---

312 312

links

linke

Die Abb. 67 zeigt im p.-a.-Strahlengang eine Verbreiterung des Herzens nach ________. Der ________ Ventrikel ist deutlich vergrößert.

---

313 313

rechts

rechts

Die Aorta hingegen wird ________ oben randbildend; sie springt bogig nach ________ lateral vor.

---

314 314

Ja [x] Vgl. Sie bitte mit Abb. 1.

Halten Sie den Aortenknopf für prominent?

Ja [ ]

Nein [ ]

314 (Forts.)	(Forts.) 314
– eher etwas vertieft ☒	Die Herzbucht erscheint dadurch – eher etwas vertieft. ☐ – eher etwas flach. ☐ – trotzdem normal. ☐
315	315
Dilatation	Man spricht im vorliegenden Fall von der sog. *Entenform* des Herzens bei Aortenvitium. Die (Dilatation / Elongation) __________ der Aorta ascendens spricht für eine poststenotische Erweiterung und damit für eine prädominante Aortenklappenstenose.
316	316
links nach links unten	Siehe Abb. 68. Auf dieser p.-a.-Fernaufnahme ist der Herzschatten stark nach ________ verbreitert; er reicht über die Medioklavikularlinie hinaus. Die Herzspitze ist (nach links oben / nach links unten) __________ gerichtet.
317	317
	Hier ein Hinweis auf die *Schweregrade* von Aortenklappeninsuffizienzen anhand der Größenzunahmen des linken Ventrikels. Die röntgenologischen Größenzunahmen des linken Ventrikels können prinzipiell in 4 Schweregrade eingeteilt werden. Schweregrad I – zeigt keine sichtbaren Veränderungen des linken Ventrikelbogens; Schweregrad II – zeigt eine Erweiterung des linken Ventrikelbogens bis zur Medioklavikularlinie links;

317 (Forts.)	(Forts.) 317
	Schweregrad III zeigt eine Erweiterung über die Medioklavikularlinie hinaus, jedoch noch nicht bis zur Thoraxwand; Schweregrad IV zeigt eine Erweiterung des linken Ventrikelbogens bis zur linken lateralen Thoraxwand. Diese röntgenologische Schweregradeinteilung korreliert relativ gut mit der klinischen Gesamtsymptomatik der Aorteninsuffizienz und ihren Schweregraden. Sie sind daher für die im folgenden zu besprechende Aorteninsuffizienz besonders gut anwendbar.
318	318
diffus (und) stark	Kehren wir zu Abb. 68 zurück. Dem Herzschatten sitzt eine Aorta auf, die ______________ und __________ erweitert ist. > Bei der Durchleuchtung wies sie lebhafte Pulsationen aller Abschnitte auf.
319	319
nach rechts (sinngemäß:) Die Verschattung wird bei der Durchleuchtung wie eine Arterie pulsieren.	Nach welcher Seite ist die Aorta stark randbildend? ______________________________ Wodurch ist die röntgenologische Differenzierung von einer Hohlvenenerweiterung möglich? ____ ____
320	320
Pulmonalbogen	Man sieht auf dieser Aufnahme deutlich, daß die erweiterte Aorta descendens den ____________________ nach links überragt.

321	321
Dilatation Volumenzunahme (-vermehrung) Pendelblut	Wir haben vor uns das Bild einer Aortenklappenläsion mit prädominanter Insuffizienz und diffuser (Dilatation / Elongation) ____________ der gesamten Aorta. Linker Ventrikel zeigt ____________ , bedingt durch die Blutvolumina, die in der Diastole in den linken Ventrikel als ____________ zurückfließen.
322	322
	Dieser Klappendefekt führt zum klinischen Bild eines vermehrten *diastolischen Aortenabflußsyndroms,* welches auch durch Kommunikationen der Aorta mit dem Lungenkreislauf oder rechten Herzabschnitten (z.B. offener Ductus arteriosus) zustandekommen kann (s. später LE 362).
323	323
1. Herz ist nach / links: stark verbreitert / rechts: etwas verbreitert 2. (singgemäß:) Nach außen und kaudalwärts gerichtet, reicht bis knapp an die linke Thoraxwand heran. 3. IV	Siehe Abb. 69. Wir bestimmen zunächst, was die p.-a.-Aufnahme zeigt: 1. - etwas verbreitert / stark verbreitert / links / rechts - Setzen Sie bitte ein: Herz ist nach | ____ ____ | ____ ____ | ____ 2. Äußeren Sie sich bitte über die Lage der Herzspitze: ____________ ____________ 3. Beides ergibt für die Linkserweiterung einen Schweregrad ____.

324	324
4. rechts oben randbildend 5. stark prominent 6. elongiert und mäßig dilatiert ☒	Bei einer vermehrten Strahlendurchlässigkeit der Lungen und verstärkten Blutfüllung der zentralen Lungengefäße ist 4. die Aorta ascendens (Randbildung)__________ __________ , 5. der Aortenknopf __________ und 6. die Aorta – stark elongiert und dilatiert. ☐ – stark elongiert und mäßig dilatiert. ☐ – elongiert und stark dilatiert. ☐ – elongiert und mäßig dilatiert. ☐
325	325
7. Aortenknopfes 8. Aorta descendens	7. Außerdem sind ringförmige Verkalkungen im Bereiche des __________ erkennbar. 8. Sie sehen ferner einige streifige kalkdichte Schatten am Beginn der __________ .
326	326
Ventrikels IV	Wir haben vor uns das *Bild* der ausgeprägten Aortensklerose mit Hypertrophie des linken __________ , Schweregrad ____ . *Nebenbefund:* Lungenemphysen und zentrale Lungenarteriendrucksteigerung, leichter Zwerchfellhochstand rechts durch Lebervergrößerung sowie spondylotische Randexostosenbildungen an den Brustwirbeln. NB.: Die Aortenklappe kann so defekt sein, daß sie den systolischen Auswurf des linken Ventrikels behindert (Stenose) und in der Diastole schlußunfähig ist (Insuffizienz). Man spricht dann vom *Kombinierten Aortenvitium* (Stenose + Insuffizienz der Klappe).

327 1. p.-a.-Strahlengang 2. links kaudal Medioklavikular- linie 3. diffus dilatiert (etwas) elongiert 4. erweitert	327 Siehe Abb. 70. *Röntgendiagnose:* 1. Aufnahme in ______________ . 2. Verbreiterung des Herzschattens nach ______________ und ______________ bis über die ______________ hinaus. 3. Aorta: ______________ , etwas ______________ . 4. Aszendensteil der Aorta ______________ und rechts oben randbildend.
328 linken Ventrikels Aortendilatation III	328 *Bild:* Hypertrophie des ______________ ______________ sowie einer diffusen ______________ , besonders jedoch des Aszendensteiles bei Schweregrad ________ der Linksverbreiterung des Herzens.
329 Ventrikels	329 Es ergibt sich röntgenologisch gesehen das Bild eines kombinierten Aortenklappendefekts mit Stenose und Schlußunfähigkeit der Klappe sowie reaktiver Hypertrophie und Dilatation des linken ______________ .
330	330 Siehe Abb. 71. Die Abbildung zeigt eine schematische Darstellung der *Stenosierungsmöglichkeiten im Ausflußgebiet des linken Ventrikels.* Die Stenosen der Aortenklappen (B) sind vorwiegend Folgezustände entzündlicher oder degenerativer Klappenerkrankungen.

330 (Forts.) | (Forts.) 330

In seltenen Fällen gibt es auch Stenosen der Klappen auf angeborener Basis.

Alle anderen Stenoseformen (A, C, D, E, F und G) sind immer angeborener Art und ergeben sich aus der Entwicklung des Aortenbogens aus den Kiemenbogenarterien der Embryonalzeit.

331 | 331

Siehe Abb. 72.

Die häufigste Form einer angeborenen Stenose im Aortenbogenbereich ist die *Isthmus-Stenose* oder Sechserstenose, wie im vorangegangenen Schema unter F angegeben.

Durch diese Stenosierung wird der Arcus aortae erweitert, da er unter höherem Druck zur Überwindung des Strömungshindernisses steht.

Das Blut wird über sogenannte Kollateralkreisläufe, vor allem über die Arteriae vertebrales und intrathoracales, zur unteren Körperhälfte geleitet. Während die obere Körperhälfte einen Hochdruck aufweist, ist die untere pulslos oder pulsvermindert.

332 | 332

Rippenusuren

sind Eindellungen der Rippenränder, hervorgerufen durch erweiterte Aa. thoracicae internae, auch Aa. mamariae genannt (Pfeile).

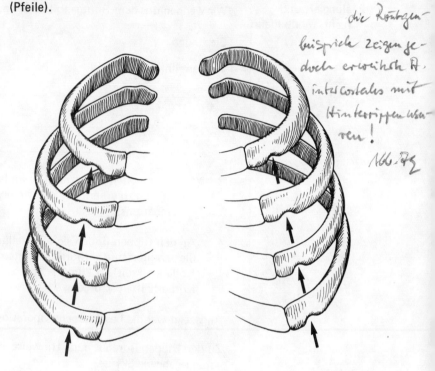

die Röntgenbeispiele zeigen jedoch erweiterte A. intercostales mit Hinterrippenusuren! 166. Fg

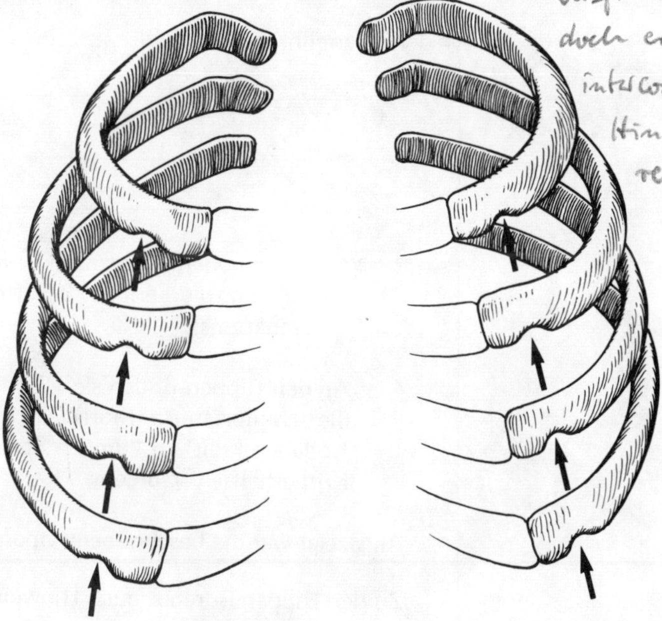

Rippenusuren finden sich

1. an den Rippen beider Thoraxhälften bei Isthmusstenosen der Aorta, da die untere Körperhälfte über die Aa. thoracicae int. versorgt wird;

2. an den Rippen der rechten Thoraxhälfte bei Stenosen am Arcus aortae, der sog. Fünferstenose. Hier ist nur die rechte A. thoracica int. erweitert, die linke liegt hinter der Arcusstenose und ist normal;

3. an den Rippen der linken Thoraxhälfte, wenn bei zyanotischen angeborenen Herzfehlern mit verminderter Lungendurchblutung eine Anastomose zwischen der linken Art. subclavia und der Pulmonalarterie zur Verbesserung der Lungendurchblutung künstlich hergestellt wurde

332 (Forts.)

1. Hypertrophie und Dilatation nach links und unten
2. elongiert und rechts randbildend

(Forts.) 332

(Operation nach *Blalock-Taussig).* In solchen Fällen wird dann der linke Arm über einen Kollateralkreislauf versorgt, der *retrograd* durch die linke Art. thoracica fließt.

Wir wenden uns dem Röntgenbild eines p.-a.-Strahlenganges zu.

Sie finden

1. am linken Ventrikel: ______________________________

   ______________________________ ;

2. an der Aorta: ______________________________

   ______________________________ .

3. Am linken oberen Herzrand ist im Isthmusbereich eine Einziehung zu erkennen (3-Form des linken oberen Herzschattens).

4. An den Rippen finden sich Eindellungen (Usuren) durch die erweiterten Aa. thoracicae internae (mamariae), die als Kollateralkreislauf "um die Stenose herum" die untere Körperhälfte versorgen.

Angezeigt war die beschriebene Operation.

Zu den Rippenusuren s. auch Hinweise im Übungsteil und die vorangegangene Skizze.

333

poststenotischen

333

Bei Füllung des Ösophagus mit Bariumbrei, also im Ösophagogramm, kann man bei Aortenisthmusstenosen gelegentlich zwei Eindellungen von links her erkennen.

Vgl. Abb. 72a
und Skizze dazu.

Die kraniale Delle stammt von der prästenotischen Erweiterung des Aortenbogens.

Die kaudale Delle stammt von der ______________________ Dilatation der Ao. desc.

333 (Forts.)	(Forts.) 333 Dieses Phänomen der Doppeleindellung des bariumgefüllten Ösophagus spricht für eine kurze, eventuell nur membramartige Stenose im Isthmusbereich der Aorta.
334 angeborener	334 Siehe Abb. 73. Auch diese Herzfernaufnahme im p.-a.-Strahlengang stammt von einem Patienten mit (erworbener / angeborener) ____________ Stenosierung des linksventrikulären Ausflußgebietes.
335 1. stark nach links und kaudal über die Medioklavikularlinie verbreitert 2. elongiert nicht wesentlich erleichtert 3. (Reihenfolge beliebig) a) Retrokardialraum b) rechte Herzabschnitte	335 Wir sehen: 1. Linker Ventrikel: ____________ ____________; 2. Aorta zwar ____________, aber ihr Anfangsteil ____________. 3. Unauffällig a) ____________, b) ____________.
336	336 Während man im Röntgenbild bei den valvulären Aortenstenosen häufig die sogenannte poststenotische Dilatation der Aorta ascendens feststellen kann, ist bei den subvalvulären (infundibulären) Aortenstenosen die Aorta ascendens meist nicht erweitert. Bei entsprechender klinischer Symptomatik kann dieses röntgenologische Zeichen einen *Hinweis* dafür geben, ob eine valvuläre oder subvalvuläre Stenoseform vorliegt.

Cor bovinum

337

– Die Röntgendiagnostik unterstützt nur die Gesamtdiagnostik. ☒

▷ Die Röntgendiagnostik ist alleine für die Gesamtdiagnostik zuständig. ☒

○ Stimmt nur in wenigen Ausnahmefällen.

337

Bei der Besprechung der Röntgensymptomatik der Herzfehler konnten natürlich in erster Linie nur prototypische Fälle gezeigt und besprochen werden. Nicht alle Patienten weisen einerseits die gleichen, andererseits auch alle der genannten Röntgensymptome auf. Immer wieder muß betont werden, daß relativ große Defekte oftmals keine Röntgensymptome hervorrufen.

Welcher Folgerung stimmen Sie daher zu?

– Die Röntgendiagnostik ist allein für die Gesamtdiagnostik zuständig. ☐
– Die Röntgendiagnostik unterstützt nur die Gesamtdiagnostik. ☐
– Die Gesamtdiagnostik kann auf die Röntgendiagnostik verzichten. ☐

338

1. aller Herzabschnitte
2. bis an laterale Thoraxwand heran
3. bis in Mitte des Thorax

338

Wir bearbeiten Abb. 74.

1. Erweiterung (nur links / nur rechts / aller Herzabschnitte) ________________.
2. Beschreiben Sie bitte die Erweiterung links: ________________
3. Erweiterung nach rechts: ________________

338 (Forts.)	(Forts.) 338
4. angehoben	4. Herzbuch: ______________
5. dilatiert	5. Aorta: ______________
339	339
6. kleinfleckige Schatten (wie bei) Lungenvenenstauung	6. Was erkennen Sie an den Lungen? ______________ wie bei ______________ .
7. vermehrt blutgefüllt	7. Pulmonalarterien: ______________
8. Ergußschatten	8. Rechts basal: kleiner pleuraler ______________ .
9. Interlobärverschattung	9. Zwischen dem rechten Ober- und Mittelteil: ______________
340	340
Cor bovinum (-Form)	Diese Herzform wird bezeichnet als ______________ -Form (vgl. Unterschrift unter Abb. 74). Es liegen Symptome einer Rechts- und Linksherzinsuffizienz vor.

Aortenbogenanomalien

341 341

Siehe Abb. 75.

Bitte bearbeiten Sie den nachfolgenden Text in der Weise, daß Sie den geschilderten Verläufen an den Schemabildern genau nachgehen.

Der *Aortenverlauf* ist bei *Normal*personen von rechts anterior nach links posterior, wobei der Arcus aortae vor dem Ösophagus nach links kreuzt und den linken Hauptbronchus kranialwärts überkreuzt. Die Aorta descendens verläuft links paravertebral nach kaudal. Obwohl der Pulmonalarterienstamm anterior vor der Aorta ascendens liegt, verläuft der rechte Pulmonalarterienhauptast dorsal von ihr zum rechten Hilus.

Abnorme Verläufe sind in der schematischen Darstellung klassifiziert dargestellt. Prinzipiell bestimmt die Lage des Arcus aortae zum Hauptbronchus die Nomenklatur:

> der Arcus aortae sinister läuft um den linken Hauptbronchus,
> der Arcus aortae dexter um den rechten.

Die Aorta descendens kann bei rechtsseitigem Arcus links von der Wirbelsäule, bei linksseitigem Arcus aber auch rechts von der Wirbelsäule descendieren. Dabei muß sie den Ösophagus kreuzen und dellt ihn von dorsal her ein.

Die Aortenimpression am bariumgefüllten Ösophagus gestattet daher differentialdiagnostische Beobachtungen.

Auch ein *Arcus aortae duplex* (doppelter Aortenbogen) kann bestehen.

Die *Aorta ascendens* kann durch Drehungsanomalien während der Entwicklung des Bulbus cordis anterior vom

(Forts.) 341	341
	Pulmonalarterienstamm liegen; entspringt sie dabei dem funktionellen rechten Ventrikel, spricht man von totaler oder *kompletter* Transposition, kommt sie jedoch aus dem nicht vollständig rotierten, funktionell linken Ventrikel, dann spricht man von der *korrigierten Transposition* der großen Gefäße. Transpositionen der Gefäße zählen jedoch nicht zu den Aortenbogenanomalien im engeren Sinne.
342	342
1. Verbreiterung 2. links 3. rechts	Siehe die Abb. 76 und 77. Sie erkennen auf den beiden Bildern: 1. Der Herzschatten weist eine ____________________ des Aortenschattens auf. Am p.-a.-Bild sieht man 2. den Aortenknopf (rechts / links) ____________ etwas vorspringend, 3. den Schatten der Aorta descendens (rechts / links) __________ vom rechten Herzrand.
343	343
dorsal	4. Die laterale Aufnahme zeigt mit gleichzeitiger Bariumfüllung der Speiseröhre die Impression durch den Arcus aortae von ____________ her.
344	344
sinister rechts	Dieses *Bild* entspricht einem Arcus aortae (dexter / sinister) ________________ mit retroösophagealem Verlauf zurück nach rechts (vgl. auch Abb. 75 Arcus aortae sinister, Mitte). Die Aorta descendens verläuft ________ von der Wirbelsäule nach kaudal.

345

verbreitert

vermehrte

345

Siehe die Abb. 78 und 79.

Das p.-a.-Bild zeigt:

1. Der obere Herzrand, das sog. Gefäßband, ist ____________________.

   Es weist eine (verminderte / normale / vermehrte) ____________________ Ausladung nach rechts auf.

346

Eindellung

346

Am seitlichen Bild erkennt man die ________________________ des Ösophagus von dorsal her.

> Die Durchleuchtung gab zu erkennen, daß die Aorta descendens links von der Wirbelsäule verlief.

Ergebnis: *Bild* des Arcus aortae dexter mit retroösophagealem Verlauf und linksabsteigender Aorta descendens.

Transposition der großen Gefäße

347	347
Pulmonalbogens	Siehe Abb. 80. Diese Aufnahme eines 14-jährigen Patienten mit kongenitalem Vitium cordis ist etwas gedreht (s. unten). Sie zeigt eine bogige Vorwölbung im Bereich des ________________ . > Bei dieser p.-a.-Fernaufnahme ist die rechte Schulter etwas plattenwärts gedreht, um die Veränderungen besser zur Darstellung zu bringen.
348	348
– in toto vergrößert. ☒ links Aortenbogen	Das Herz erscheint – nur mäßig vergrößert. ☐ – einseitig vergrößert. ☐ – in toto vergrößert. ☐ Verbreiterung besonders nach ________ . >Beim Durchleuchten pulsierte die bogige Verschattung am linken oberen Herzrand sehr auffällig und ließ erkennen, daß sie in die links-paravertebrale Aorta descendens überging. Die bogige Vorwölbung wurde daher als ________________ beurteilt.

349

Ventrikelseptum-
defekt

349

Die weiteren Untersuchungen - vgl. Unterschrift der Abb. 80 - ergaben eine

korrigierte Transposition
der großen Gefäße

mit zusätzlichem kleinen ______________________ .

Kommunikationen der Aorta mit anderen Kreislaufabschnitten

350 | 350

rechten

Siehe Abb. 81.

Eine weitere Gruppe angeborener Defekte im Bereiche der Aorta kann den Schatten des Aortenbogens im Röntgenbild und bei der Durchleuchtung verändern. Es sind dies *abnorme Kommunikationen* der Aorta mit venösen, also ______ Herz-Kreislaufabschnitten.

Ursächlich kommen dafür in Betracht:

- offener Ductus arteriosus
- aortopulmonaler Septumdefekt
- rupturiertes Aneurysma des Sinus Valsalva, das in den rechten Vorhof oder den rechten Ventrikel eingebrochen sein kann
- Koronararterienfisteln und -anomalien

Diese angeborenen Anomalien und auch die Aorteninsuffizienz rufen das klinische *Bild des vermehrten diastolischen Aortenabflußsyndroms* hervor.

> Bei der Röntgenuntersuchung zeigen sich dabei Volumenzunahmen des linken Ventrikels, der Aorta und des Pulmonalarterienstammes und seiner Äste mit vermehrten Pulsationen dieser großen Gefäße. Durch die abnorme Kommunikation besteht ja dabei ein Links-Rechts-Shunt.

Die Hyperkinesie im kleinen Kreislauf kann auch bei diesen Defekten eine pulmonale sekundäre Widerstandshypertonie und damit ein *Eisenmenger*-Syndrom entstehen lassen.

(Forts.) 350	(Forts.) 350
Aortenbogen-gefäßen	Eine Shuntumkehr beim Ductus arteriosus apertus führt zur Mischzyanose nur der unteren Körperhälfte, da er erst nach Abgang der ____________________ zu Armen und Kopf stattfindet. > Machen Sie sich bitte alle Angaben auf der Schemaskizze deutlich.
351	351
1. links außen und kaudal 2. dilatiert 3. vermehrt	Siehe Abb. 82. Aus dieser p.-a.-Röntgenaufnahme ersehen wir: 1. Vergrößerung des linken Ventrikels nach ____________________ . 2. Gesamte Aorta ist ____________ . 3. Füllung der Pulmonalis und ihrer Äste: ____________ . > Bei der Durchleuchtung lebhafte Pulsationen beider großen Gefäße.
352	352
diastolischen Kommunikationen	Wir haben vor uns die charakteristischen Merkmale des vermehrten ____________ Aortenabflußsyndroms infolge abnormer ________________ .
353	353
Ductus arteriosus Aorta Pulmonalarterie	Die häufigste anatomische Ursache für dieses Bild ist ein aus der Embryonalzeit offen gebliebener ____________ ____________ (vgl. LE 350). Es ist dies eine gefäßartige Verbindung zwischen dem Aortenisthmus und der Pulmonalarterie, durch die das Blut vom Orte höheren Druckes, der ________ , zum Ort niedrigeren Druckes, der ____________ , fließt. Nach dem Erstbeschreiber spricht man kurz vom *Ductus Botalli* (apertus).

354	354
1. Prominenz 2. vermehrte	Siehe Abb. 83. Auf dieser Aufnahme erkennen wir 1. eine ____________ des Pulmonalbogens und 2. eine ____________ Füllung der Lungenarterienäste. > Bei der Durchleuchtung deutliche Pulsationen.
355	355
etwas elongiert dilatiert	Die Aorta ist ○ (Elongation) ____________ , ○ jedoch nicht wesentlich ____________ . > Pulsationen bei Durchleuchtung weniger ausgeprägt.
356	356
(sinngemäß:) beträchtlich nach links-außen und nach kaudal vergrößert	Was ist über den linken Ventrikel zu sagen? ____________ ____________
357	357
Kommunikation – bei Abb. 82 von größerem Ausmaß. ☒ – bei Abb. 83 von geringerem Ausmaß. ☒	Das Bild entspricht wie im vorigen Fall einer ____________ zwischen Aorta und Pulmonalarterie. Vergleichen Sie bitte Abb. 82 und 83. Sie stellen fest: Das Ausmaß der Veränderungen ist – bei Abb. 82 von größerem Ausmaß. ☐ – bei Abb. 82 von geringerem Ausmaß. ☐ – bei Abb. 83 von größerem Ausmaß. ☐ – bei Abb. 83 von geringerem Ausmaß. ☐

358	358
Ductus arteriosus diastolischen	Der Röntgenbefund ließ einerseits einen offenen ________________ nicht ausschließen; er ließ andererseits einen vermehrten ________________ Aortenabfluß vermuten.
359,	359
	Die Ursache des diastolischen Aortenabflusses war hier jedoch eine äußerst seltene anatomische angeborene Läsion, die nur durch *hohe Aortographie* bestätigt werden könnte; Ursprung der linken Arteria coronaria aus dem Pulmonalarterienstamm, Syndrom nach *Bland-White-Garland.* Dabei fließt der Shunt von der Aorta durch die rechte Koronararterie und retrogard durch die linke in den Pulmonalarterienstamm.
360	360
1. linken Ventrikels 2. nach links-unten ausgedehnt 3. nur wenig vergrößert 4. mäßig dilatiert, aber stark elongiert 5. stark ausgeprägte Prominenz 6. vermehrt blutgefüllt > Hilustanzen	Siehe Abb. 84. Wir halten zunächst den Röntgenbefund dieser p.-a.-Aufnahme fest: 1. Vergrößerung des ________________ 2. Herzspitze: ________________ 3. Rechter Ventrikel: ________________ 4. Aorta (Dilatation und Elongation): ________________ 5. Pulmonalbogen: ________________ 6. Zentrale Lungenarterienäste: ________________ > Bei der Durchleuchtung pulsierten sowohl Lungenarterienäste im Hilusbereich (= ________________) als auch Pulmonalstamm und Aorta.

361	361
kleinen Kreislauf	Die hellen Lungenfelder in der Peripherie und der "Abbruch des Lungengefäßbaumes" sprechen für eine Widerstandserhöhung im ________ ________ (pulmonale Hypertonie).
362	362
Kommunikation Pulmonalarterie	Das Bild der Linkshypertrophie und der Aortendilatation sowie des Hilustanzens lassen an eine abnorme ________ zwischen Aorta und ________ denken. O Es handelt sich um ein *Eisenmenger*-Syndrom bei aortopulmonalem Septumdefekt.

Perikardaffektionen

363	363
Verschattungen	Siehe die Abb. 85 und 86. Die bisher angeführten Formveränderungen der Herzkontur waren in der großen Mehrzahl durch angeborene oder erworbene Defekte des Herzens und der großen Gefäße bedingt. Da der Herzschatten aber auch durch extrakardiale Prozesse verändert werden kann und diese für eine präoperative Diagnostik von Kardiopathien sehr entscheidend sind, seien im folgenden einige Hinweise auf solche gegeben. Vom nächsten Fall liegen zwei Aufnahmen vor: a) im p.-a.-Strahlengang b) lateral Sie zeigen links und rechts vom Herzschatten kugelige __________________ .
364	364
(Zwerchfell-)Hochstandes →Ja [x] Die Antwort ist deswegen nicht als richtig anzusehen, weil dafür der Herzschatten zu wenig kaudalwärts verbreitert ist. →Nein [x] Richtig!	Die p.-a.-Aufnahme könnte im rechten Thorax beinahe den Eindruck eines Zwerchfell- __________________ hervorrufen. Läßt sich eine Größenzunahme des linken Ventrikels ablesen? Ja [ ] Nein [ ]

365	365
a) - ist frei. ☒	Die seitliche Aufnahme läßt folgendes erkennen:
b) genau	a) Der Retrokardialraum – ist eingeengt. ☐ – ist frei. ☐
	b) Beide parakardialen Verschattungen projizieren sich (genau / nicht genau) __________ in den Herzschatten.
366	366
perikardialen abgrenzbar	*Bild* einer beiderseitigen parakardialen Verschattung; wahrscheinlich durch __________ Prozeß bedingt. Durch eine Tomographie, die wir in Abb. 5 gezeigt haben, konnte einwandfrei nachgewiesen werden, daß die Verschattungen vom Herzschatten (abgrenzbar / nicht abgrenzbar) __________ waren (vgl. LE 49).
367	367
Dehnbarkeit Ventrikel Enddiastolendruck Vorhofdruck	Siehe Abb. 87. Auch andere Perikardprozesse können röntgenologische Veränderungen am Herzschatten hervorrufen. Entzündliche Vorgänge - oftmals tuberkulöser Ätiologie - können zu Verkalkungen des Herzbeutels führen. Dann → verliert das Perikard seine __________, und → die __________ verlieren ihr diastolisches Füllungsvermögen. → Es steigen der __________ im Ventrikel und damit auch der __________. → Es kommt zum Bild der *Einfluß-Stauung* bei *Panzerherz.* Ohne Perikardverkalkung spricht man von einer *Perikarditis Constrictiva.*

368	368 Röntgenologisch ruft gerade das *Panzerherz* ein eindrucksvolles *Bild* hervor. Neben Zeichen einer kleinfleckigen Lungenvenenstauung und einer Dilatation der oberen Hohlvene mit Verbreiterung des rechten oberen Herzschattens nach rechts lassen sich um das Herz herum kalkdichte Schatten wie Schalen nachweisen. In der p.-a.-Aufnahme können sie gelegentlich nur schlecht sichtbar sein. Die hier wiedergegebene Lateralaufnahme war gerade in diesem Fall der dorsoventralen bei der Darstellung der Verkalkungen überlegen.
369	369 Siehe Abb. 88. Nicht nur das p.-a.-Bild des Thorax, sondern auch das Lateralbild ist gelegentlich bei der genaueren Abgrenzung der Verkalkungen im Rahmen eines Panzerherzens nicht ganz befriedigend. Gerade bei diesen Veränderungen des Herzschattens erweist sich die Überlegenheit eines *Zielbildes,* das die Schatten infolge des näheren Röhrenabstandes vergrößert, dafür allerdings etwas unschärfer darstellt. Die hier wiedergegebene Aufnahme wurde am stehenden Patienten mit leichter Drehung der linken Schulter nach vorwärts angefertigt. Die Entscheidung für die Anfertigung der Aufnahme in dieser Position wurde aufgrund des Durchleuchtungsbefundes getroffen. > **Die Durchleuchtung erfolgte in fließender Rotation.**
370 Bariumfüllung Kalkplatte überlegen	370 Bei diesem Bild handelt es sich um denselben Patienten wie in Abb. 87. Diese Zielaufnahme zeigt den Ösophagus mit ______________________ . Vor allem aber wird deutlich, daß die Unterfläche des Herzens auf einer ______________________ aufliegt. Die Zielaufnahme ist somit in ihrer Aussagekraft der lateralen Aufnahme (überlegen / nicht überlegen) ________________

Ø

Lage- und Drehungsanomalien des Herzens

371 371

Isolierte Drehungsanomalien des Herzens sowie Veränderungen seiner Lage im Thorax sind oftmals ganz ohne Zusammenhang mit dem eventuellen Vorliegen von Herzfehlern.

Isolierte Spiegelbild-Dextrokardien können völlig symptomlose röntgenologische Zufallsbefunde sein.

Dextropositionen hingegen können durch schrumpfende oder expansive Prozesse anderer Thoraxorgane bedingt werden.

Gelegentlich kommen jedoch Lage- und Drehungsanomalien vor, die vor allem mit angeborenen Vitien vergesellschaftet sind. So kann ein Ductus arteriosus oder ein Septumdefekt bei einem Situs inversus vorliegen.

Die schematische Darstellung (Abb. 89) soll einen Überblick über die Möglichkeiten von Lage- und Drehungsmöglichkeiten des Herzens geben und zugleich auch die Nomenklatur aufzeigen.

Die normale Lage des Herzens im linken Thorx wird auch *Situs solitus* genannt.

372 372

Neben den normalen Verhältnissen sind drei Lage- und Drehungsanomalien des Herzens zu unterscheiden.

Machen Sie sich bitte anhand der Abb. 89 mit der Einteilung vertraut.

Dann füllen Sie, ohne Abb. 89 nochmals zu befragen, das Schema (im LE 373) aus.

373	373
Lage(-und) Drehungs-anomalien A) Dextrokardien 1. primäre } Dextro- 2. sekundäre } kardien B) Lävokardien I: ohne II: mit C) Mesokardie und D) Ektopien	Man unterscheidet folgende ______ - und ______ des Herzens: A) ______ unter 1. ______ } ______ 2. ______ B) ______ mit Typ I: ______ Kammerinversion Typ II: ______ Kammerinversion C) ______ und D) ______
374	374
Typ I Situs inversus viscerum totalis Typ II "Isolierte Spiegelbilddextrokardie" Typ III Dextroversio cordis Typ IV Dextropositio cordis	Die A) Dextrokardien umfassen 4 typische Formen: (Bitte entsprechendes Stichwort nennen.) Typ I — wenn auch die übrigen Eingeweide spiegelbildlich angeordnet sind, dann: ______ Typ II — wenn nur das Herz spiegelbildlich angeordnet ist, dann: ______ Typ III — wenn keine Kammerinversion vorliegt, dann: ______ Typ IV — wenn das Herz durch schrumpfende Prozesse im rechten Thorax sekundär nach rechts gezogen wird, dann: ______

375	375
Inversionen (vgl. Anhang) 1. sino-atriale Inversionen 2. Kammerinversionen 3. Bulbusinversionen isoliert kombiniert Situs solitus (und) Situs inversus	Alle *Drehungsanomalien* sind - wie der Text zur Abb. 89 feststellt - ________________ . Man unterscheidet drei Arten: 1. ________________ 2. ________________ 3. ________________ Diese Inversionen können sowohl ________ und untereinander ________ als auch bei ________ und ________ vorkommen.
376	376
descendens Wirbelsäule	Wichtig für die oben besprochene Klassifizierung der Lageanomalien ist - wie die Abb. 89 zeigt - die Lage der Aorta ________ zur ________ .
377	377
Angiokardiographie	Sind die Lageanomalien mit komplizierten angeborenen Herzdefekten kombiniert, kann in solchen Fällen natürlich oft nur die ________ (vgl. LE 54) entscheiden. Einige Hinweise ergeben sich jedoch auch aus dem nativen Röntgenbefund.
378	378
dorsal	Bitte beachten Sie: Die Aorta descendens, die ja bei den Lageanomalien die entscheidende Rolle spielt, liegt bekanntlich ________ im Thorax.

378 (Forts.)	(Forts.) 378
ventro-dorsale (oder) a.-p.-Strahlengang	Welcher Strahlengang wird ihre Lage am besten beurteilen lassen? Der ________________ oder (andere Bezeichnung) ____________________ .
379	379
	Hinweis: Auf die komplizierten Kombinationsformen kann und soll im Rahmen dieses Buches nicht eingegangen werden, da sie ja doch meist der angiokardiographischen Diagnostik zugeführt werden müssen.
380	380
rechte Nein ☒ (Begründung, sinngemäß:) Er reicht zu weit nach kranial.	Siehe Abb. 90. Diese p.-a.-Aufnahme des Thorax zeigt deutlich eine Verlagerung des Herzschattens in die __________ Thoraxhälfte. Zeigt der rechte Herzrand die typische Bogenform des rechten Vorhofes? Ja ☐ Nein ☐ Begründen Sie bitte Ihre Entscheidung: ____
381	381
(sinngemäß:) Der linke Herzrand läßt den linken Ventrikelbogen vermissen.	Was vermissen Sie am linken Herzrand? ____

381 (Forts.)

(sinngemäß:)
Am oberen Herzrand sind die großen Gefäße nicht mit Sicherheit differenzierbar; jedoch besteht der Eindruck, als ob der Aortenknopf links und rechts etwas über die Wirbelsäule hervorrage.

(Forts.) 381

Äußern Sie bitte Ihren Eindruck zum Bereich der großen Gefäße?

____

____

____

382

– Das p.-a.-Bild erweckt den Eindruck, als ob das Herz im links-lateralen Strahlengang (Boxerstellung) getroffen wäre. [x]

382

Was meinen Sie?

– Das p.-a.-Bild erweckt bis auf die Rechtsverlegung einen normalen Eindruck. ☐

– Das p.-a.-Bild erweckt den Eindruck, als ob das Herz im links-lateralen Strahlengang (Boxerstellung) getroffen wäre. ☐

383

Ventrikel
Vorhof
Herzvorderwand
Herzhinterwand
links-lateralen

383

Der rechte Herzrand wird somit vom rechten ______________ gebildet, der linke Herzrand vom linken ______________ .

Oder mit anderen Worten: der rechte Herzrand ist die ______________ , der linke Herzrand die ______________ .

Man beachte jedoch, daß der knöcherne Thorax einen p.-a.-Strahlengang und keinen ______________ Strahlengang erkennen läßt.

384

anterior

384

Es handelt sich um das *Bild* eines *Situs sagittalis.*

Die Herzspitze steht dabei genau nach ______________ .

385	385
rechte	Siehe Abb. 91. In dem hier wiedergegebenen Bild ist das Herz völlig auf die ____________ Thoraxseite gedreht.
386	386
rechts links rechts	Das heißt: 1. Der linke Ventrikelbogen ist __________ . 2. Der rechte Vorhofbogen befindet sich __________ . 3. Der Aortenknopf springt nach __________ vor.
387	387
Nein höher Herzspitze *Totalis*	Liegen Veränderungen der einzelnen Herzbögen vor? Abgesehen von ihrer spiegelbildlichen Anordnung: _____ . Da 1. das linke Zwerchfell (tiefer / höher) __________ steht als das rechte und 2. die Magenblase schwach unter der ____________ erkennbar ist, handelt es sich um einen *Situs Inversus Viscerum* __________ .

Künstliche Herzklappen

388 388

Die operative Korrektur der angeborenen und erworbenen Herzfehler hat durch die Einführung der extrakorporalen Zirkulation zur temporären Ausschaltung der Herztätigkeit, der sogenannten Herzlungenmaschine, zu der Tatsache geführt, daß immer häufiger herzoperierte Patienten auch in die tägliche Allgemeinpraxis kommen.

Obwohl es nicht möglich ist, im Rahmen des hier gesteckten Zieles der Diagnostik von sogenannten Herzvitien mit einfachen röntgenologischen Hilfsmitteln alle Veränderungen des Herzens, die nach operativen Korrekturen auftreten, zu diskutieren, sei jedoch ein Hinweis auf die *künstlichen Herzklappen* im Röntgenbild gegeben.

Bei entsprechender klinischer Indikation werden immer häufiger Implantationen künstlicher Herzklappen vorgenommen. Vor allem sind davon die Aorten- und die Mitralklappen betroffen. An verschiedenen Orten wurden unterschiedliche künstliche Klappentypen entwickelt. Auch darauf soll hier nicht näher eingegangen werden.

Da die künstliche Herzklappe mitten im Herzen liegt, ist sie auf einfachen Übersichtsaufnahmen oft nur schwer sichtbar. Bei der Durchleuchtung ist sie jedoch, da sie vorwiegend aus Metall besteht, gut zu sehen.

Um auch auf Bildern eine gute Darstellbarkeit zu erreichen, ist es vorteilhaft, die Aufnahmen mit Hilfe von Rasterblenden anzufertigen (vgl. Anhang und LE 15).

389	389
verbreitert	Siehe Abb. 92. Diese Aufnahme wurde am liegenden Patienten im a.-p.-Strahlengang mit einem Röhrenabstand von 1 Meter und mit Hilfe einer *Boucky*-Blende gemacht. Der Herzschatten erscheint dadurch hochgedrängt und nach beiden Seiten ______________ . Die Zwerchfelle scheinen höher als normal zu stehen.
390	390
6	*Nebenbefund* (zu Abb. 92): Wieviel Drahtschlingen zählen Sie? _____ im Sternum; sie sind einer Wiedervernähung des Sternums nach vorderer Längsthorakotomie zuzuschreiben.
391	391
nicht sichtbar	Sie sehen sodann einen metalldichten Schatten in der Aortenklappenregion. Er zeigt eine schräge dichte Linie durch den Ring der künstlichen Herzklappe und 3 ineinandergehende, bogenförmige, hervorgerufen durch den sogenannten "Käfig" der künstlichen Klappe, in dem sich ein Ball auf- und abwärts bewegt. Leider ist bei dieser Klappentype der Ball (sichtbar / nicht sichtbar) ______________ , da er aus Kunststoff besteht.
392	392
kranial kranialwärts Kardiovasal(-winkel) Herzohrbogen	Der Korb ist nach ______________ gerichtet. Das Kugelventil geht also nach ______________ auf. Die Position der Klappe ist außerdem dadurch bestimmt, daß sie sich oberhalb der Linie zwischen rechtem ______________ -winkel und linken ______________ befindet. > Es handelt sich um das Bild einer *Starr-Edwards*-Klappe in der Aortenbasis.

393	393
laterale Metallring	Siehe Abb. 93. Dies ist eine ___________ Aufnahme von demselben Patienten wie in Abb. 92. Deutlich erkennt man den Schatten der künstlichen Klappe. Hier wird wesentlich genauer sichtbar, daß die Basis der Klappe von einem ________________ gebildet wird. Der Korb der Klappe steht - wie gesagt - nach kranial.
394	394
hinten im Thorax dorsal gut	Die Klappe liegt relativ weit ____________________ . Dies demonstriert - wir ergänzen das im Abschnitt 3 Ausgeführte - die Lage der Herzklappen im Herzschatten. Die Aortenwurzel liegt ____________ vom Pulmonalarterienstamm, wodurch der Aortenklappenring auf diesem Lateralbild relativ weit innerhalb des Herzschattens zu sehen ist. Siehe Abb. 93 a. Neuere Modelle künstlicher Herzklappen enthalten einen Metallball (Stellite-Ball), der röntgenologisch gut darstellbar ist (vgl. Abb. 93a). Die beiden Abbildungen zeigen die Klappe links in geöffnetem, rechts in geschlossenem Zustand. Die Beweglichkeit des Balles und die Funktion der Klappe sind bei einer Durchleuchtung (nicht / gut) ________ zu beobachten.
395	395
7 Längssternotomie 2	Siehe Abb. 94. Auch diese Aufnahme wurde am liegenden Patienten gemacht. Neben ___ Drahtschlingen, die von der ____________________ stammen, erkennt man die Schatten von ___ künstlichen Klappen.

396	396
3	Die kranial gelegene Klappe ist mit ____ Metallbögen versehen (ähnlich Abb. 92 und 93).
4 Mitralklappe	Die mehr kaudal gelegene Klappe hat einen größeren Ring und ____ Bögen, die den Korb der Klappe bilden. Hier steht der Korb nach dorsal und kaudal. Folglich handelt es sich um einen Ersatz für die ______________ .

397	397
Aortenklappe Mitralklappe	→ Wir haben vor uns das *Bild* einer Doppelklappen-Implantation mit einer künstlichen ______________ und einer künstlichen ______________ der Type *Starr-Edwards.*

398	398
Mitralregion *Starr-Edwards*	Siehe die Abb. 95 und 96. Es handelt sich um 2 Zielbilder aus dem Herzschatten, die je eine künstliche Herzklappe in der ______________ zeigen. Die linke Aufnahme (Abb. 95) läßt - wie es dem Zielbild zukommt - den Klappenring und -korb mit 4 Bügeln ausgezeichnet erkennen. Die Klappe steht nach links-lateral-dorsal-kaudal. Es entspricht dies einer künstlichen Mitralklappe nach ______________ .

399	399
Scheibe	Auf dem rechten Zielbild (Abb. 96) sieht man den Schatten einer sog. Scheibenklappe nach *Kay-Shiley.* Hier bildet nicht ein Ball in einem Korb das Ventil, sondern eine ______________ , die den Klappenring öffnet und schließt und mittels zweier kurzer Stahlbogen gehalten wird.

Künstliche elektrische Schrittmacher

400	400
Verbreiterung links linken	Siehe Abb. 97. Abschließend und gewissermaßen zur Abrundung der Röntgendiagnostik des Herzens mit einfachen Mitteln ist hier noch ein Bild eines Patienten wiedergegeben, bei dem infolge eines totalen atrio-ventrikulären Herzblocks ein *elektrischer Schrittmacher* implantiert werden mußte. Der Herzschatten zeigt eine starke ______________ nach ______________ durch Volumenzunahme des ______________ Ventrikels. Dies ist eine Folge des erhöhten Schlagvolumens, welches das Herz im Rahmen der niedrigen Kammerfrequenz beim Block zu fördern hatte.
401	401
Linkshypertrophie Dilatation Linkshypertrophie	Präoperativ lagen also vor a) eine ______________ und b) als Ausdruck des erhöhten Schlagvolumens eine ______________ der Aorta und der Pulmonalarterie. *Postoperativ* ist davon nur die starke ______________ zurückgeblieben.

402	402
Schrittmachers Ventrikels	Siehe Abb. 97. Auf die rechte Lunge projiziert sich der Schatten eines ______________________ . Von ihm führt ein metalldichter Schatten, der von einem Draht hervorgerufen wird, nach kranial und nach einem Bogen kaudal zum Herzschatten bis in den Boden an der Spitze des rechten ____________________ .
403	403
	> Der Schrittmacher liegt - wie man bei rotierender Durchleuchtung feststellen kann - extrathorakal unter der rechten Brustwand. Der Draht führt extrathorakal subkutan zur Vena jugularis externa dextra und in dieser zur oberen Hohlvene, durch den rechten Vorhof und in den rechten Ventrikel.

404-428

1. linken und rückwärtigen

2. rechter Vorhofbogen, linker Ventrikelbogen, linker Herzohrbogen, Pulmonalbogen und Aortenknopfbogen

3. linken Vorhof Wirbelsäule

4. unteren Ende des linken Herzohrbogens (und dem) rechten Herzzwerchfellwinkel

5. schlechter schlechter

6. Strombahnstenosen

insuffiziente Klappen

Septierungsdefekte und abnorme Kommunikationen

Hinweise

2. Erfolgskontrolle

404-428

Zu Teil I:

1. Pulmonalarterienstamm, linker Herzohrbogen, linker Vorhof und linker Ventrikel bilden den ______ ______ Herzrand.

2. Welche 5 Bogenabschnitte sind an der Herzsilhouette zu erkennen?

   ______

   ______

3. Der *Holzknechtsche* Raum wird vorne vom ______ ______ und hinten von der ______ begrenzt.

4. Eine gedachte Linie trennt die kraniale Aortenklappenregion von der kaudalen Mitralklappenregion; sie verläuft zwischen dem ______ und dem ______.

5. Druckerhöhungen einzelner Herzkammern sind röntgenologisch (besser / schlechter) ______ erkennbar als Volumenzunahmen.

   Die Volumenhypertrophie ist (besser / schlechter) ______ im Elektrokardiogramm nachweisbar.

6. Druckerhöhungen vor ______ , Rückflüsse durch ______ und vermehrte Zuströme durch ______ ______ verändern einzelne Herzabschnitte und somit auch die Herzkontur. Der Röntgenbefund liefert jedoch immer nur ______ auf die Diagnose.

404-428 (Forts.)

7. totalen Lungenvenenfehlmündung in die obere Hohlvene

   Septierungs(-defekt)

8. Trikuspidalinsuffizienz

   funktionell

9. Morbus *Ebstein*

   christbaumkugelförmig

10. angehobenen

    Stenose im Ausflußgebiet des rechten Ventrikels

    kranial

    stumpfer

11. *Fallotsche* Tetralogie

    vermindert

12. valvuläre Pulmonalstenose

    idiopathische Dilatation

13. Hilustanzen

(Forts.) 404-428

Zu Teil III:

7. Eine typische Achterform des Herzschattens durch bauchige Erweiterung der oberen Hohlvene findet sich meist bei einer ______________________________ ______________________________, die immer mit einem ____________________-defekt verbunden sein muß, um dem Individuum Leben zu ermöglichen.

8. Eine Erweiterung des rechten Ventrikels und rechten Vorhofes sowie der oberen Hohlvene spricht für eine ______________________________, sie ist häufiger (organisch / funktionell) ________________ als Folge einer Überdehnung des Trikuspidalklappenringes, z.B. bei Druckerhöhungen im kleinen Kreislauf.

9. Besonders hochgradige Erweiterungen des rechten Vorhofes finden sich beim ______________________________, das Herz wird ______________________.

10. Eine Druckerhöhung im rechten Ventrikel verursacht das Bild der ________________ Herzspitze, was in erster Linie für ______________________________ spricht. Der Sternokardialwinkel rückt dabei nach __________ und wird (stumpfer / spitzer) ________________.

11. Der Pulmonalbogen kann vorspringen oder fehlen. Ein fehlender Pulmonalbogen kann zum Bild des Coeur en sabot führen. Dieses ist typisch für eine ____________________ ____________. Die Lungenarterienäste sind dabei (vermehrt / vermindert) ____________ blutgefüllt.

12. Ein prominenter Pulmonalbogen mit vermindert gefüllten Lungenarterienästen läßt in erster Linie an eine __________ ______________________________ denken. Sind die Lungenarterienäste normal blutgefüllt und die rechte Kammer nicht vergrößert, so spricht dies eher für eine ______________________________ der Pulmonalis.

13. Eine Prominenz des Pulmonalbogens mit vermehrten Eigenpulsationen der Pulmonalarterienäste (einem sog. ____________________) spricht für einen Links-Rechts-Shunt durch einen Septierungsdefekt. Ein solcher kann pathologisch anatomisch bedingt sein durch

404-428 (Forts.)

13.

1. Vorhofseptumdefekt
2. Ventrikelseptumdefekt
3. abnorme Kommunikation zwischen Aorta und Pulmonalis

14. rechte
linke

15. Thymus persistens, verlagerte Strumen, Perikardzysten

16. intrakardialen Shunts
Eisenmenger (-Reaktion)
heller
springt vor
vermehrt

17. Mitralstenose
Mitralinsuffizienz
Waagebalkenphänomen am linken Herzrand

18. Doppelkontur
2. auseinandergedrängt werden
3. eingeengt
Ösophagus

(Forts.) 404-428

1. ______________________

2. ______________________

3. ______________________

____

14. Differentialdiagnostisch hilft bei der Unterscheidung zwischen Vorhof- und Ventrikelseptumdefekt: Beim Vorhofseptumdefekt ist der __________ Ventrikel, beim Ventrikelseptumdefekt (und auch beim Ductus arteriosus) der ________ Ventrikel vergrößert.

15. Auch andere "Strukturen" können die Herzbucht anheben. Es sind dies vor allem: ______________
____

16. Ein lange bestehender Links-Rechts-Shunt kann zu pulmonaler Hypertonie führen. Durch reaktive Pulmonalarteriolenveränderungen kann es zu einer Umkehr des ____________________ kommen. Man spricht dann von einer ____________ -Reaktion. Die Lungenperipherie erscheint in solchen Fällen __________, der Pulmonalbogen (fehlt / springt vor) ______________ , die zentralen Lungengefäße sind (vermehrt / vermindert) ______________ blutgefüllt.

17. Eine isolierte Vergrößerung des linken Vorhofes mit Zeichen einer venösen Lungenstauung spricht für eine ________________ . Ist zusätzlich der linke Ventrikel auch vergrößert, so muß eine ______________ angenommen werden. Hier entsteht dann durch gegensinnige Pulsationen des linken Ventrikels und des linken Herzohres ein sog. ________________
________________ .

18. Durch eine Volumenzunahme des linken Vorhofes entsteht

1. am rechten Herzrand eine ________________ ;
2. die beiden Hauptbronchi können ____________ ________________ (gespreizte Carina);
3. der Retrokardialraum wird ______________ .

Punkt 3 kann man sehr gut durch gleichzeitige Darstellung des ______________ mit Bariumbrei demonstrieren.

19. links-kaudal
1. Mitralinsuffizienzen
2. Ventrikelseptumdefekte
3. Stenosen im Ausflußgebiet des linken Ventrikels
4. Kommunikationen zwischen Aorta und Pulmonalarterie

20. Aorta ascendens
Insuffizienz

21. Cor bovinum
Lungenstauung
mehrere Herzklappen

22. vermehrte Aortenpulsationen
Hilustanzen
Ductus arteriosus

23. Lävokardien, Mesokardien und Dextrokardien
primäre und sekundäre
Spiegelbilddextrokardie
Situs inversus
schrumpfende Prozesse im rechten Halbthorax

19. Der linke Ventrikel vergrößert sich nach ______________ .

Ursächlich kommen dafür in Betracht:

1. ______________________________
2. ______________________________
3. ______________________________
____
4. ______________________________
____

20. Stenosen der Aortenklappe führen zu einer Vergrößerung des linken Ventrikels und zu einer Dilatation der ______________________ . Diffuse Aortenerweiterungen mit lebhaften Pulsationen sprechen für eine ______________ der Aortenklappe.

21. Eine Erweiterung aller Herzabschnitte führt zum röntgenologischen Bild eines ______________ . Man findet hier auch Symptome einer ______________ . Meist sind hier ______________________ erkrankt und defekt.

22. Bei Kommunikationen zwischen der Aorta und dem Lungenkreislauf finden sich ______________ ______________ und ______________ . Am häufigsten handelt es sich um einen ______________ ______________________ .

23. Bei den Lage- und Drehungsanomalien des Herzens unterscheidet man je nach Lage des Herzens im Thorax ______________________________________ .

Bei den Dextrokardien kann man ______________ ______________ Formen unterscheiden. Die häufigste Form der primären Dextrokardie ist die sog. ______________ ______________ , auch ______________________ genannt.

Für eine Dextropositio cordis kommen vor allem ursächlich ______________________________________ oder eine Kyphose der Brustwirbelsäule in Betracht. Diese führen zu einer Mediastinalverziehung nach rechts.

24. vor

Transposition der großen Gefäße

komplette
korrigierte

Septierungsdefekt

25. 1. Fremdkörper (Geschosse)

2. künstliche Herzklappen

3. Schrittmacher und ihre Sonden

kranial

umgekehrt

kaudal

24. Normalerweise liegt der Pulmonalstamm (vor / hinter) ________ der Aorta ascendens. Tritt der umgekehrte Fall ein, so nennt man dies eine ________________ ____________________________. Hier kann man eine ________________ und eine ___________________ Form unterscheiden. Bei einer kompletten Transposition muß immer auch ein ______________________ vorliegen, um das Leben zu ermöglichen.

25. Metalldichte Schatten innerhalb des Herzens sind in erster Linie zurückzuführen auf:

1. ____ ,

2. ____ ,

3. ____ .

Der Klappenkorb einer *Starr-Edwards*-Klappe in Aortenposition steht nach (kranial / kaudal) ____________ , bei einer *Starr-Edwards*-Klappe in Mitralposition ist dies (ebenso / umgekehrt) ________________ . Der Korb steht hier also nach ______________.

Übungsteil

Beispiele angeborener Herzfehler

429 | 429

Nach der systematischen Besprechung der röntgenologischen Erscheinungen bei Vergrößerungen einzelner Bogenabschnitte des Herzschattens werden im folgenden Abschnitt 20 Röntgenbilder wiedergegeben, die typische Konturveränderungen des Herzens erkennen lassen. Im Text zu den Bildern wird auf die wesentlichen Röntgensymtome hingewiesen; ferner wird Wichtiges aus dem Durchleuchtungsbefund angeführt.

An Hand dieser Bilder soll Gelegenheit gegeben werden, die bei der systematischen Besprechung erworbenen Kenntnisse anzuwenden und eine Diagnose aufgrund des Röntgenbefundes zu stellen, soweit dies, wie bereits öfters betont, aus dem Röntgenbild allein überhaupt möglich ist.

Die ersten 9 Bilder stammen von Patienten mit angeborenen Herzfehlern, die weiteren 11 sind erworbenen Vitien zuzuschreiben.

Die kasuistischen Daten werden hier nicht unter den einzelnen Bildern, sondern auf der Textseite angegeben, damit ein Betrachten des Bildes ohne Ablenkung durch die darunterstehende Legende erfolgen kann.

430 | 430

angeborenen

Siehe Abb. 98.

Bitte lesen Sie zunächst den Begleittext zur Abbildung.

Es handelt sich um einen (angeborenen / erworbenen) ______________________ Herzdefekt.

431	431
1. Herzfernaufnahme (im) p.-a.-Strahlengang 2.1 der Aorta 2.2 angehoben 2.3 vertieft 2.4 fehlt 2.5 vermindert 2.6 in toto elongiert und dilatiert	Wir besprechen nach der uns nunmehr bekannten Symptomatik das Röntgenbild. 1. Es handelt sich um eine __________ im __________. 2. Die Aufnahme läßt erkennen: 2.1 Rechter oberer Herzrand wird von __________ gebildet. 2.2 Herzspitze ist __________. 2.3 Herzbucht ist __________. 2.4 Pulmonalarterienstamm __________. 2.5 Lungenarterienäste (vermindert / normal / vermehrt) __________ durchblutet. 2.6 Aorta (Elongation und Dilatation): __________.
432	432
(sinngemäß:) Verdacht auf konzentrische Hypertrophie der rechten Kammer; Pulmonalstenose oder -atresie; vermehrte Aortendurchströmung. Coeur en sabot	Formulieren Sie bitte den Verdacht, der sich röntgenologisch aufdrängt: __________ __________ __________ Wie nennt man diese Herzform? __________ (Vgl. LE 192) Diagnose: *Fallotsche* Tetralogie

433	433
1. Herzfernaufnahme im p.-a.-Strahlengang 2. wird von der Aorta ascendens gebildet 3. etwas erweitert 4. typisch angehoben 5. gehen etwas weiter kranial vom Herzschatten ab 6. nicht erkennbar 7. sitzt schornsteinförmig dem Herzschatten auf	Siehe Abb. 99. 1. Art der Aufnahme: ________________ Ihre *Feststellungen* 2. zum rechten oberen Herzrand: ________________ ; 3. zum rechten Vorhofbogen: ________________ ; 4. zur Herzspitze: ________________ ; 5. zu den Hili: ________________ ; 6. zum Pulmonalstammbogen: ________________ ; 7. zur Aorta: ________________ .
434	434
(sinngemäß:) Konzentrische oder Druckhypertrophie des rechten Ventrikels - Fehlen des Pulmonalstamms. schornsteinförmige Aorta Pseudotrunkus arteriosus	Röntgenologischer Verdacht: ________________ ________________ ________________ Abgang der Lungenarterienäste aus der Aorta ascendens: ________________ Verdacht auf einen ________________ .

435

(sinngemäß:)

Aufnahme zeigt eine typische Kugelform mit Prominenz des rechten Vorhofbogens, Verbreiterung des Herzschattens nach links, wobei eine Differenzierung zwischen rechtem und linkem Ventrikel an der Herzspitze nicht erfolgen kann, den Pulmonalstamm klein bzw. fehlend, Pulmonalarterienäste schlecht gefüllt, das Gefäßband schmal.

Typisches Christbaumkugelherz wie bei Morbus *Ebstein.*

435

Siehe Abb. 100.

Diese Herzfernaufnahme im 2-Meter-Abstand mit sagittalem Strahlengang soll von Ihnen unter Berücksichtigung folgender Angaben ausgewertet werden:

Herzform - Verbreiterung(en) - Pulmonalstamm - Pulmonalarterienäste - Gefäßband

Weitere Angaben:

▷ Bei seitlicher Durchleuchtung war der Retrosternalraum vom stark vergrößerten rechten Vorhof ausgefüllt.

● Zu fragen ist nach der Differenzierung zwischen rechtem und linkem Ventrikel an der Herzspitze.

Bild: ______________________________

____

____

____

____

____

(Hinweise bieten LE 141-142 und Abb. 24.)

436

(sinngemäß:)

Rechter oberer Herzrand doppelkonturiert und etwas nach rechts verbreitert; rechter Vorhofbogen deutlich nach rechts ausladend, linker Herzrand normal; Herzbucht normal; die Lungenarterienäste jedoch deutlich vermindert blutgefüllt. Der Schatten der gesamten Aorta ist verbreitert.

436

Siehe Abb. 101.

Bitte beschreiben Sie den röntgenologischen Befund dieser p.-a.-Fernaufnahme:

____

____

____

____

____

437 (sinngemäß:) Eine Vergrößerung des rechten Vorhofs, ein vermehrter Durchfluß durch die Aorta, eine verminderte Durchblutung der Lungenarterien.	437 Was läßt sich aus dem Röntgenbild vermuten? ____________________ ____________________ ____________________
438 – Hier liegt keine typische Herzfehlerform vor. ☒ Nein Trikuspidalatresie	438 Was ist richtig? – Hier liegt eine typische Herzfehlerform vor. ☐ – Hier liegt keine typische Herzfehlerform vor. ☐ Ist die Herzform normal? (Ja / Nein) ________ Anatomisch handelt es sich um eine ________________ (vgl. Begleittext zu Abb. 101).
439 1. rechts 2. links 3. Herzspitze 4. Pulmonalbogen 5. Lungenarterienäste 6. linker Ventrikelbogen	439 Siehe Abb. 102. Geben Sie bitte stichwortartig an, wo Sie die folgenden Befunde der p.-a.-Fernaufnahme des Herzens lokalisieren. 1. Herzrand unauffällig: (rechts / links) ________ 2. Beträchtliche Erweiterung nach ______ . 3. __________ steht nach kaudal. 4. __________ ist stark prominent. 5. Vermehrt blutgefüllt: __________ ; ▷ sie pulsierten bei der Durchleuchtung im Sinne eines Hilustanzens. 6. Verbreitert nach links und nach unten über die Medioklavikularlinie hinaus. ____________________

Antwort	Frage
439 (Forts.)	(Forts.) 439
7. Aorta	7. Dilatation der ______; ▷ sie zeigte bei der Durchleuchtung vermehrte Eigenpulsationen.
440	440
(sinngemäß:) a) des vermehrten Aortenabflusses in den kleinen Kreislauf hinein b) Ductus arteriosus persistens (mit) Links-Rechts-Shunt und Hypertrophie der linken Herzkammer	a) Sie haben ermittelt das röntgenologische Bild ______ ______. b) Verdacht auf ______ mit ______ ______.
441	441
(sinngemäß;) Die Abbildung zeigt das Herz im p.-a.-Strahlengang dargestellt und läßt erkennen: der rechte obere Herzrand ist unauffällig; der Pulmonalstammbogen ist prominent; die Lungenarterienäste stark vermehrt blutgefüllt ▷ (bei der Durchleuchtung typisches "Hilustanzen"); der linke Ventrikelbogen ist betont und etwas vergrößert; die Aorta erscheint unauffällig.	Siehe Abb. 103. Formulieren Sie bitte den Röntgenbefund. ______ ______ ______ ______ ______ ______ ______

442	442
a) (Vermutung, sinngemäß:) Links-Rechts-Shunt und Hypertrophie der linken Kammer, aber auch Vergrößerung des rechten Vorhofes. b) (Verdacht:) Ventrikelseptumdefekt	a) Ihre Vermutung aufgrund der Röntgenaufnahme: __________ __________ __________ b) Ihr röntgenologischer Verdacht: __________
443	443
1. stark nach rechts ausladend 2. vermehrt blutgefüllt 4. linker Ventrikelbogen und Aorta	Siehe Abb. 104. → Hierzu bitte *noch nicht* Begleittext lesen. Wir erkennen auf dieser p.-a.-Herzfernaufnahme: 1. rechter Vorhofbogen __________ 2. Pulmonalarterie und ihre Äste __________ ▷ bei der Durchleuchtung lebhaft pulsierend; 3. Retrosternalraum ▷ bei der Durchleuchtung im lateralen Strahlengang vom rechten Ventrikel ausgefüllt; 4. unauffällig sind __________ und __________.
444	444
a) Rechtshypertrophie sowohl der Kammer als auch des Vorhofes (und) einen Links-Rechts-Shunt b) Vorhofseptumdefekt → Jetzt erst lesen Sie bitte Begleittext zur Abb. 104.	a) Was kann man aufgrund des Röntgenbildes annehmen? __________ und __________. b) *Verdacht:* __________

Grundsätzlicher Hinweis:

Bitte lesen Sie ab jetzt den Begleittext zu den Abbildungen erst *nach* der Besprechung der Röntgenbilder.

445

1. normal
2. Pulmonalbogen
3. (Lungenarterienäste) stark vermehrt blutgefüllt (Lungenperipherie) eher hell
4. linker / links
5. etwas dilatiert und mäßig elongiert

445

Siehe Abb. 105.

Sie geben wie stets zuerst die Feststellungen anhand der Röntgenaufnahme im p.-a.-Strahlengang an.

1. Rechter Herzrand: ____________
2. ________________ sehr stark vorspringend.
3. Lungenarterienäste ________________, Lungenperipherie jedoch ____________.
4. ____________ Ventrikelbogen betont und etwas nach ________ verbreitert.
5. Aorta ____________________.

▷ Durchleuchtung ergab: zentrales Hilustanzen.

446

(sinngemäß:)
einen Links-Rechts-Shunt mit Drucksteigerung im Lungenkreislauf sowie eine Hypertrophie des linken Ventrikels und ein *Eisenmenger*-Syndrom.

446

Sie vermuten:

____

____

____

____

447

447

Siehe Abb. 106.

Geben Sie kurz und knapp die Stationen an, die Sie bei der Betrachtung von p.-a.-Herzfernaufnahmen nacheinander durchlaufen:

447 (Forts.)

1. Rechter Herzrand
2. Herzspitze und Herzbucht
3. Pulmonalbogen
4. Pulmonalarterienäste und Lungenperipherie
5. Ventrikel
6. Aorta

→ Ein solches typisches Lösungsgerüst (typischer Lösungsweg) nennt man auch einen Algorithmus. Mit den genannten 6 Punkten besitzen Sie den Algorithmus für die Röntgendiagnostik bei p.-a.-Herzfernaufnahmen.

(Forts.) 447

1. ______________________________

2. ______________________________

3. ______________________________

4. ______________________________

5. ______________________________

6. ______________________________

448

a) Vermutung

b) Verdacht

448

Auf die Beantwortung der sechs typischen Schritte zur diagnostischen Interpretation von p.-a.-Herzfernaufnahmen folgen meist

a) eine ________________

und/oder

b) ein ________________ .

(Hinweise liefert z.B. LE 444.)

449

449

Am Ende der röntgenologischen Diagnose steht - wenn nötig: nach der Durchleuchtung - die Beschreibung des "Bildes".

Bitte gehen Sie nach den in den LE 447-449 geschilderten Schritten im Hinblick auf die Abb. 106 vor.

Zunächst die 6 Schritte:

449 (Forts.)	(Forts.) 449
(sinngemäß:) 1. rechter Herzrand: normal 2. Herzspitze und Herzbucht: o.B. 3. Pulmonalbogen: keine Veränderungen 4. Pulmonalarterienäste scheinen etwas vermindert blutgefüllt 5. Ventrikel: o.B. 6. Aorta: o.B.	__________ __________ __________ __________ __________ __________
450	450
(sinngemäß:) Eine weitgehend normale Herzkonfiguration. Keine typische Herzfehlerform erkennbar. Nein [x] Ja [x] → LE 451	▷ Bei seitlicher Durchleuchtung keine wesentlichen Veränderungen an der vorderen und hinteren Herzkontur feststellbar. Verdacht oder Vermutung sowie röntgenologisches Bild: __________ __________ Könnten Sie mit dieser Röntgenaufnahme allein die richtige Diagnose stellen? Ja [ ] Nein [ ]
451	451
	Wichtig: Die Abb. 106 soll demonstrieren, wie wichtig der gesamte klinisch-kardiologische Status in der Diagnostik ist und wie sehr der Röntgenbefund ohne Kontrastmittel auch im Stiche lassen kann.

	Beispiele erworbener Herzfehler
452	452
	Die Abb. 107-117 sind Einzeldarstellungen und stammen von Patienten mit *erworbenen* Herzfehlern. Zu Übungszwecken wurden prototypische Fälle ausgewählt.
453	453
Verbreiterung rechter Vorhofbogen	Siehe Abb. 107. Die p.-a.-Aufnahme des Herzens zeigt eine allseitige Vergrößerung des Herzschattens mit ________________ aller Bogenabschnitte. Welcher Bogen ist besonders prominent? ________________________
454	454
(Herzbucht, sinngemäß:) stark angehoben vermehrt	Was ist aufgrund des Röntgenbildes über die Herzbucht auszusagen? ________________________ Lungenarterienäste sind ____________ blutgefüllt.

455 *Cor bovinum*	455 Sie haben vor sich das typische Bild des ____________________ bei Mehrklappendefekt. (Vgl. LE 337-340 und Abb. 74.) ➡ Die klinische Analyse (s. Textteil zur Abb. 107) ergab eine Aorteninsuffizienz, eine Mitralinsuffizienz und eine höhergradige Trikuspidalinsuffizienz.
456 Lateralaufnahme bariumgefüllten Ösophagus	456 Siehe Abb. 108. Dies ist eine ________________________ des Thorax im 2-Meter-Röhrenabstand von derselben Patientin wie Abb. 107. Sie erkennen deutlich hinter dem Herzschatten den ____.
457 1. durch rechten Ventrikel eingeengt 2. ist höher gerückt und stumpf 3. durch Vergrößerungen des linken Vorhofs und des linken Ventrikels eingeengt 4. an der Verdrängung des Ösophagus nach dorsal	457 Beschreiben Sie, was Sie erkennen. 1. Retrosternalraum: ____ 2. Winkel zwischen Herzvorderwand und hinterer Brustbeinfläche: ____ 3. Retrokardialraum: ____ ____ 4. Woran werden die Vergrößerungen des linken Vorhofes und des linken Ventrikels auch deutlich erkennbar? ____

458	458
1. normal 2. nach rechts verbreitert 3. kranialen 4. in Stammteil etwas prominent 5. normal blutgefüllt 6. rechts doppelkonturbildend 7. stark nach links und kaudal vergrößert 8. noch innerhalb normaler Grenzen	Siehe Abb. 109. Die p.-a.-Aufnahme des Herzens zeigt: 1. rechter oberer Herzrand: ________ ; 2. rechter Vorhofbogen: ________ ; 3. Doppelkontur in ________ Abschnitten des rechten Vorhofbogens erkennbar; 4. Pulmonalarterie: ________ ; 5. Lungenarterienäste: ________ ; 6. linker Vorhof: ________ , ▷ bei seitlicher Durchleuchtung verdrängte er den bariumgefüllten Ösophagus nach dorsal. 7. Linker Ventrikelbogen: ________ . 8. Aorta: ________ .
459	459
(Feststellung:) Vergrößerung des linken Vorhofes und des linken Ventrikels (Bild:) Mitralinsuffizienz mittleren Schweregrades	Feststellung: ________ ________ Röntgenologisches *Bild:* ________ ________

460	460
(sinngemäß:) Dieses Übersichts-Fernbild zeigt 1. den rechten oberen Herzschatten etwas verbreitert; 2. den rechten Vorhofbogen deutlich vorspringend; 3. die Herzspitze eher angehoben, also wahrscheinlich vom rechten Ventrikel gebildet; 4. den Pulmonalbogen stark prominent; 5. die Lungenarterienäste beträchtlich vermehrt blutgefüllt. Der Lungengefäßbaum bricht jedoch in der Peripherie ab. 6. In beiden Lungen-Mittel- und Unterfeldern ist eine kleinfleckige Zeichnung zu sehen (miliares Bild). 7. Der linke Ventrikelbogen ist ebenfalls etwas nach kaudal und links ausgeweitert. 8. Aorta unauffällig.	Siehe Abb. 110. Geben Sie bitte an, was dieses Übersichts-Fernbild zeigt.
461	461
(sinngemäß:) Man kann a) einen erhöhten zentralen Venendruck, b) eine Dilatation des rechten Vorhofes, c) eine Rechtshypertrophie, d) eine pulmonale Widerstandshypertonie, e) eine Lungenvenenstauung und f) eine Linkshypertrophie annehmen.	Welche Annahmen sind berechtigt?

462	462
	▷ Beim Durchleuchten sprang der linke Vorhof deutlich in den Retrokardialraum vor. *Bild* eines kombinierten Mitralvitiums mit Lungenstauung und pulmonaler Hypertrophie, Rechtshypertrophie und Stauung vor dem rechten Herzen, vorwiegende Mitralstenose.
463	463
(sinngemäß:) An dieser Herzfernaufnahme läßt sich feststellen: 1. rechter Vorhofbogen etwas erweitert; 2. zentrale Lungenarterienzeichnung mäßig verstärkt; 3. Gerüstzeichnung in beiden Lungenunterfeldern verstärkt; 4. der linke Herzohrbogen stark prominent. 5. Auch der linke Ventrikelbogen ist etwas nach außen und unten verbreitert, 6. die Aorta unauffällig.	Siehe Abb. 111. Welche Feststellungen treffen Sie an der Herzfernaufnahme? __________ __________ __________ __________ __________ __________ __________ __________ __________ __________ __________
464	464
1. deutlich eingeengt 2. beträchtlich höhergerückt 3. stark vermehrt	Siehe Abb. 112. Sie erkennen auf Abb. 112 (laterale Aufnahme derselben Patientin): 1. Retrosternalraum __________, 2. Sternokardialwinkel __________, 3. Kontaktfläche Herz - Sternum __________.

465	465
4. auf überfüllte zentrale Lungenarterienäste 5. stark in den Retrokardialraum prominierend	4. Worauf deutet die Verschattung dorsal und etwas oberhalb von der hinteren Herzkontur hin? ____________________________ ____________________________ 5. Linker Vorhofbogen: ________________ ____________________________
466	466
a) (Annahme, sinngemäß:) Rechtshypertrophie pulmonale Hypertonie mittleren Grades, Hypertrophie des linken Vorhofes, aber auch mäßige linksventrikuläre Dilatation. b) (Bild) eines Mitralvitiums mit vorwiegender Stenose; Verdacht auf zusätzliche, leichte Mitralinsuffizienz.	*Zusammenfassung Abb. 111 und 112:* a) Annahme: ____________________________ ____________________________ ____________________________ b) Bild: ____________________________ ____________________________ ____________________________
467	467
1. doppelkonturiert 2. verstrichen 3. deutlich vermehrt blutgefüllt 4. nach links und kaudal verlängert 5. eine kleinfleckige Zeichnung im Sinne eines miliaren Bildes	Siehe Abb. 113. Wir erkennen auf dieser p.-a.-Aufnahme: 1. am rechten Herzrand ist der rechte Vorhofbogen ________________ ; 2. Herzbuch ist ________________ ; 3. zentrale Lungenarterienäste sind ________________________ ; 4. linker Ventrikelbogen ist ________________________ . 5. Was weisen beide Lungen-Mittel- und -Unterfelder auf? ____________________________

468

a) (sinngemäß:)

Röntgenologisch kann man eine Volumenzunahme des linken Vorhofes und des linken Ventrikels sowie eine chronische Lungenvenenstauung annehmen.

b) (Bild) des kombinierten Mitralvitiums mit chronischer Lungenstauung.

468

a) Röntgenologische Annahme:

____

____

b) Bild ____________________

____

469

(sinngemäß:)

Der rechte obere Herzrand wird von der Aorta ascendens gebildet, die rechten Herzabschnitte scheinen unauffällig. Die Herzbucht ist normal, die Lungengefäßzeichnung ist nicht verstärkt. Der linke Ventrikelbogen ist nach außen links und unten ausgeweitet. Die Aorta ist diffus dilatiert.

a) Annahme: Linkshypertrophie und Pendelblut zwischen Aorta und linkem Ventrikel.

b) Bild des Aortenvitiums mit vorwiegender Insuffizienz, Schweregrad II-III.

469

Siehe Abb. 114.

Geben Sie bitte den vollen Röntgenbefund wieder.

____

____

____

____

____

____

____

____

____

____

____

____

____

▷ Bei der Durchleuchtung pulsierte die gesamte Aorta lebhaft.

470	470
1. einer stark dilatierten Aorta ascendens 2. in toto beträchtlich verlängert 3. rechter Vorhofbogen rechter Ventrikelbogen Lungengefäße 4. nach links und kaudal erweitert 5. vertieft	Siehe Abb. 115. Wir erkennen auf dieser p.-a.-Aufnahme: 1. rechter oberer Herzrand wird von ________________ ________________ gebildet; 2. Aorta: ________________; 3. normal sind: ________________, ________________, ________________; 4. linker Ventrikelbogen: ________________ ________________; 5. Herzbucht dadurch ________.
471	471
a) Linkshypertrophie sowie eine poststenotische Dilatation der Aorta b) Typische Entenherzform bei Aortenvitium mit vorwiegender Stenose	a) Annahme: ________________ ________________ b) Bild: ________________ ________________
472	472
a.-p.-Aufnahme (im) Liegen	Siehe Abb. 116. Folgende Hinweise zum Bild: a) Röhrenabstand vom Film von 1 Meter, b) Strahlengang ventro-dorsal. Sie wissen damit, daß es sich um eine ________________ im ________________ handelt.

472 (Forts.)	(Forts.) 472
	Außerdem wurde eine *Boucky*-Blende verwendet, um die intrakardialen Strukturen besser zur Darstellung zu bringen.
473	473
hochgedrängt / links nicht in verläßlicher Weise möglich	Man sieht auf Abb. 116: das Herz ist etwas ________________ und ________ verbreitert. ➡ Eine genaue Analyse der Herzkontur ist am liegenden Patienten (nicht möglich / nicht in verläßlicher Weise möglich / durchaus möglich) ________________________________ .
474	474
1. ausgeweitet 2. stark dilatiert	Ferner sind zu erkennen: 1. linker Ventrikelbogen: ________________________ 2. gesamte Aorta: ________________________ ➡ Auch die Aorta descendens ist infolge des a.-p.-Strahlenganges gut zu erkennen.
475	475
Sternum	In den Herzschatten projizieren sich metalldichte schlingenförmige Schatten. Sie entsprechen Drahtnähten im ________________ .
476	476
(sinngemäß:) Auf den Schatten der Wirbelsäule projiziert sich der Schatten einer künstlichen Herzklappe; ihr "Korb" steht nach kranial, ihr "Ring" liegt	Zu Ihrer Übung: Beschreiben Sie bitte den Schatten der künstlichen Herzklappe. ________________________________ ________________________________

476 (Forts.)	(Forts.) 476
oberhalb einer Linie zwischen dem rechten Kardiovasalwinkel und der unteren Bregrenzung des linken Herzohrbogens.	
477	477
(sinngemäß:) Hypertrophie der linken Kammer, Aortendilatation, Zustand nach Implanation einer künstlichen Aortenklappe nach *Starr-Edwards* und Längssternotomie.	Ihre Diagnose:
478	478
(sinngemäß:) Diese Thorax-Übersichtsaufnahme im p.-a.-Strahlengang zeigt einen auffallend dreiecksförmigen Herzschatten. Der rechte Herzrand ist nach rechts verbreitert, jedoch nicht bogig, sondern der Winkel zwischen Zwerchfell und rechtem Herzrand ist stumpf. Der Schatten des rechten Herzrandes geht in eine Verschattung über der rechten Lungenbasis über, die an der rechten Thoraxwand ansteigt. Das Herz ist auch etwas nach links verbreitert.	Siehe Abb. 117. Jetzt sind Sie imstande, den Röntgenbefund von Abb. 117 richtig darzulegen.

479

479

Dieses Bild ist aus differentialdiagnostischen Gründen an den Abschluß gestellt worden. Hier ist der Herzschatten nicht durch ein Vitium cordis nach rechts verbreitert, sondern durch das Vorliegen eines perikardialen Ergusses infolge von Stauungen.

Bild: Typische Dreiecksform des Herzschattens mit Abstumpfung des Herzzwerchfellwinkels rechts durch einen perikardialen Erguß.

Anhang

Einbau der Röntgensymptome

Bei Vergrößerung von	Diagnose
SVC + RA + PT + PA + Hilustanzen (Achterform)	Lungenvenenfehlmündung
SVC + RA + PT + PA ohne Hilustanzen mit heller Lungenperipherie	pulmonale Widerstandshypertonie
SVC + RA + Kalk im Perikard	Einflußstauung bei Panzerherz
RA + RV + PT + PA mit Hilustanzen	Vorhofseptumdefekt
RV + leere PA + PT	valvuläre Pulmonalstenose
RV + leere PA ohne PT	infundibuläre Pulmonalstenose
RA mit Kugelform des Herzens	Morbus *Ebstein*
RV mit schornsteinförmiger Aorta	Truncus arteriosus
RV ohne PT + Ao (Coeur en sabot)	Fallotsche Tetralogie
PT + PV + LA	Mitralstenose
LA + LV	Mitralinsuffizienz
PA+ LA + LV	Mitralinsuffizienz mit pulm. Hypertonie
LV + Ao. asc.	Aortenstenose
LV + Ao. asc., Arcus desc.	Aorteninsuffizienz
LV + Ao. + PT + PA mit Hilustanzen	aortopulm. Septumdefekt oder Ductus arteriosus
LV + Arcus ao.	diverse Isthmusstenosen, die auch kombiniert vorliegen können
LV + PT + PA mit Hilustanzen	Ventrikelseptumdefekt
Ao asc. oder arcus oder desc.	Aneurysmen im Aortenbereich

SVC - obere Hohlvene
RA - rechter Vorhof
RV - rechter Ventrikel
PT - Pulmonalstamm
PA - Pulmonalarterienäste
PV - Pulmonalvenen
LA - linker Vorhof
LV - linker Ventrikel
Ao - Aorta (asc., Arcus, desc.)

Synopsis von Schallbild, Elektrokardiogramm und Röntgensymptomen zur Differenzierung der angeborenen Herzfehler

Angeborene azyanotische Vitien

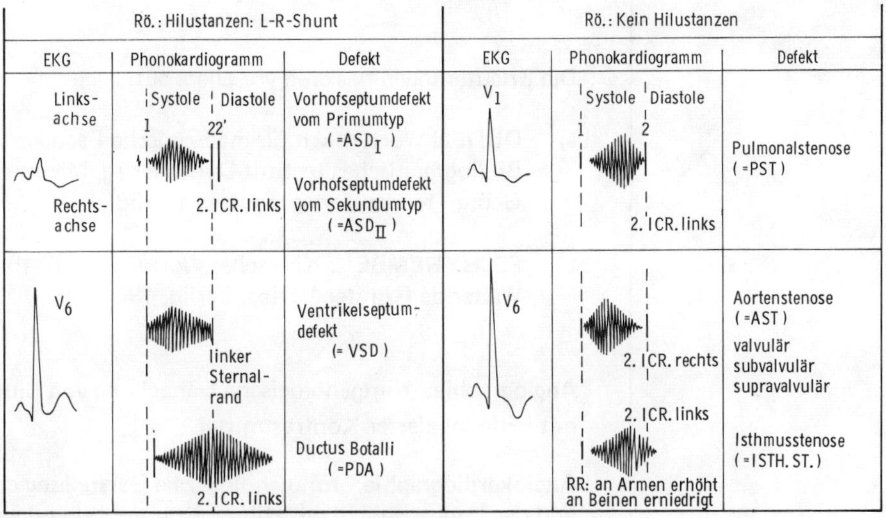

Rö.: Hilustanzen: L-R-Shunt
EKG
Phonokardiogramm
Defekt
Links-achse
Systole
Diastole
1
22'
Vorhofseptumdefekt vom Primumtyp (=ASD I)
Rechts-achse
2. ICR. links
Vorhofseptumdefekt vom Sekundumtyp (=ASD II)
V6
Ventrikelseptum-defekt (= VSD)
linker Sternal-rand
Ductus Botalli (=PDA)
2. ICR. links
Rö.: Kein Hilustanzen
EKG
Phonokardiogramm
Defekt
V1
Systole
Diastole
1
2
Pulmonalstenose (=PST)
2. ICR. links
V6
Aortenstenose (=AST)
valvulär
subvalvulär
supravalvulär
2. ICR. rechts
2. ICR. links
Isthmusstenose (=ISTH. ST.)
RR: an Armen erhöht
an Beinen erniedrigt

Angeborene zyanotische Vitien

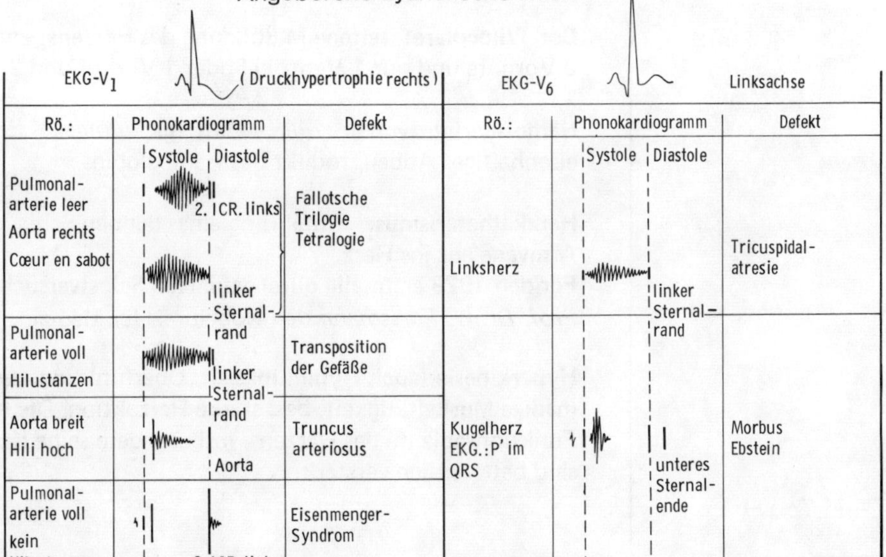

EKG-V1
(Druckhypertrophie rechts)
EKG-V6
Linksachse
Rö.:
Phonokardiogramm
Defekt
Systole
Diastole
Pulmonal-arterie leer
Aorta rechts
Cœur en sabot
2. ICR. links
Fallotsche Trilogie Tetralogie
linker Sternal-rand
Pulmonal-arterie voll
Hilustanzen
Transposition der Gefäße
linker Sternal-rand
Aorta breit
Hili hoch
Truncus arteriosus
Aorta
Pulmonal-arterie voll
kein Hilustanzen
Eisenmenger-Syndrom
2. ICR. links
Rö.:
Phonokardiogramm
Defekt
Systole
Diastole
Linksherz
Tricuspidal-atresie
linker Sternal-rand
Kugelherz
EKG.: P' im QRS
Morbus Ebstein
unteres Sternal-ende

Vokabular

Die Erläuterungen basieren vor allem auf:

a) **DUDEN**-Wörterbuch für medizinische Fachausdrücke. Bibliographisches Institut-Dudenverlag, Mannheim und Georg Thieme Verlag, Stuttgart 1968

b) **PSCHYREMBEL:** Klinisches Wörterbuch. S. 154-184. Walter de Gruyter Verlag, Berlin, 1964

Angiographie: röntgenologische Darstellung von Blutgefäßen mit Hilfe injizierter Kontrastmittel.

Angiokardiographie: röntgenologische Darstellung des Herzens und der Lungengefäße mit Hilfe injizierter jodhaltiger Kontrastmittel.

Cor Triloculare: seltene Mißbildung des Herzens: entweder 2 Vorhöfe und nur 1 Ventrikel oder 1 Vorhof und 2 Ventrikel.

Hämosiderin: (von gr. αἷμα = Blut; gr. σίδηρος = Eisen) eisenhaltiges Abbauprodukt des Hämoglobins.

Herzkatheterismus: Einführung eines dünnen Schlauches von der Armvene aus ins Herz.
Für den 1929 erstmalig durchgeführten Selbstversuch erhielt *Prof. Dr. W. Forssmann* den Nobelpreis für Medizin.

Hyperkinesie (auch Hyperkinesis): Überfunktionszustand, übermäßige Muskeltätigkeit, bes. starke Herzaktion. Die normalen Funktionsabläufe des Herzens, insbesondere seine Kontraktionen, sind beträchtlich verstärkt.

Idiopathische Dilatation: unabhängig von anderen Krankheiten entstandene Erweiterungen (des Herzens oder der Gefäße).

Inversion(en): (von lat. invertere, inversum = umkehren, umdrehen)
Es handelt sich um Umlagerungen oder Drehungen eines Organs, manchmal auch Umkehrungen.

Kalzifikationen: Verkalkung (beispielsweise von Geweben infolge Kalkablagerung).

Kerleysche Linien: benannt nach dem englischen Röntgenologen *P.I. Kerley (geb. 1900);* zarte Streifenschatten im Bereich der Unterfelder bei pulmonalem Hochdruck, bedingt durch Veränderungen des interstitiellen Lungengewebes.

Medioklavikularlinie: eine gedachte senkrechte Linie durch die Mitte des Schlüsselbeins. Gilt als reine Orientierungslinie.

Morbus Ayerza: benannt nach dem argentinischen Internisten *Abel Ayerza, 1861-1918.* Das Symptomenbild ist durch Zyanose gekennzeichnet, die bei Pulmonalsklerose vorkommt.

Regurgitieren: (von lat. gurges, gurgitis = Strudel, Flut, Schlund)
R. des Blutes = Rückfluß von Blut ins Herz oder aus der Herzkammer in den Herzvorhof.

Sagittallinie: (von lat. sagitta = Pfeil)
jede der Pfeilnaht des Schädels parallele Körperlinie.

Shunt: (von engl. shund = Nebenanschluß, Nebenleitung)
Blutströmung durch einen angeborenen Defekt in der Herzscheidewand (Septum) oder durch abnorme Kommunikation zweier Gefäße.

Konventionelle Einteilung der Herzfehler mit Hinweis auf Seiten- und Lernelementezahl

Angeborene Herzfehler	Seite	LE
Vitien ohne Septierungsdefekt		
Aortenklappenstenose	128, 129, 133	311, 315, 330
Aortenbogenstenose	134	330, 331
Aortenisthmusstenose	134, 136	331, 333
Kinking der Aorta	127	310
Pulmonalklappenstenose	88	196
infundibuläre Pulmonalstenose	87, 94	192, 215
valvuläre Pulmonalstenose	83, 93	182, 214
Drehungs- und Lageanomalien des Herzens	153	371
Aortenbogenanomalien	140	341
korrigierte Transposition der großen Gefäße	144	349
Vitien mit Septierungsdefekt		
a) **mit Links-Rechts-Shunt**		
Vorhofseptumdefekt (Primum- und Sekundumtyp)	68, 84, 178	136, 184, 444
Ventrikelseptumdefekt	87, 96, 115, 123	192, 222, 278, 302
Cor triloculare	88, 123	196, 303
aortopulmonaler Septumdefekt (aortopulmonales Fenster)	145, 149	350, 362
Bland-White-Garland-Syndrom	148	359
Sinus-*Valsalva*-Aneurysma	145	350
Ductus arteriosus *Botalli*	146	350
b) **mit Rechts-Links-Shunt**		
Pulmonalstenose mit Vorhofseptumdefekt (Trilogie)	81	176
Pulmonalstenose mit Ventrikelseptumdefekt	81	176
Fallot'sche Tetralogie	87, 94	192, 215
Fallot'sche Pentalogie	88	196
Trikuspidalatresie	176	438
komplette Transposition der großen Gefäße	143	347
*Eisenmenger*syndrom und -komplex	99, 149, 179	232, 362, 446
Truncus arteriosus	88	196
Morbus *Ebstein*	68, 71, 90	136, 142, 203

Erworbene Herzfehler	Seite	LE
Klappendefekte des linken Herzens		
Aortenklappenstenose	128	311
Aorteninsuffizienz	115, 130	278, 317
Mitralstenose	110, 113	263, 270
Mitralinsuffizienz	117, 118, 122	283, 285, 286, 302
kombiniertes Mitralvitium	122	301
kombiniertes Mitral-Aortenvitium, Cor bovinum	138	337
Klappendefekte des rechten Herzens		
Trikuspidalstenose	62	120
Trikuspidalinsuffizienz	62, 76, 122	120, 155, 301
Lungenveränderungen bei Herzfehlern		
venöse Stauung	102	241, 250
arterielle Hypertonie	104	247
Stauungsergüsse	104	245
Perikarderkrankungen	150	363
künstliche Herzklappen	159	388
künstliche elektrische Schrittmacher	163	400

Literatur

Schinz, H.R., Baensch, W.E., Frommhold, W., Glauner, R., Uehlinger, E., Wellauer, J.: Lehrbuch der Röntgendiagnostik. Band IV/ Teil 1: Herz und große Gefäße, bearb. v. Lissner, J., Schad, N., Thurn, P., Wellauer, J. / Thieme, Stuttgart 1968

Zdansky, E.: Röntgendiagnostik des Herzens und der großen Gefäße. 3. Aufl. Springer, Wien 1962

Teschendorf, W., Thurn, P.: Lehrbuch der röntgenologischen Differentialdiagnostik: Band I: Erkrankungen der Brustorgane. 4. Aufl. Thieme, Stuttgart 1958

Schad, N., Künzler, R., Onat, T.: Differentialdiagnose kongenitaler Herzfehler. Thieme, Stuttgart 1963

Janker, R., Grosse-Brockhoff, F., Haubrich, R., Lotzkes, H., Schaede, A., Hallerbach, H.: Die Röntgenuntersuchung des Herzens und der großen Gefäße. Giradet, Wuppertal-Elberfeld 1955

Diethelm, L., Olsson, O., Strnad, F., Vieten, H., Zuppinger, A.: Handbuch der medizinischen Radiologie. Springer, Berlin 1964-1970

Heberer, G., Rau, G., Löhr, H.-H.: Aorta und große Arterien. Springer, Berlin 1966

Felson, B., Weinstein, A.S., Spitz, H.B.: Röntgenologische Grundlagen der Thoraxdiagnostik. Übers. v. Grenzmann, M. 2. Aufl. Thieme, Stuttgart 1970

Routier, D.: Das Röntgenbild des Herzens. Übers. v. Deschwanden, P.v., Zürcher, W.O. / Thieme, Stuttgart 1963

Bayer, O., Loogen, F., Wolter, H.: Die Herzkatheterisierung bei angeborenen und erworbenen Herzfehlern. 2. Aufl. Thieme, Stuttgart 1967

Bildband zu

Röntgennativverfahren in der Diagnostik der Herzfehler

Ein Lernprogramm für Studierende und Ärzte

von
Heinz Sterz
Johannes Zielinski
Gerda Zielinski

Georg Thieme Verlag Stuttgart

Primarius Univ.-Doz. Dr. Heinz Sterz
Facharzt für Innere Medizin
Vorstand der 2. medizinischen Abteilung
im Landeskrankenhaus Klagenfurt, Kärnten, Österreich

Prof. Dr. Johannes Zielinski
Direktor des Instituts für Erziehungswissenschaft
der Rhein.-Westf. Technischen Hochschule Aachen

Dr. Gerda Zielinski, Friesenrath

ISBN 3 13 466701 0 Textband und Bildband

Einführung zum Bildteil

Die Trennung des Text- und Bildteiles soll es ermöglichen, die Lernelemente ohne Unterbrechungen durch zu viele Abbildungen im Text durcharbeiten zu können. Auf einige wenige schematische Darstellungen wurde bewußt nicht verzichtet. Außerdem ist es durch die Trennung der beiden Abschnitte möglich, die Abbildungen in Ruhe weiter zu betrachten, auch wenn in manchen Stellen der Text aus drucktechnischen Gründen auf die nächste Seite weiterlaufen muß.

Andererseits stellt der Bildteil auch einen kleinen Röntgenatlas mit Angaben zur Kasuistik und zur Diagnose dar. Man kann ihn auch allein, ohne Lesen des Textteiles, betrachten und sich dabei anhand der kurzen Daten die Röntgenbilder der einzelnen Herzfehler einprägen. Auch hier sei nochmals betont, daß das Röntgenbild allein nicht die Diagnose liefern kann, daß klinische Daten, Auskultation, EKG und evtl. auch Herzkatheterismus sowie weitere Untersuchungen zur genauen Abklärung beigezogen werden müssen. Auch auf den großen Wert des Durchleuchtungsverfahrens muß nochmals hingewiesen werden.

Die Legenden zu den Abbildungen umfassen neben den Daten des Patienten kurze anamnestische und klinische Hinweise, Angaben zum Auskultationsbefund, zum EKG und die Herzkatheterdaten. Die anatomische Diagnose ist in Kursivschrift besonders hervorgehoben und zuletzt wird auch ein Hinweis auf die operativen Möglichkeiten gegeben. Gelegentlich liegen auch Obduktionsbefunde vor.

So kann das Röntgenbild allein nur Hinweise zur Diagnose liefern, wird aber in den seltensten Fällen beweisend sein können.

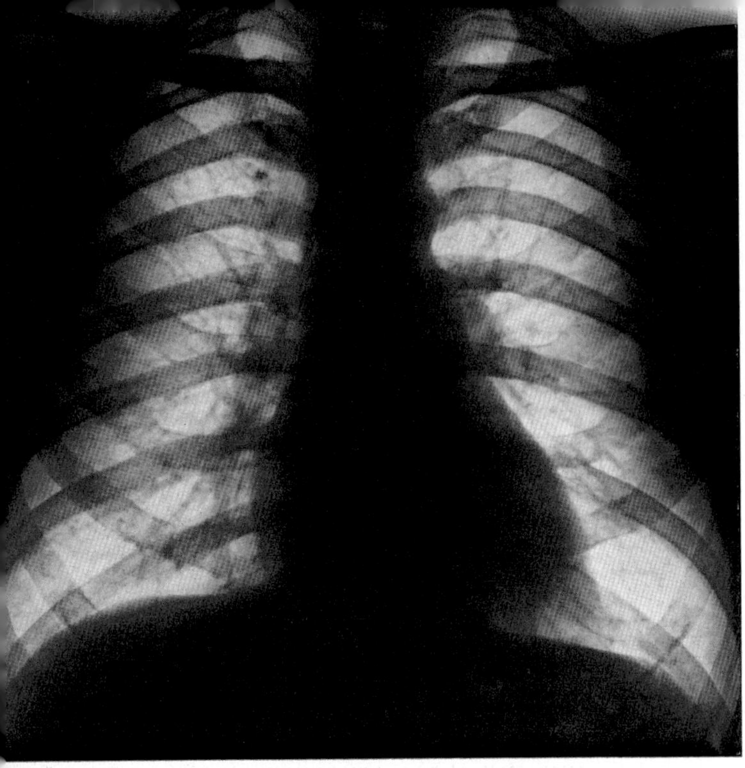

Abb. 1 Herzschatten einer gesunden Normalperson im p.-a.-Strahlengang mit Röntgenröhren-Film-Abstand von 2 Metern. Aufnahme im maximaler Inspiration.

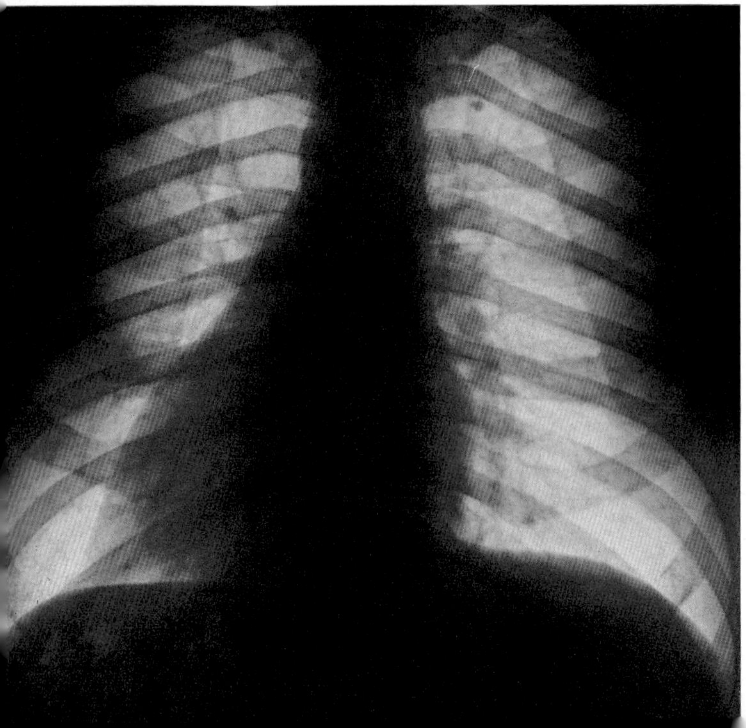

Abb. 2 Herzschatten einer gesunden Normalperson im a.-p.-Strahlengang. Röhren-Film-Abstand 2 Meter. Aufnahme in maximaler Inspiration.

Abb. 3 Herzschatten von normaler Größe und Form im lateralen Strahlengang, Röhren-Film-Abstand: 2 Meter.
Nebenbefund: Drahtschlingenschatten im Brustbein nach vorangegangener vorderer Längssternotomie zur Korrektur eines kleinen Ventrikelseptumdefektes.

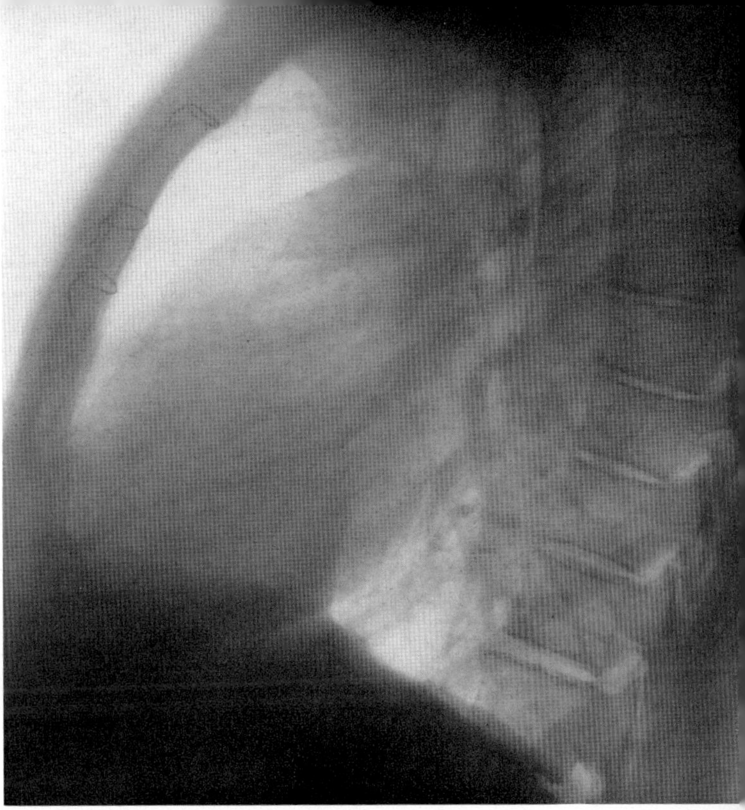

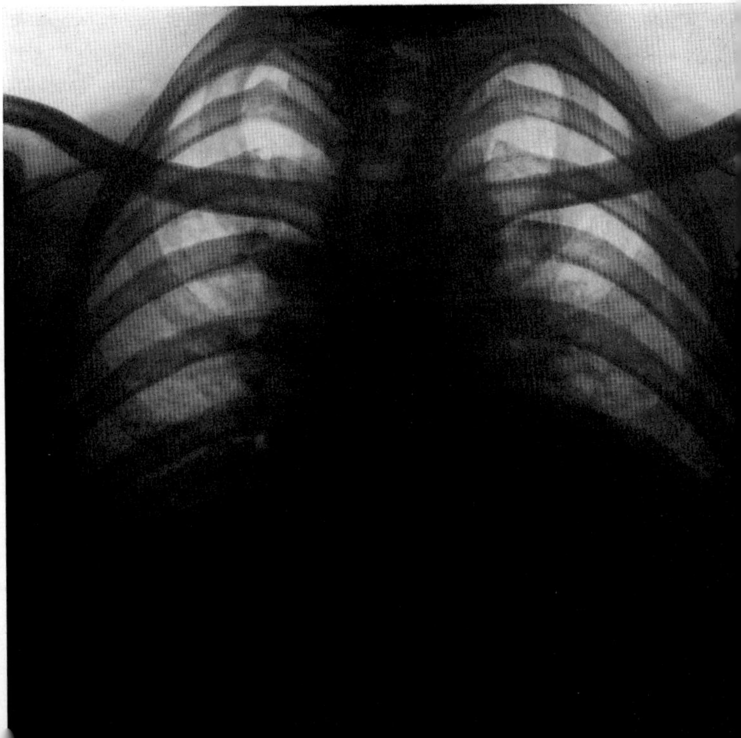

Abb. 4 Herzschatten einer gesunden Normalperson im p.-a.-Strahlengang bei maximaler Exspiration. Röhren-Film-Abstand: 2 Meter.

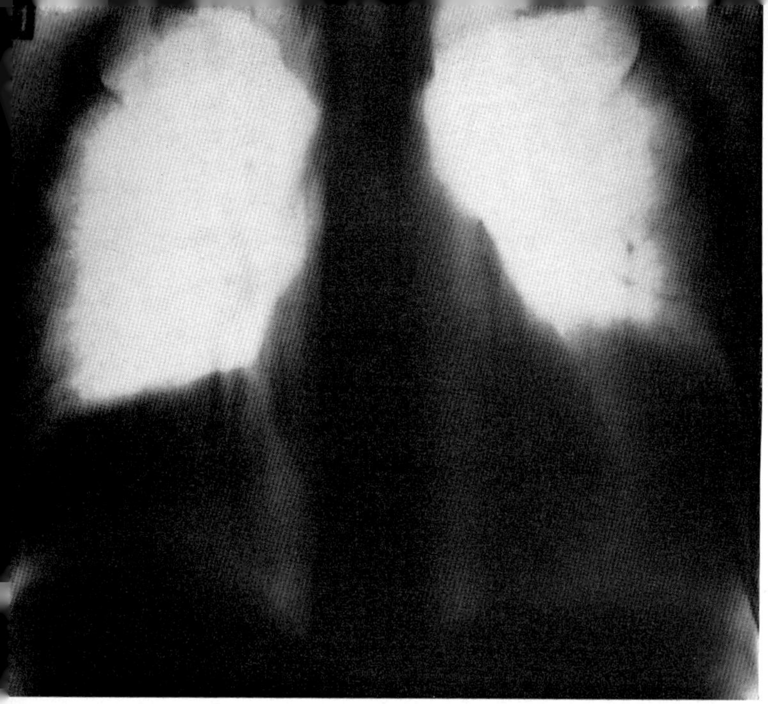

Abb. 5 Tomographische Darstellung zweier rechts und links vom Herzschatten gelegenen intrathorakalen Strukturen, die auf der Nativaufnahme vom Herzschatten nicht abgrenzbar waren. Die Tomographie zeigt eine deutliche Spaltbildung zwischen dem Herzschatten und den parakardial gelegenen Schatten sowie dem Zwerchfell. Es handelt sich um ausgedehnte Perikardzysten, die operativ entfernt werden konnten.

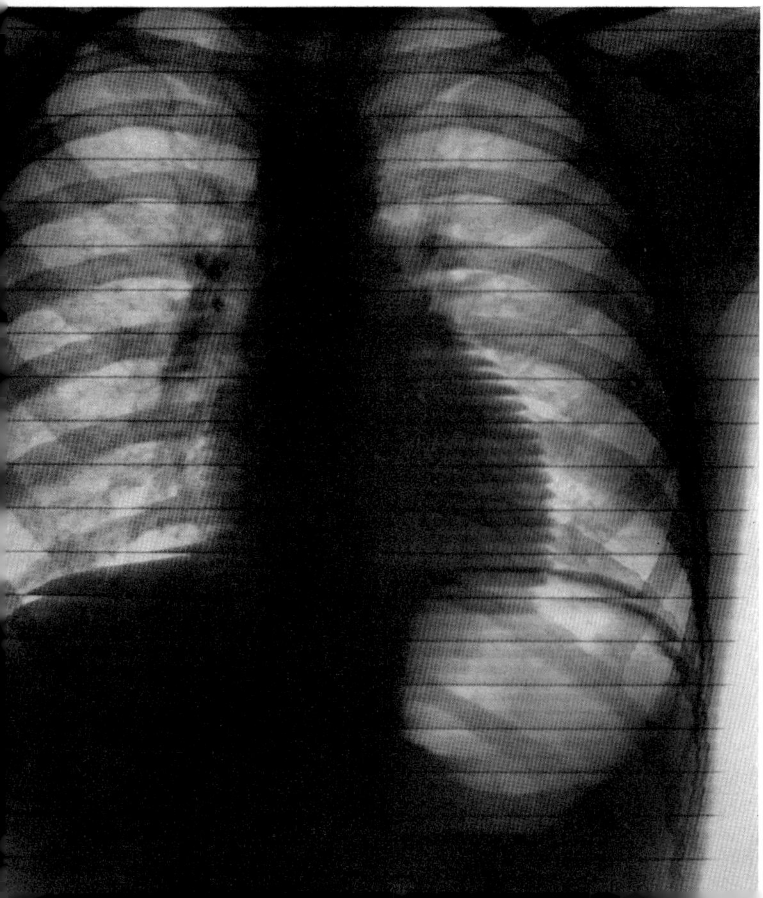

Abb. 5a Kymogramm einer herzgesunden Normalperson. (Für die freundliche Überlassung dieser Aufnahme wird Herrn Primararzt Dr. Schreiner und Oberarzt Dr. Wagner vom Landeskrankenhaus Bruck/Mur bestens gedankt).

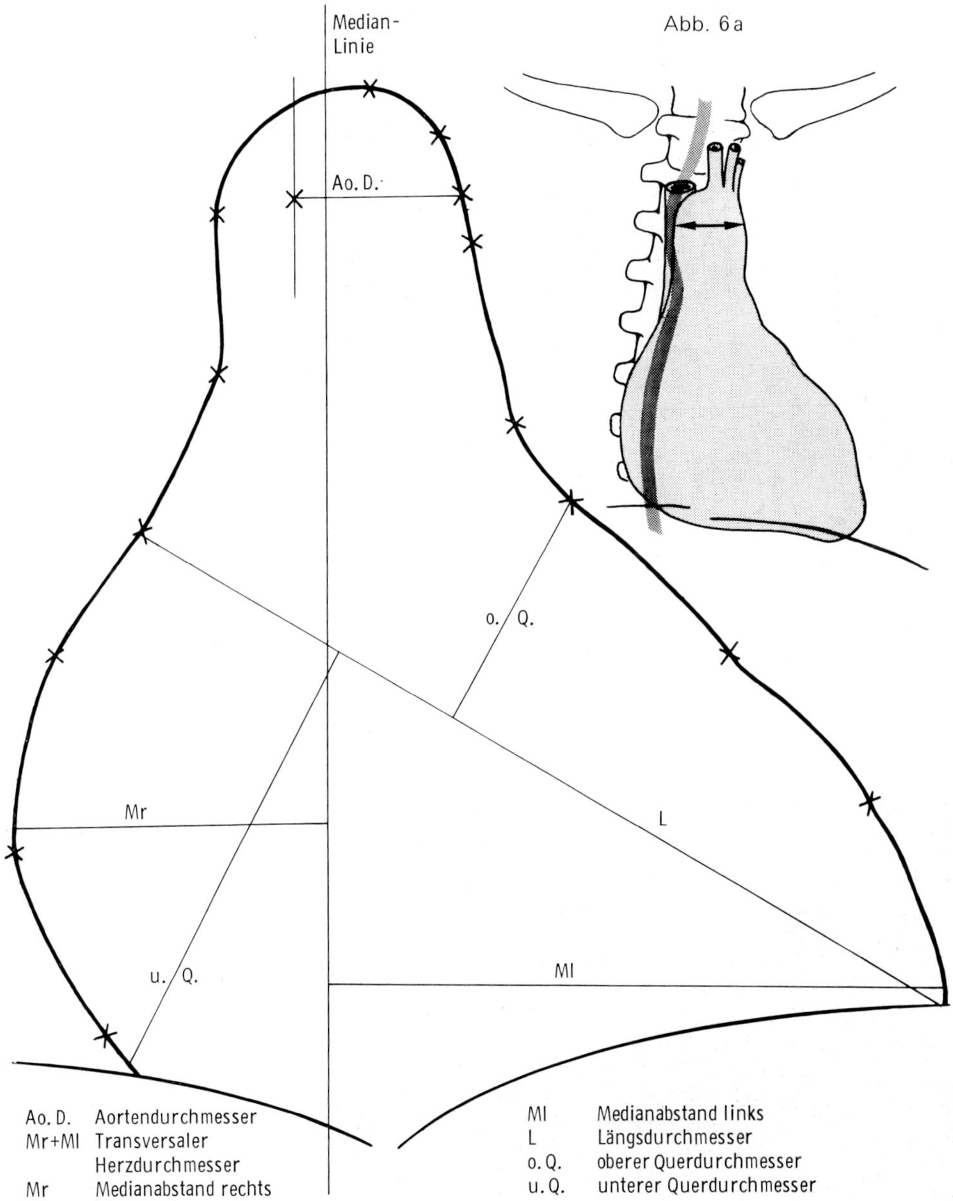

Abb. 6 Orthodiagramm eines etwas nach beiden Seiten verbreiterten Herzens.

Abb. 6a Messung der Aortenbreite, modifiziert nach KREUZFUCHS

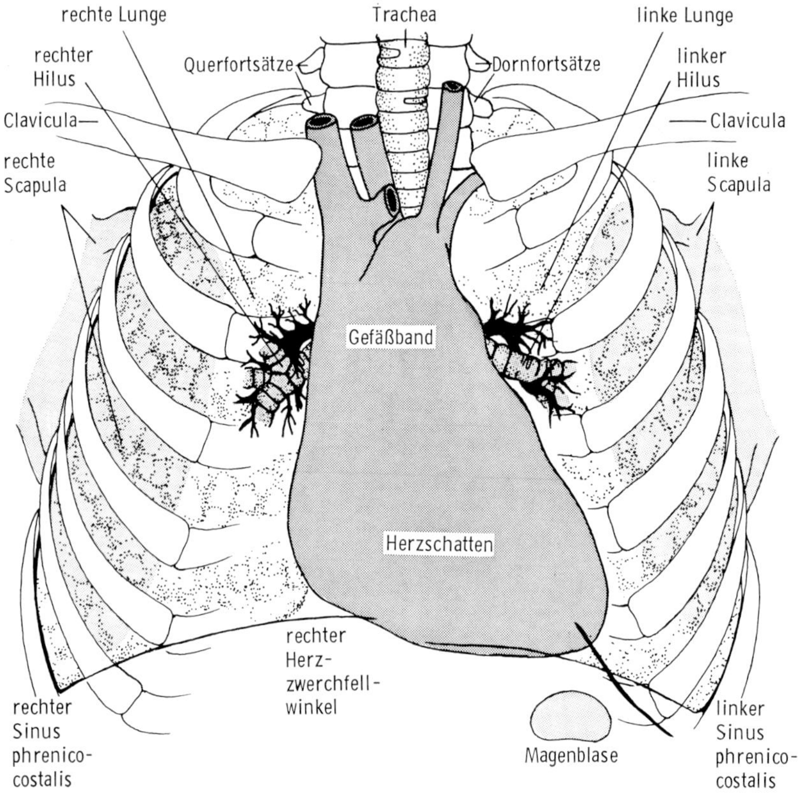

Abb. 7 Schattengebende Strukturen im Thorax.

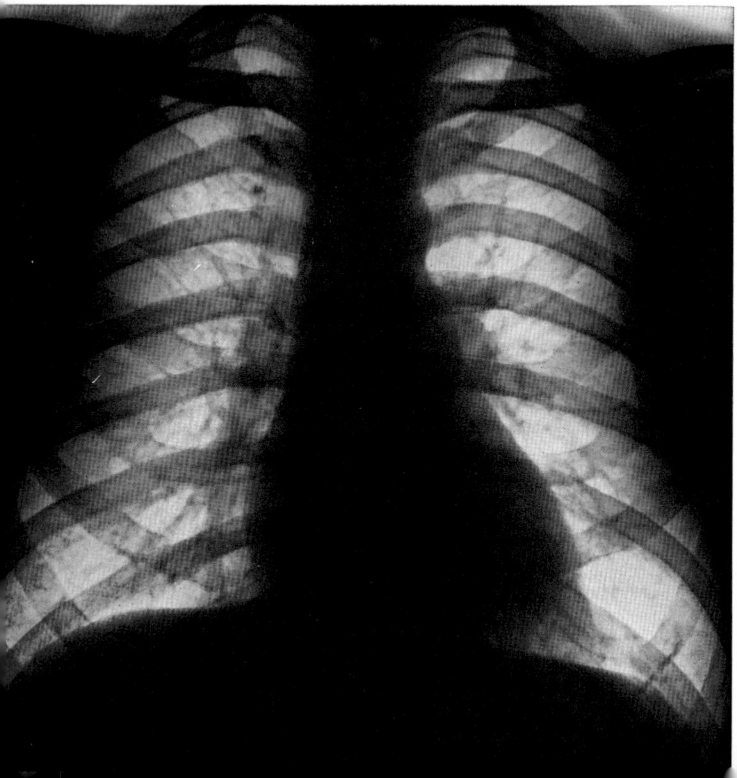

Abb. 8 Herzgesunde Normalperson, Wiederholung der Abb. 1.

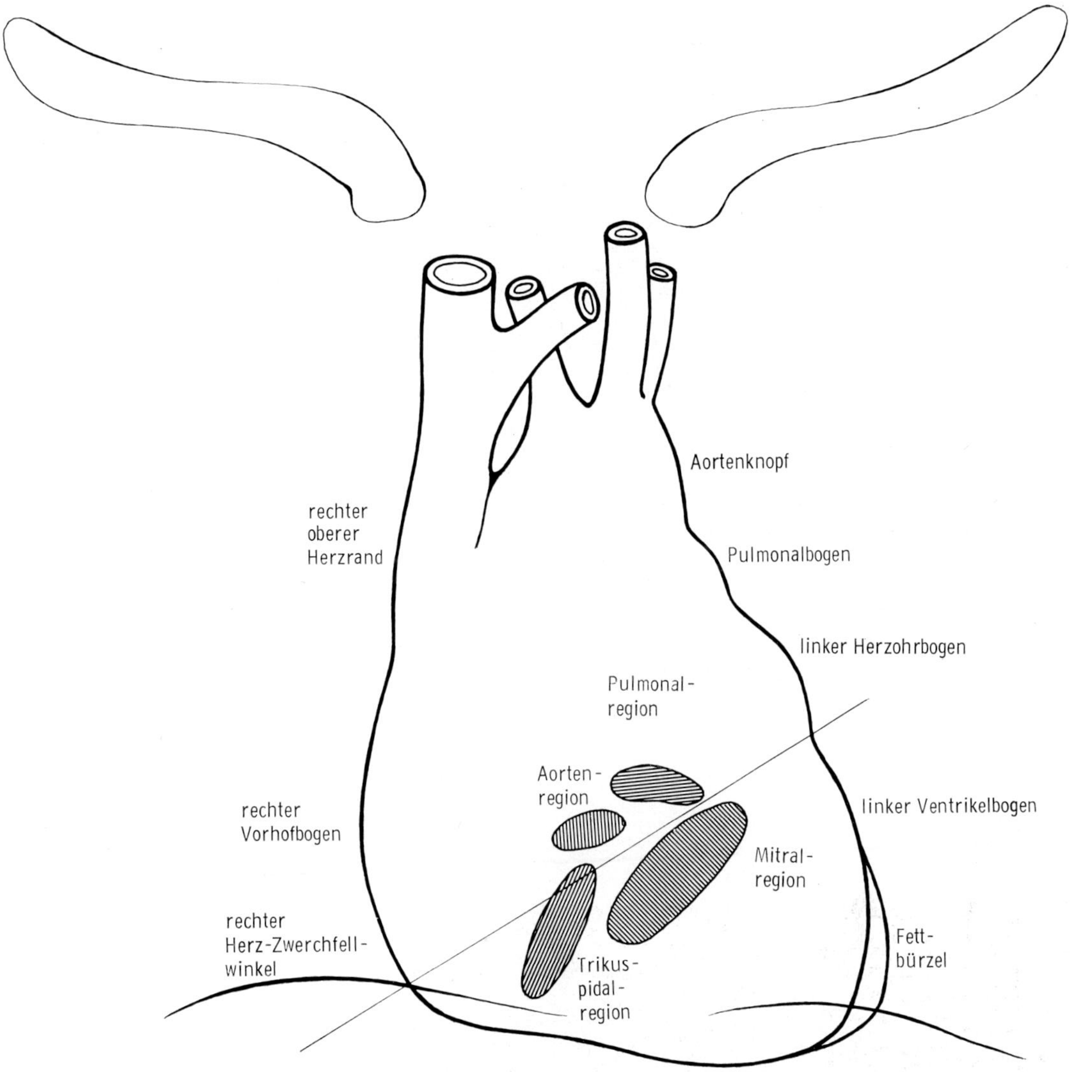

Abb. 9 Herzbögen und Klappenregionen.

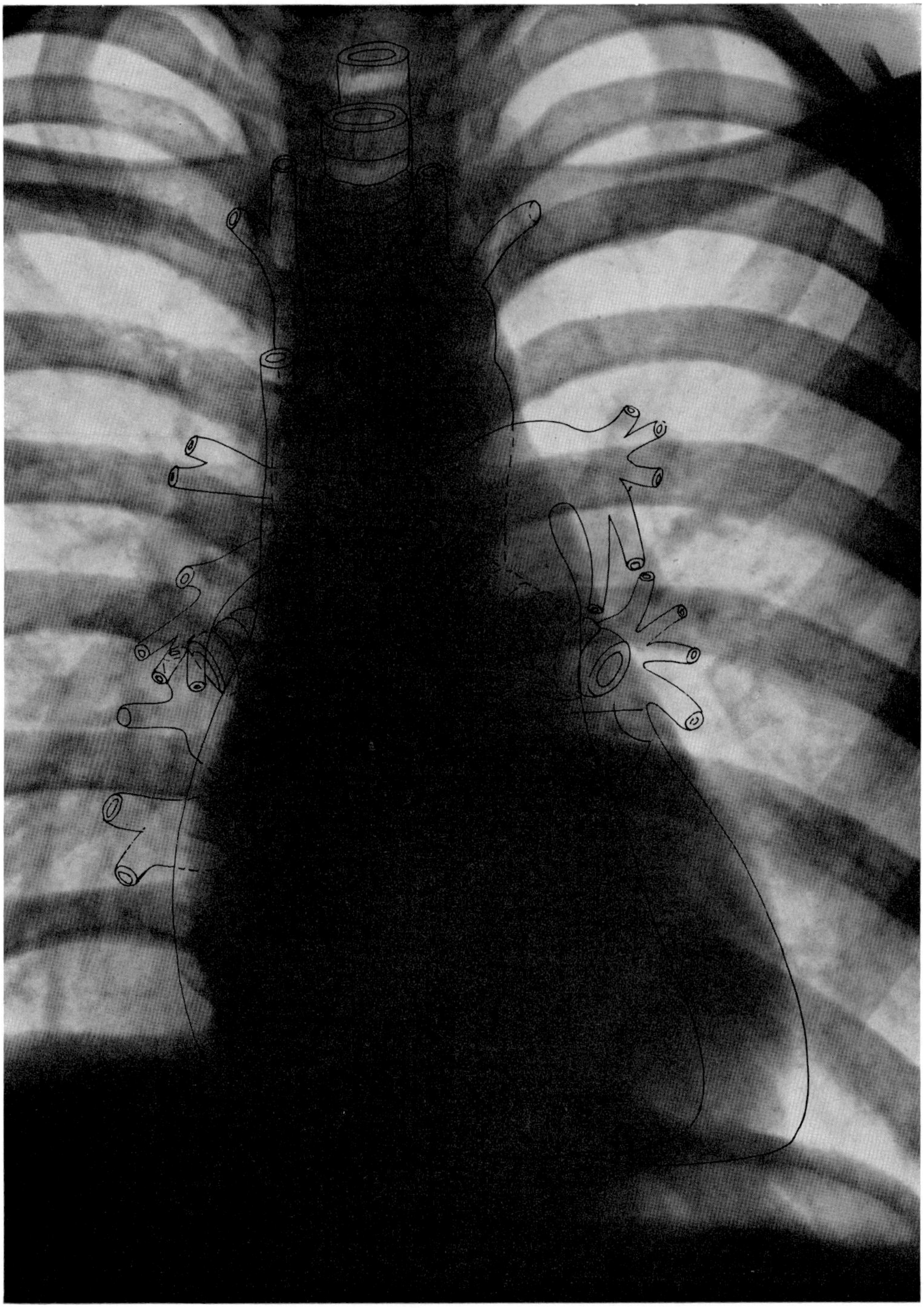

Abb. 10a und b Schattengebende Strukturen der Herzsilhouette im p.-a.-Strahlengang.

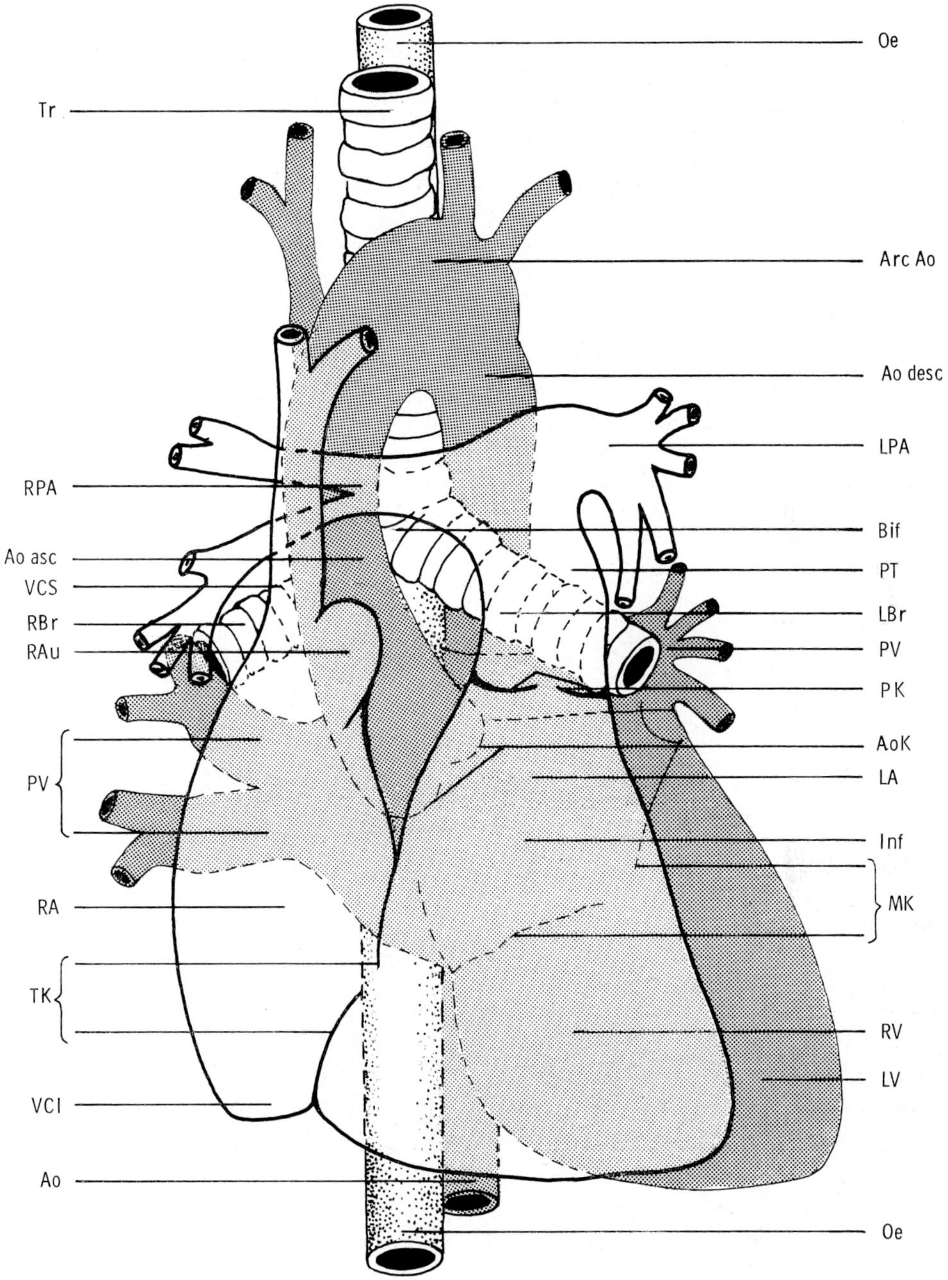

Oe
Tr
Arc Ao
Ao desc
LPA
RPA
Bif
Ao asc
PT
VCS
LBr
RBr
PV
RAu
PK
AoK
PV
LA
Inf
MK
RA
TK
RV
LV
VCI
Ao
Oe

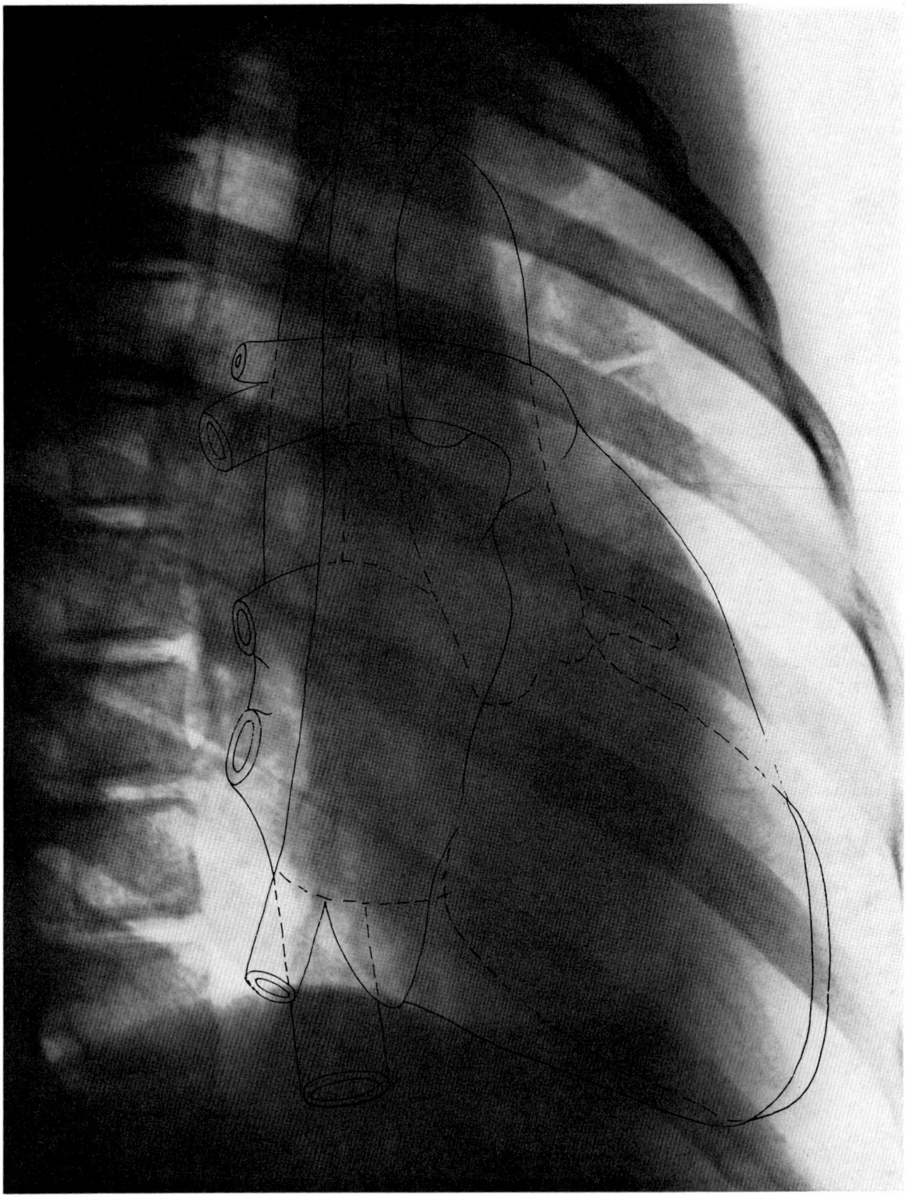

Abb. 11 a und b Schattengebende Strukturen der Herzsilhouette im rechten Schrägdurchmesser.

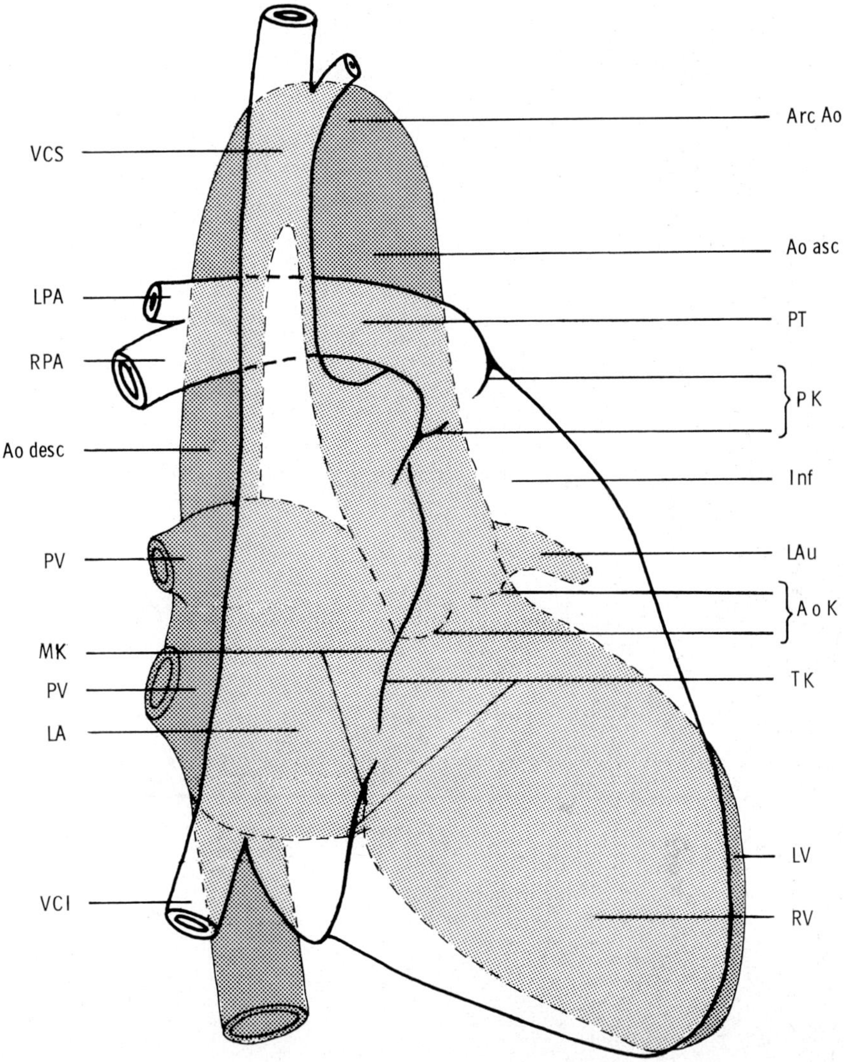

VCS
LPA
RPA
Ao desc
PV
MK
PV
LA
VCI
Arc Ao
Ao asc
PT
P K
Inf
LAu
A o K
TK
LV
RV

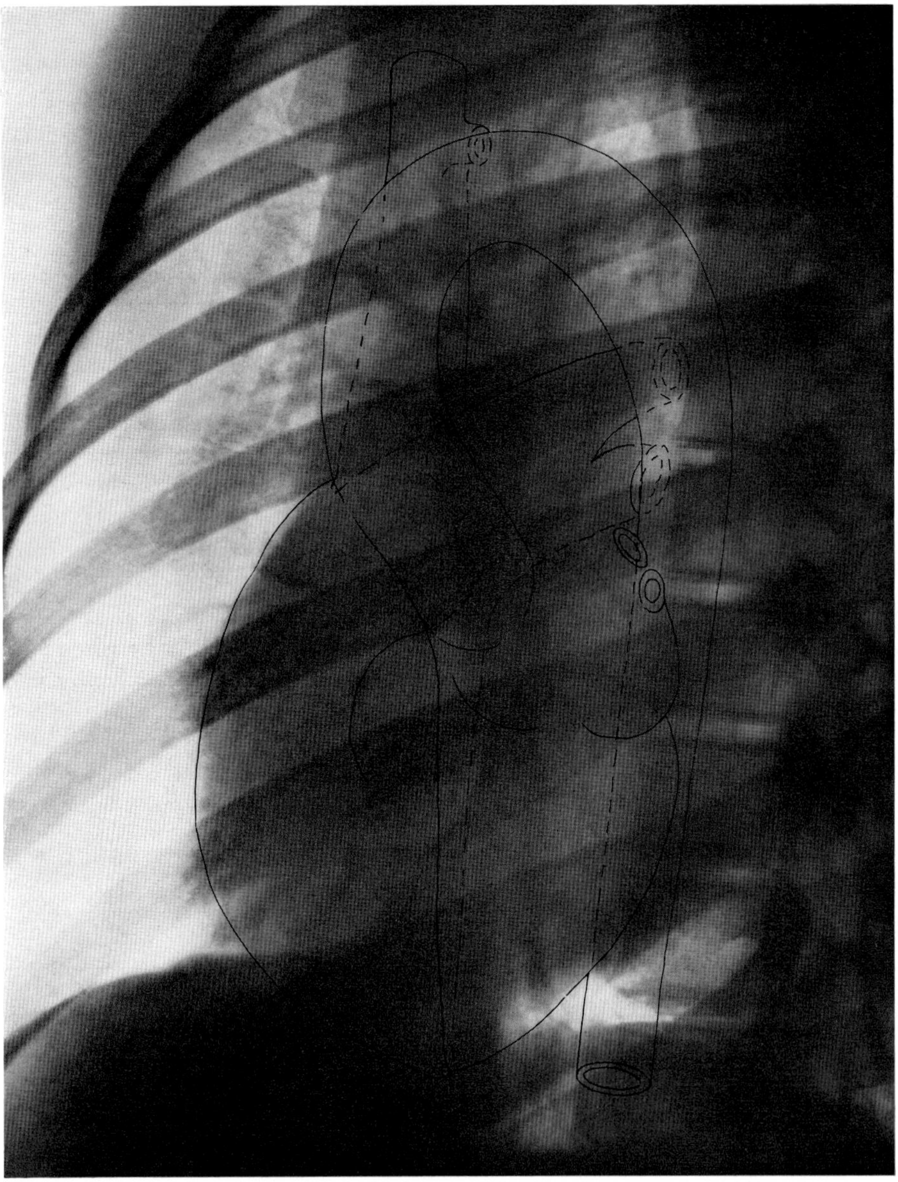

Abb. 12 a und b Schattengebende Strukturen der Herzsilhouette im lateraleren Strahlengang.

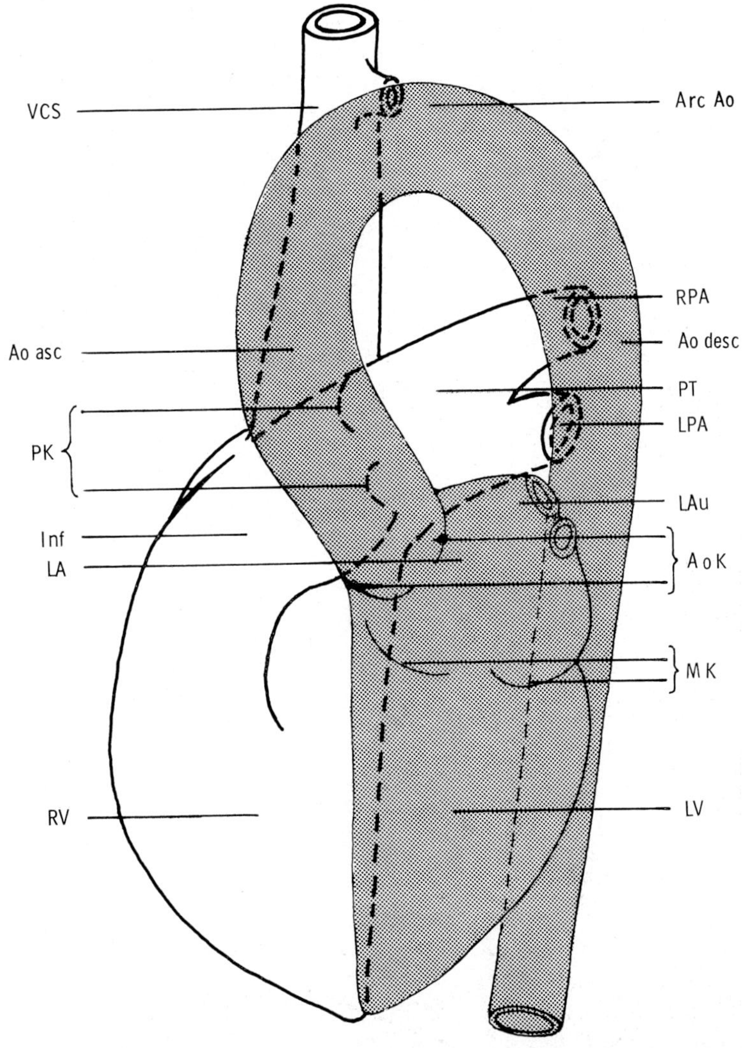
VCS
Arc Ao
RPA
Ao asc
Ao desc
PT
PK
LPA
LAu
Inf
AoK
LA
MK
RV
LV

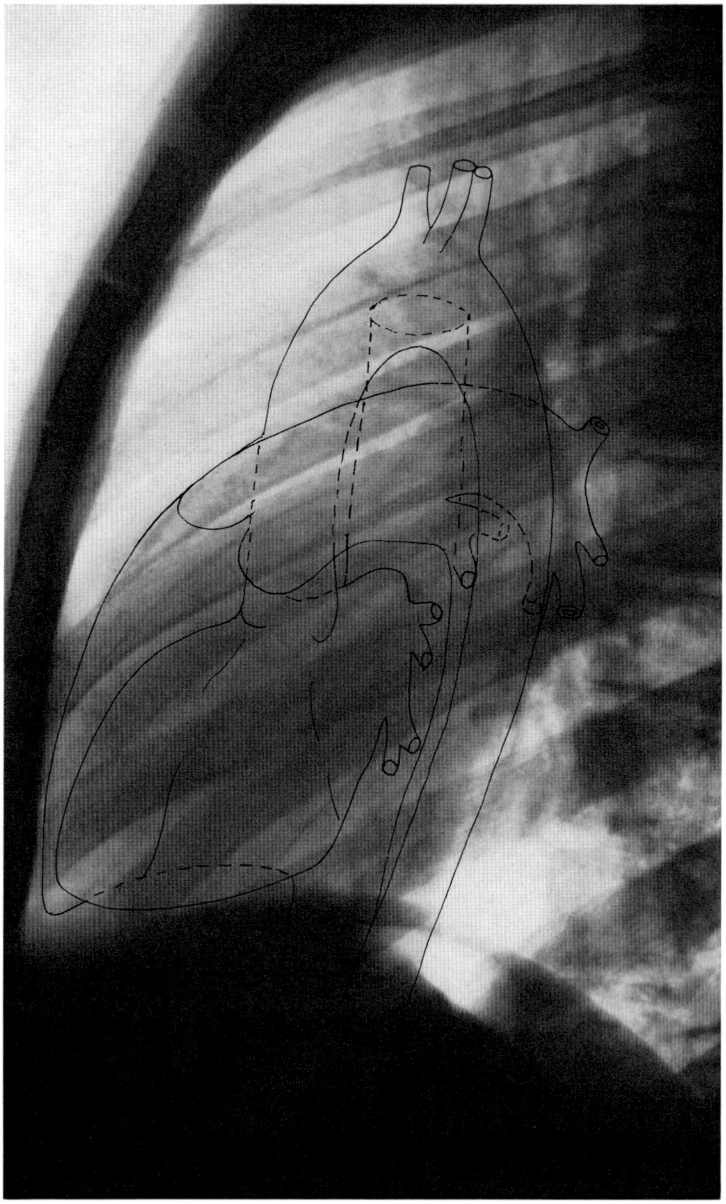

Abb. 13a und b Schattengebende Strukturen der Herzsilhouette im linken schrägen Durchmesser.

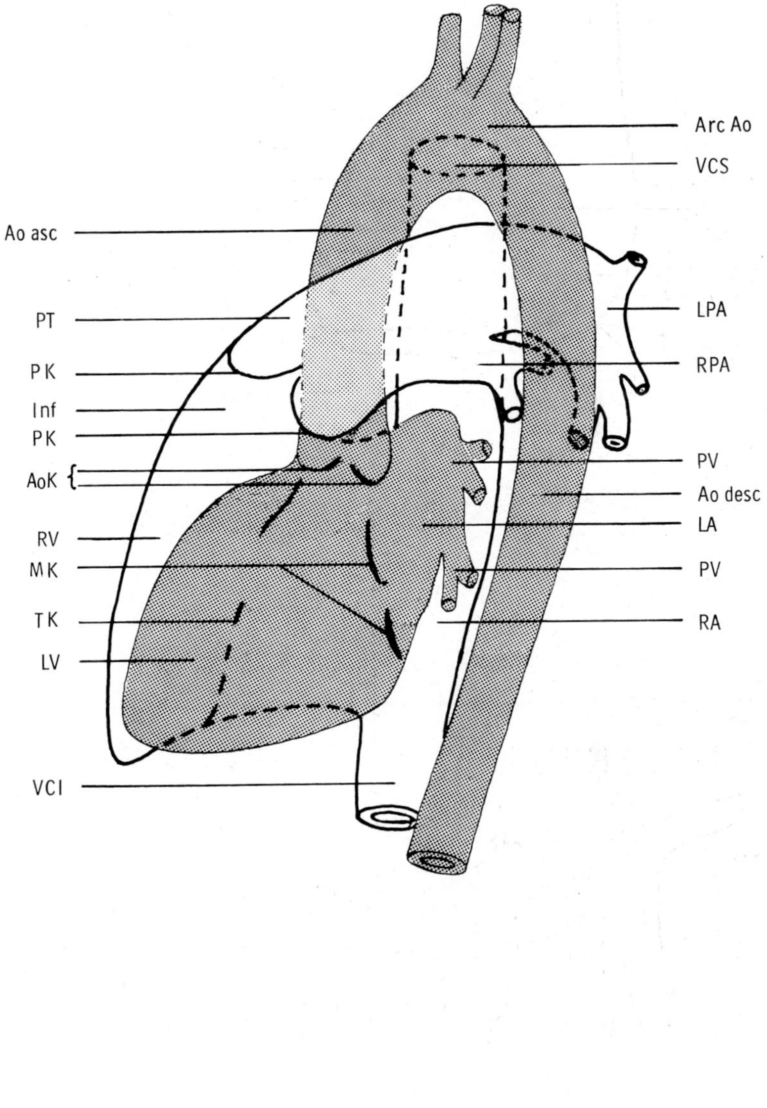

Arc Ao
VCS
Ao asc
LPA
PT
RPA
PK
Inf
PK
PV
AoK
Ao desc
LA
RV
MK
PV
TK
RA
LV
VCI

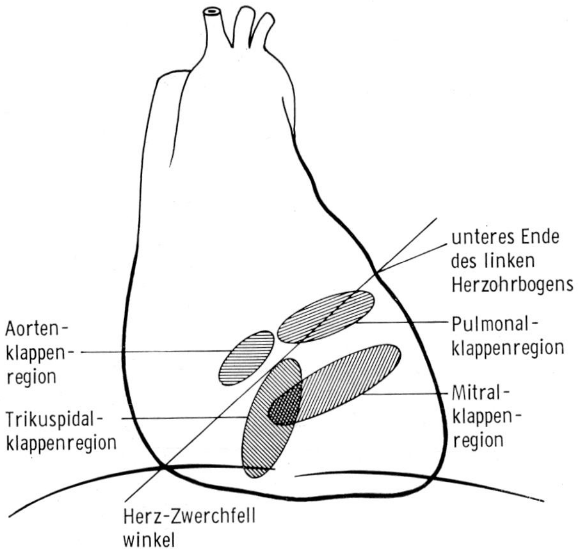

Abb. 14 Klappenregionen im Herzschatten.

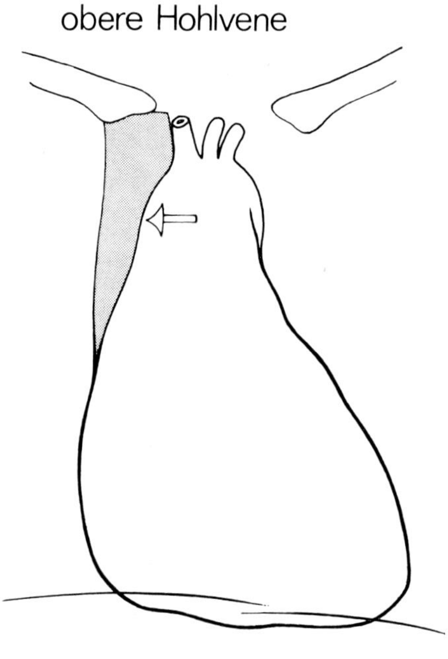

Abb. 15 Verbreiterung des rechten oberen Herzrandes (schematisch).

Abb. 16 23jähriger männlicher Patient, starke zentrale Zyanose, Trommelschlegelfinger und -zehen.

Auskultation: Systolikum und fixe Spaltung des 2. Tones im 2. Interkostalraum (ICR) links parasternal, Mitteldiastolikum am unteren Sternalende.

EKG: Sinusrhythmus, Rechtsschenkelblock.

Herzkatheter: Links-Rechts-Shunt von 100% des Herzzeitvolumens auf Höhe der oberen Hohlvene, Rechts-Links-Shunt durch Vorhofseptumdefekt von etwa 50% des Herzzeitvolumens.

Diagnose: Totale Fehlmündung aller Lungenvenen in die obere Hohlvene, Vorhofseptumdefekt.

Operative Totalkorrektur mit Hilfe der extrakorporalen Zirkulation (Herz-Lungen-Maschine).

Exitus letalis 5 Tage postoperativ durch massive Lungenembolie.

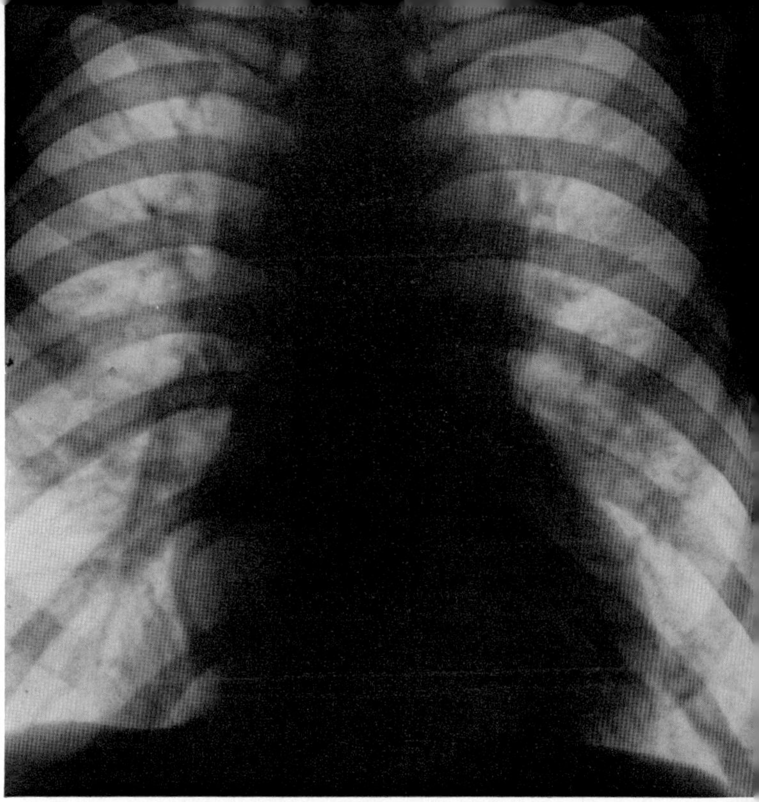

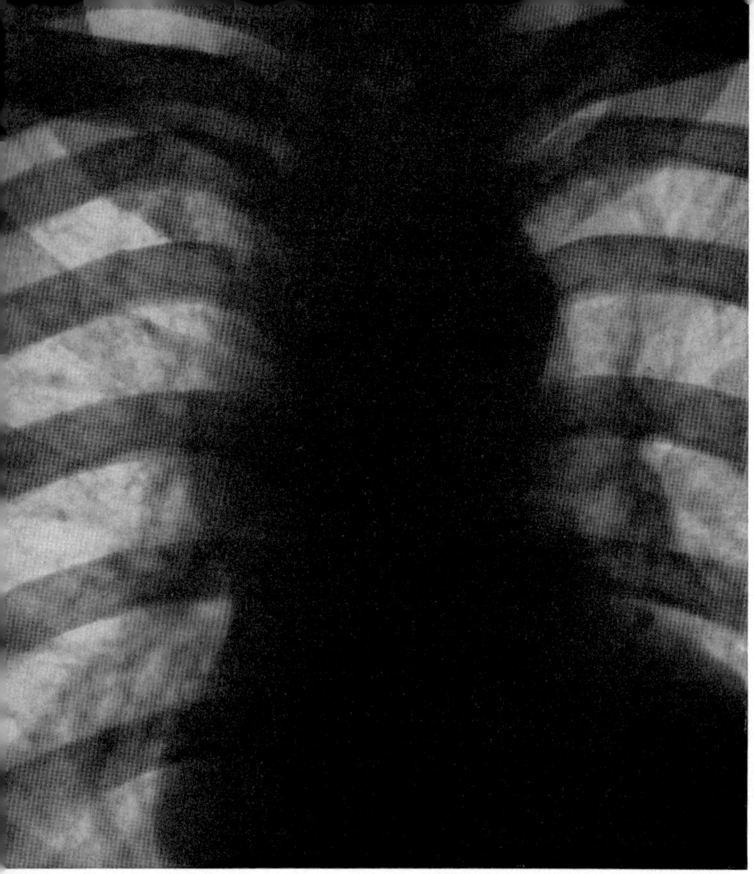

Abb. 17 Lymphogranulom bei 17-jähriger Patientin.

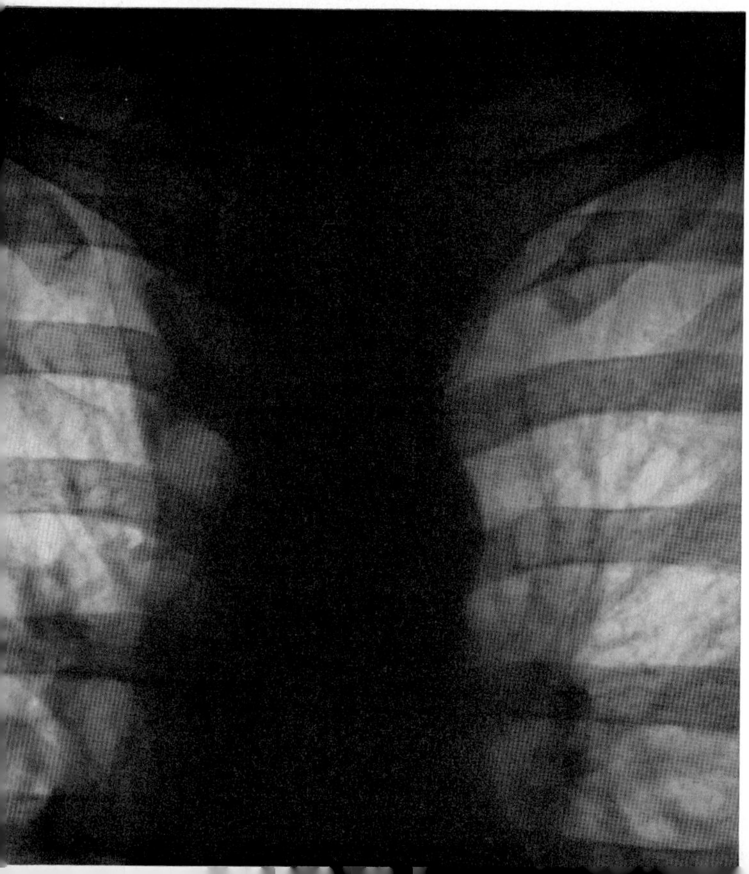

Abb. 18 Schwarte nach Mediastinitis bei 32jährigem Patienten.

Abb. 19 Struma retrosternalis bei 60jähriger Patientin.

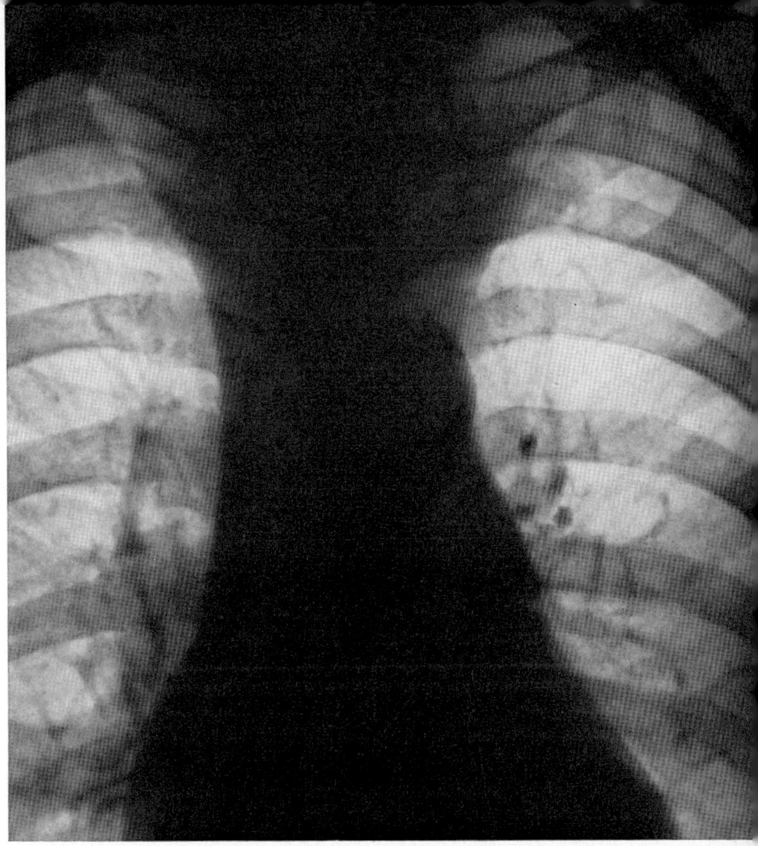

Abb. 20 Lobus venae azygos bei 31jährigem Patienten.

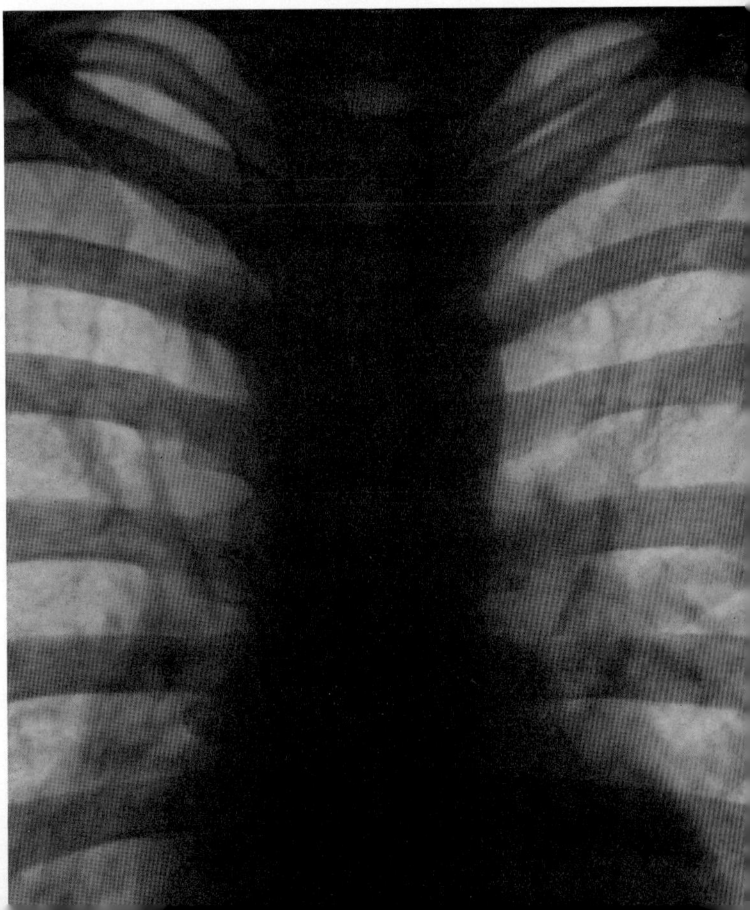

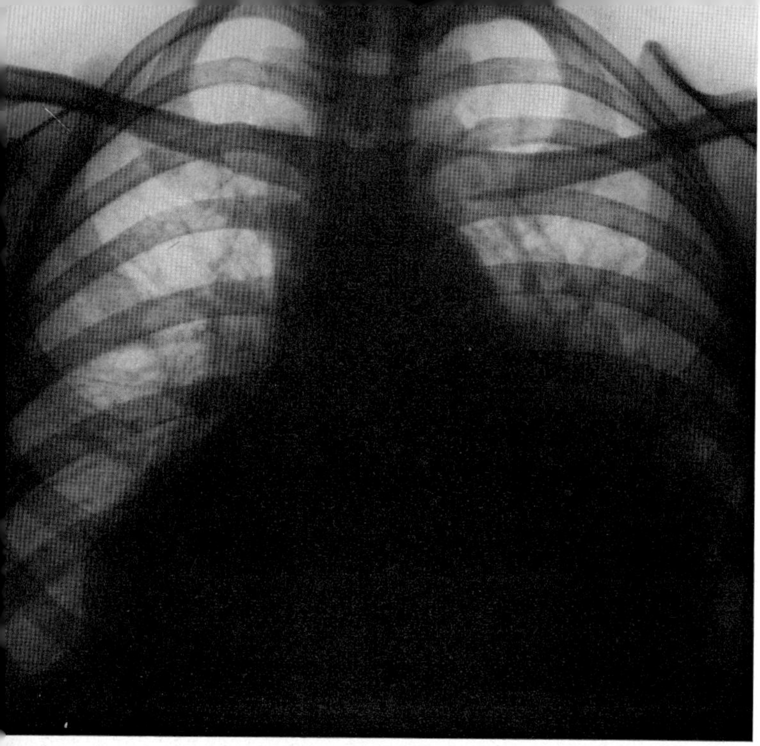

Abb. 21 24jährige Patientin, rezidivierende Beinödeme nach Angina mit Gelenksentzündung, Leberschwellung.

Leichte periphere Zyanose, Beinödeme, Hepatomegalie.

Auskultation: Systolikum über der Herzspitze und am unteren Sternalende.

EKG: Vorhofflattern, rudimentärer Rechtsschenkelblock.

Herzkatheter: rechter Vorhofdruck 25 mm Hg, ventrikelsystolisch positive Welle. Linker Vorhofdruck 20 mm Hg, Pulmonalarteriendruck 40 mm Hg systolisch.

Diagnose: Mitral- und Trikuspidalklappeninsuffizienz.

Operative Korrektur durch Raffnähte nach WOOLER mit gutem Erfolg.

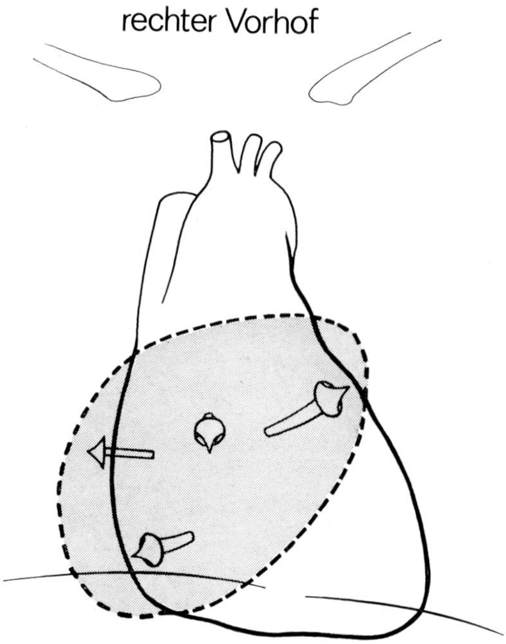

Abb. 22 Dilatation des rechten Vorhofes (schematisch).

Abb. 23 9jähriges Mädchen. Keine Zyanose, etwas unterentwickelt. Seit der Geburt Herzgeräusche bekannt. Palpable Rechtshyperaktivität des Herzens, Systolikum und fixe Spaltung des 2. Tones im 2. ICR links parasternal.

EKG: Sinusrhythmus, Rechtstyp, rudim. Rechtsschenkelblock.

Herzkatheterdaten: Links-Rechts-Shunt auf hoher Vorhofebene in der Größenordnung von etwa 60% des Herzzeitvolumens. Lungenarteriendrücke normal.

Diagnose: Vorhofseptumdefekt mit teilweiser Lungenvenenfehlmündung.

Operation: Totalkorrektur durch Vorsetzen des Vorhofspetums bis vor die fehlmündenden Lungenvenen im unteren Teil der oberen Hohlvene.

Nebenbefund: Verkalkte Drüse am Ligarteriosum.

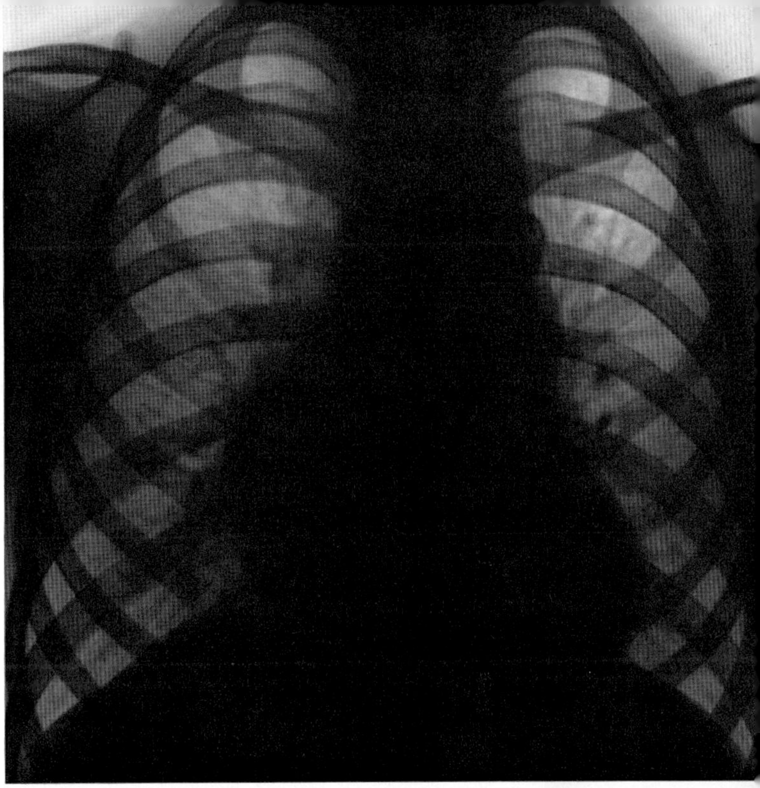

Abb. 24 12jähriger Patient mit mittelgradiger zentraler Mischzyanose. Normale Entwicklung, etwas eingeschränkte Leistungsbreite. 4 Herztöne über der Herzmitte (Viererrythmus).

EKG: Sinusrhythmus, ausgeprägter Rechtsschenkelblock.

Herzkatheterdaten: enorm erweiterter rechter Vorhof sondierbar. Rechts-links-Shunt auf Vorhofebene von 25% des Herzzeitvolumens. Trikuspidalklappe weit zur Herzspitze hin verlagert.

Diagnose: Morbus EBSTEIN *mit Vorhofseptumdefekt.*

Wegen Wohlbefindens kein operativer Korrekturversuch, der in erster Linie durch Implatation einer künstlichen Klappe in den natürlichen Atrioventrikularklappenring möglich wäre, jedoch mit relativ hoher Mortalität behaftet ist.

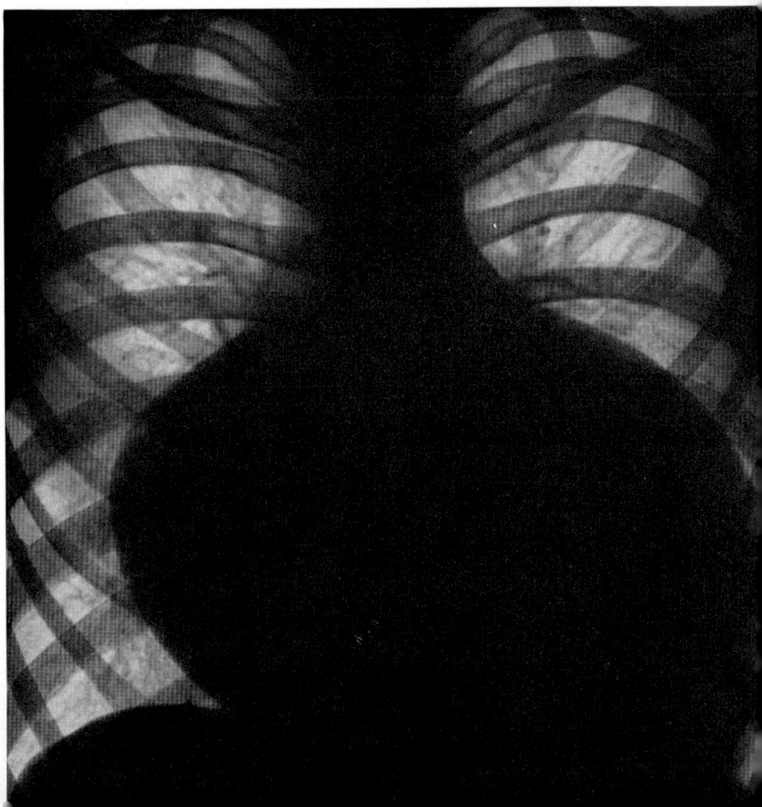

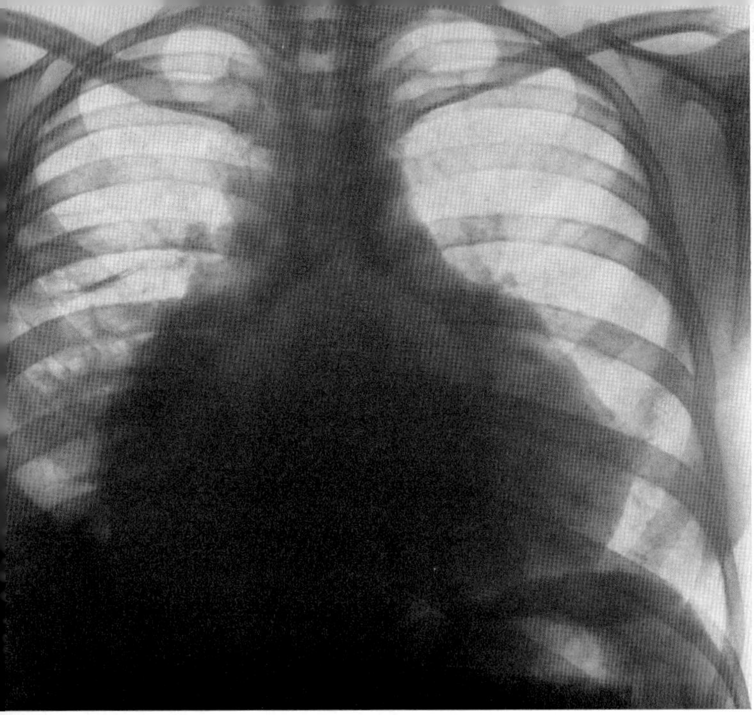

Abb. 25 34jährige Hausfrau. Seit Jahren Halsvenenstauung, Leberschwellung, Ikterus, periphere Zyanose und Beinödeme. Gelegentlich auch Aszitesbildung. Flimmerarryhtmie.

Auskulation unauffällig. EKG: Vorhofflimmern.

Herzkatheterdaten: rechter Vorhofdruck und rechtsventrikulärer Enddiastolendruck stark erhöht. Normale Drücke im linken Herzen.

Exitus letalis durch Herzversagen.

Diagnose (Obduktion): *Endomyokardfibrose mit Verkalkungen, vor allem des rechten Ventrikels.* Kein serotoninproduzierender Tumor nachweisbar. Stauungsorgane und -ergüsse bei Einflußstauung.

Abb. 26 Vergrößerungen des rechten Ventrikels (schematisch).

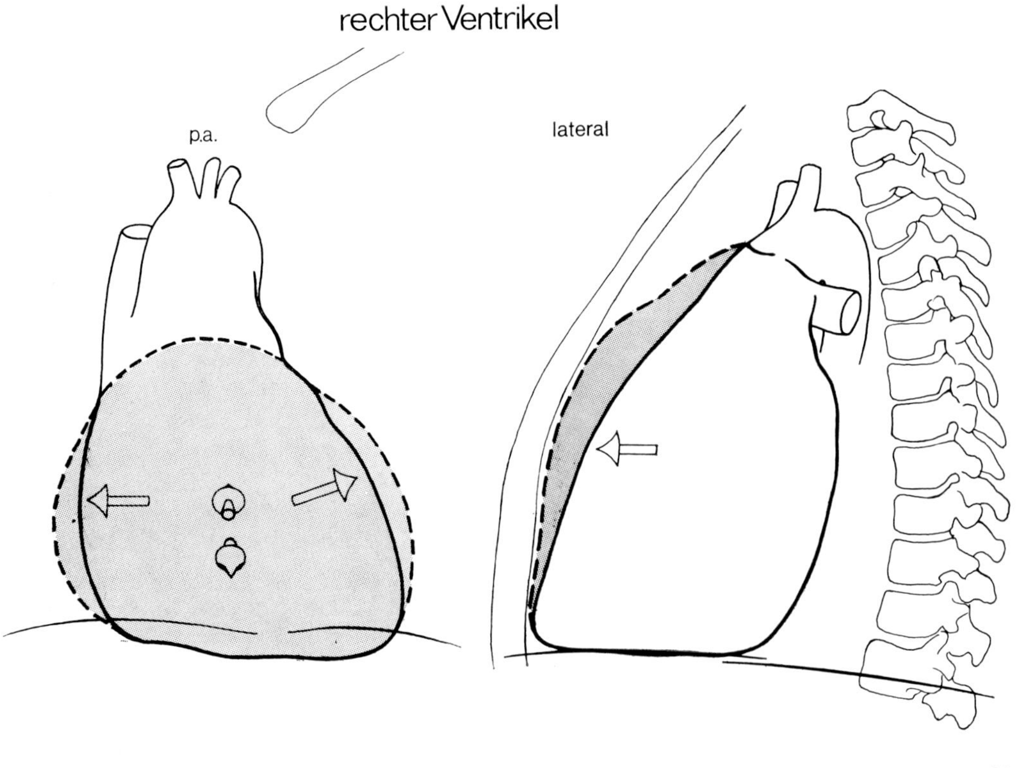

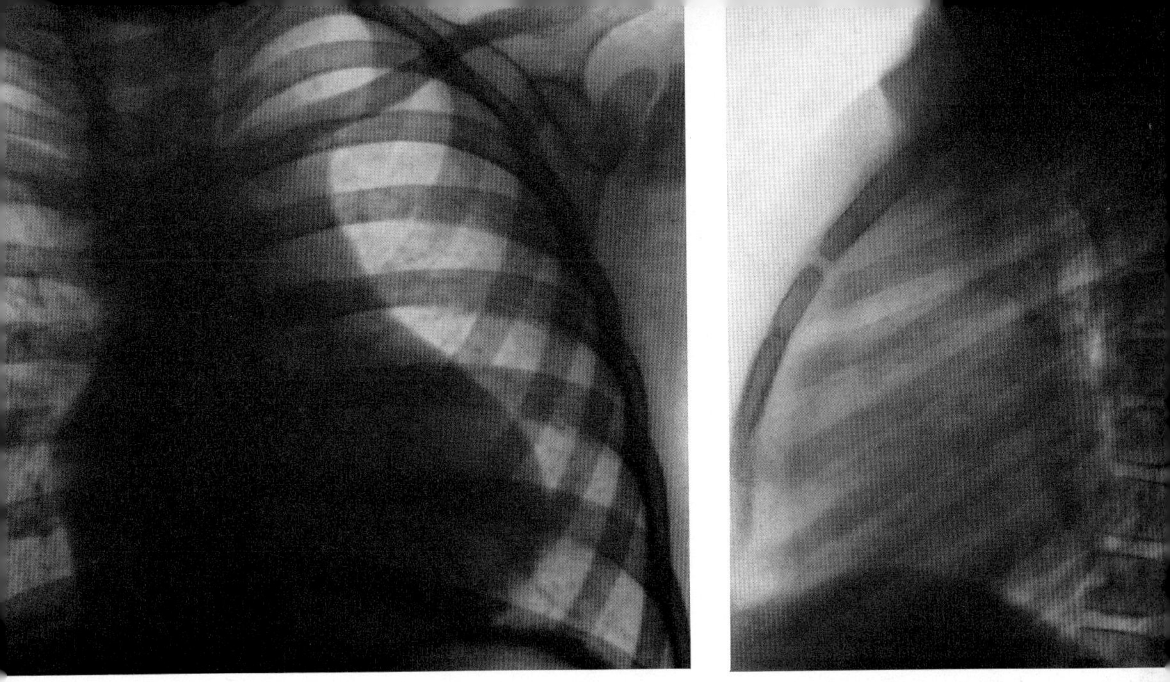

Abb. 27/28 6jähriges Mädchen. Zentrale Zyanose mit Trommelschlegelfingern und -zehen seit Geburt. Starke Unterentwicklung. Häufige Hockstellung, verminderte Leistungsbreite.

Auskultation: systolisches Austreibegeräusch im 2. ICR, links parasternal, Holosystolikum am linken Sternalrand.

EKG: Sinusrhythmus, Rechtstyp, hohe R-Zacken in V 1–4.

Herzkatheterdaten: Pulmonalarteriendruck 15 mm Hg systolisch Druck im rechtsventrikulären Infundibulum 25 mm Hg systolisch, Druck im tiefen rechten Ventrikel 110 mm Hg. Rechts-Links-Shunt auf Ventrikelebene von 40% des Herzzeitvolumens.

Diagnose: FALLOTsche *Tetralogie*

Operation: Totalkorrektur mit gutem Erfolg.

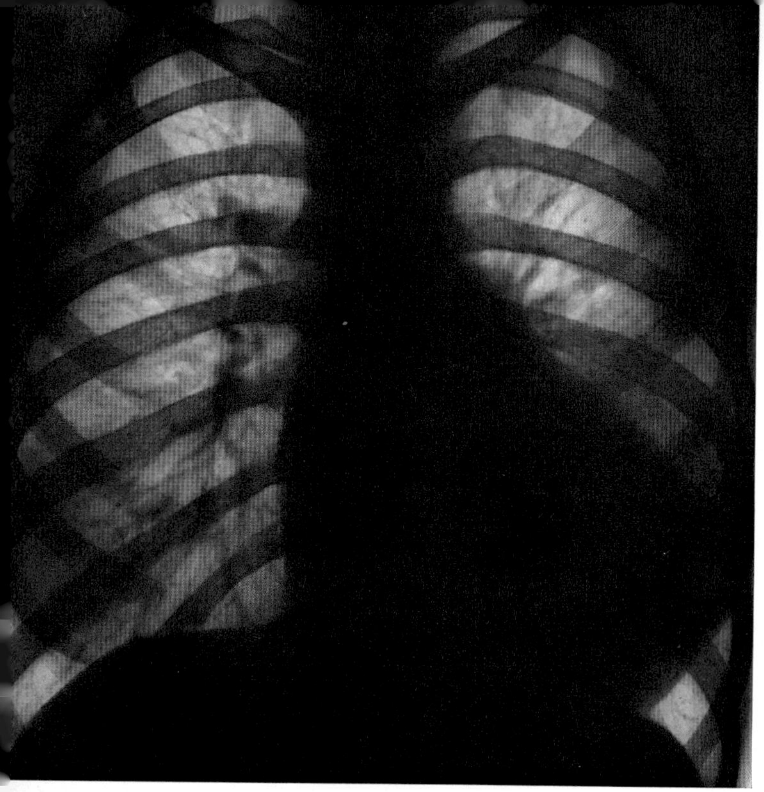

Abb. 29 16jähriger Patient mit starker zentraler Zyanose und Trommelschlegelfingern und -zehen seit Geburt.

Systolisches Geräusch am linken Sternalrand, frühsystolischer Extraton und akzentuierter 2. Pulmonalton im 2. ICR links parasternal.

EKG: Sinusrhythmus, konzentrische Rechtshypertrophie und Verbreiterungen der Kammerkomplexe in V-1 auf 0,12 Sek.

Herzkatheterdaten: Druckgleichheit in Aorta und Pulmonalarterie, Vorhofseptumdefekt sondierbar.

Diagnose: EISENMENGER-*Syndrom bei Vorhofseptumdefekt.*

Operative Korrektur zunächst nur palliativ in den ersten Lebensjahren durch Bändelung der Pulmonalarterie möglich.

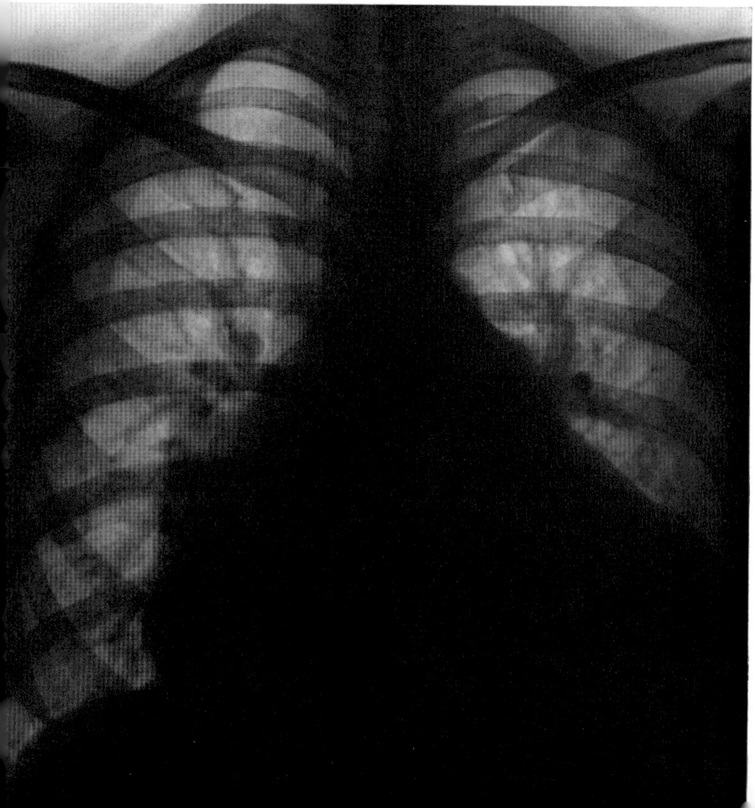

Abb. 30 46jährige Hausfrau ohne Zyanose, keine Insuffizienzzeichen des Herzens. Leistungseinschränkung durch Atemnot.

Auskultation: Systolikum und fixe Spaltung des 2. Tones im 2. ICR links parasternal.

EKG: Sinusrhythmus, rudim. Rechtsschenkelblock.

Herzkatheterdaten: Vorhofseptumdefekt sondierbar, Links-Rechts-Shunt auf Vorhofebene von 60% des Herzzeitvolumens. Normale Drucke im rechten Herzen und der Pulmonalarterie.

Diagnose: Vorhofseptumdefekt.

Operative Totalkorrektur.

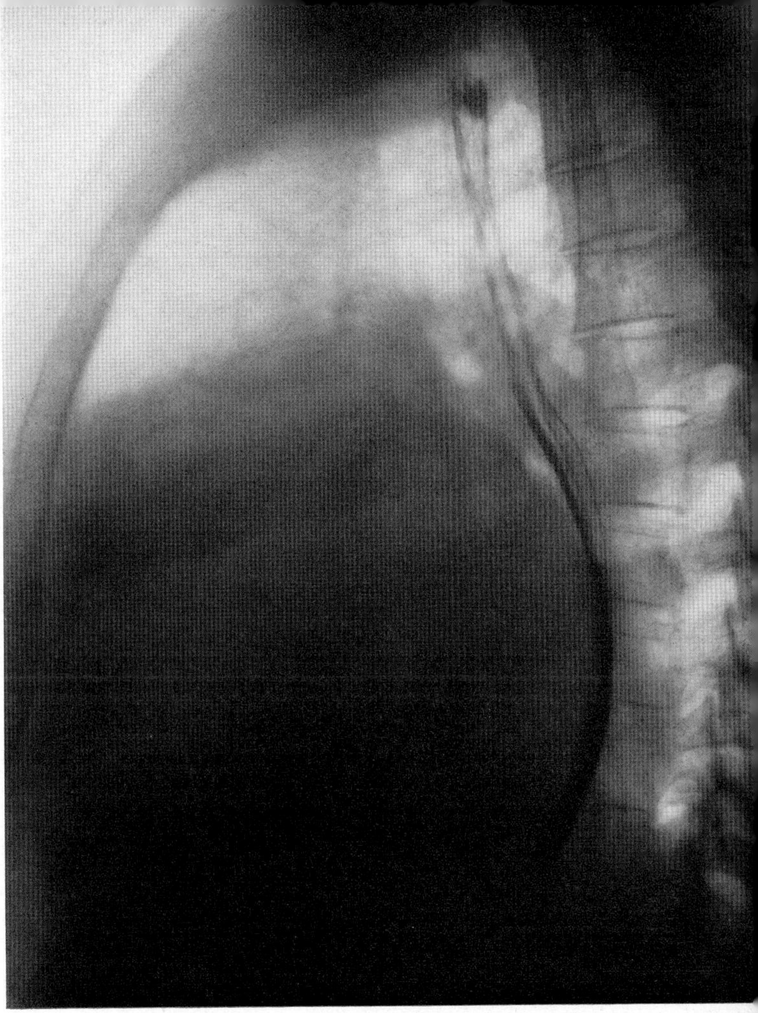

Abb. 31 45jährige Patientin ohne Zyanose, deutliche Leistungseinschränkung, Herzschwächezeichen auch in Ruhe (leichte Beinödeme und Vergrößerung der Leber).

Auskulatation: Systolikum und fixe Spaltung des 2. Tones links parasternal, der 2. Pulmonalton akzentuiert.

EKG: Sinusrhythmus, rudimentärer Rechtsschenkelblock.

Herzkatheterdaten: Vorhofseptumdefekt sondierbar, Links-rechts-Shunt von 40% des Herzzeitvolumens, Pulmonalarteriendruck 70 mm Hg.

Diagnose: Vorhofseptumdefekt mit pulmonaler Hypertonie.

Operation: wegen der pulmonalen Hypertonie inoperabler angeborener Herzfehler.

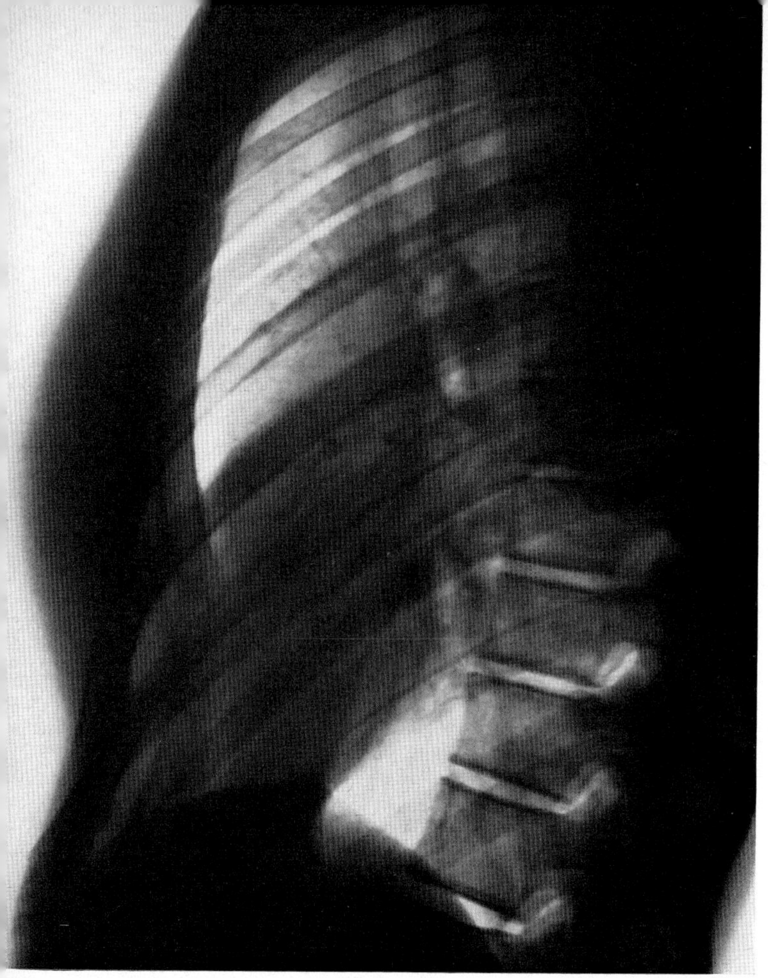

Abb. 32 20jähriges Mädchen mit deutlicher Behinderung der Atmung besonders bei Anstrengungen.
Trichterbrustbildung durch Einziehung des Sternums seit Geburt.
Auskultation und EKG normal.
Herzkatheterdaten normal.
Diagnose: Trichterbrust (*Pectus excavatum*).
Operative Korrektur durch Anhebung des Sternums.

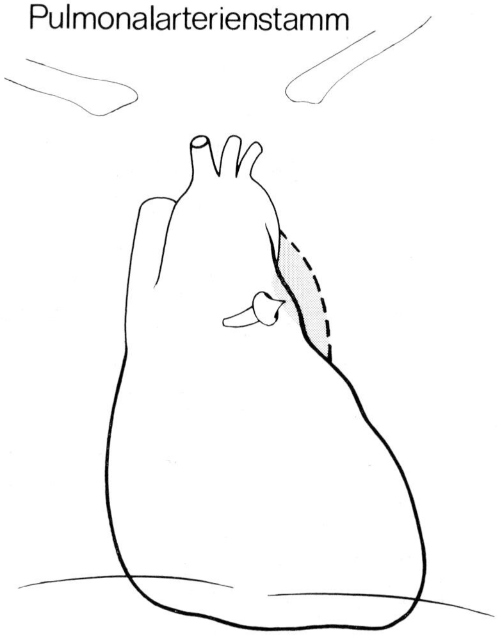

Abb. 33 Prominenz d. Pulmonalbogens (Schema).

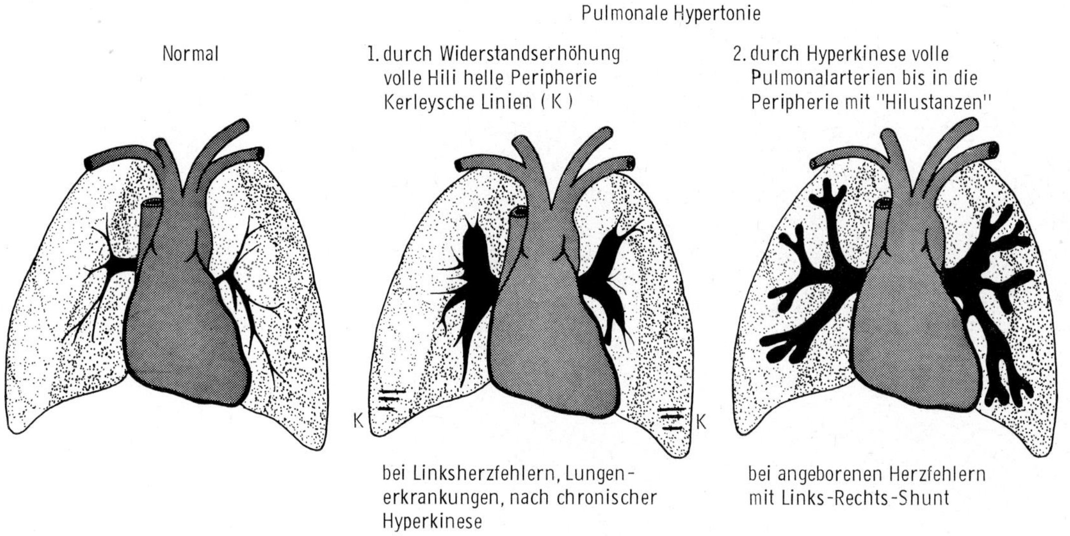

Abb. 34 Formen d. pulmonalen Hypertonie (Schema).

Abb. 35 3jähriger Patient mit ausgeprägter Zyanose und Trommelschlegelfingern und -zehen, starke Unterentwicklung, schlechtes Gedeihen. Häufige Hockstellungen.

Auskultation: Systolikum am linken Sternalrand, leises Systolikum auch im 2. ICR links parasternal.

EKG: Sinusrhythmus, P dextrocardiale, konzentrische Rechtshypertrophiezeichen.

Herzkatheterdaten: Druck in der Pulmonalarterie 20 mm Hg, Druck im Infundibulum des rechten Ventrikels: 35 mm Hg, Druck im tiefen rechten Ventrikel: 90 mm Hg.

Rechts-Links-Shunt durch Ventrikelseptumdefekt.

Diagnose: FALLOTsche *Tetralogie*.

Operation: Wegen des schlechten Allgemeinzustandes wurde Palliativoperation nach BLALOCK-TAUSSIG (Einpflanzung der rechten A. subclavia in die Pulmonalarterie) durchgeführt. Spätere Totalkorrektur vorgesehen.

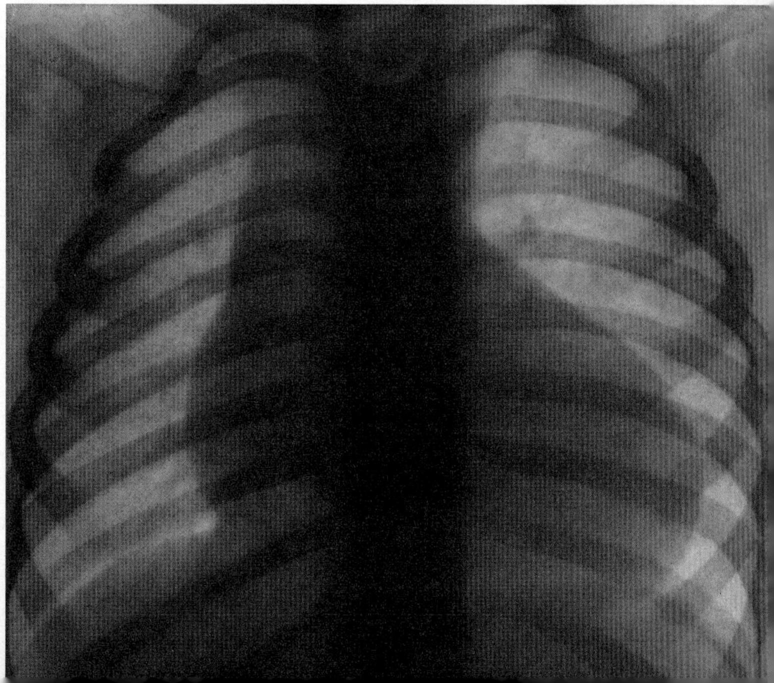

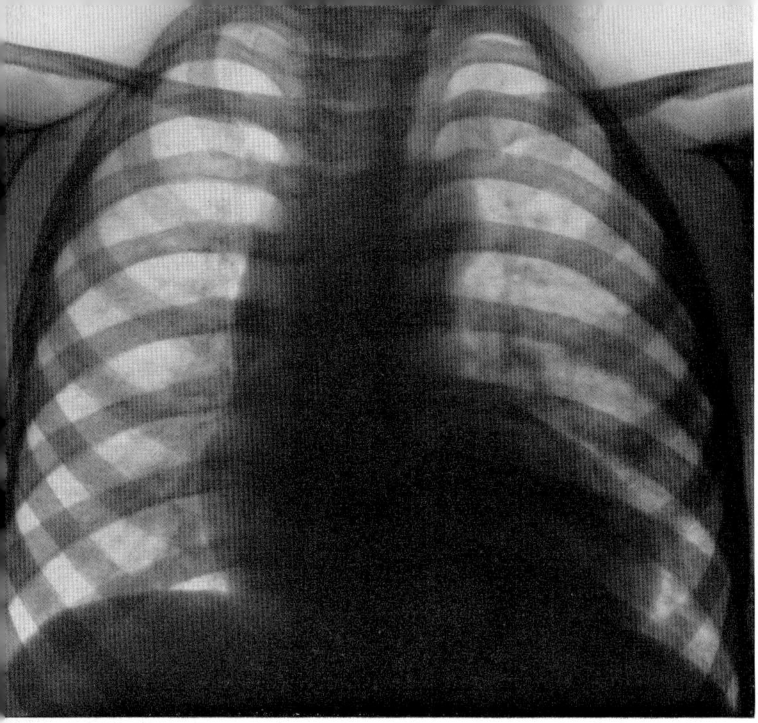

Abb. 36 4jähriger Patient. Ausgeprägte zentrale Zyanose, Trommelschlegelfinger und -zehen seit Geburt. Lautes systolisches Geräusch über der Herzmitte und -basis.

EKG: Sinusrhythmus, P dextrocardiale, konzentrische Rechthypertrophie mit hohen R-Zacken in V 1–4.

Diagnose: Truncus arteriosus (durch Angiokardiographie und hohe Aortographie bestätigt).

Derzeit inoperabler, angeborener Herzfehler.

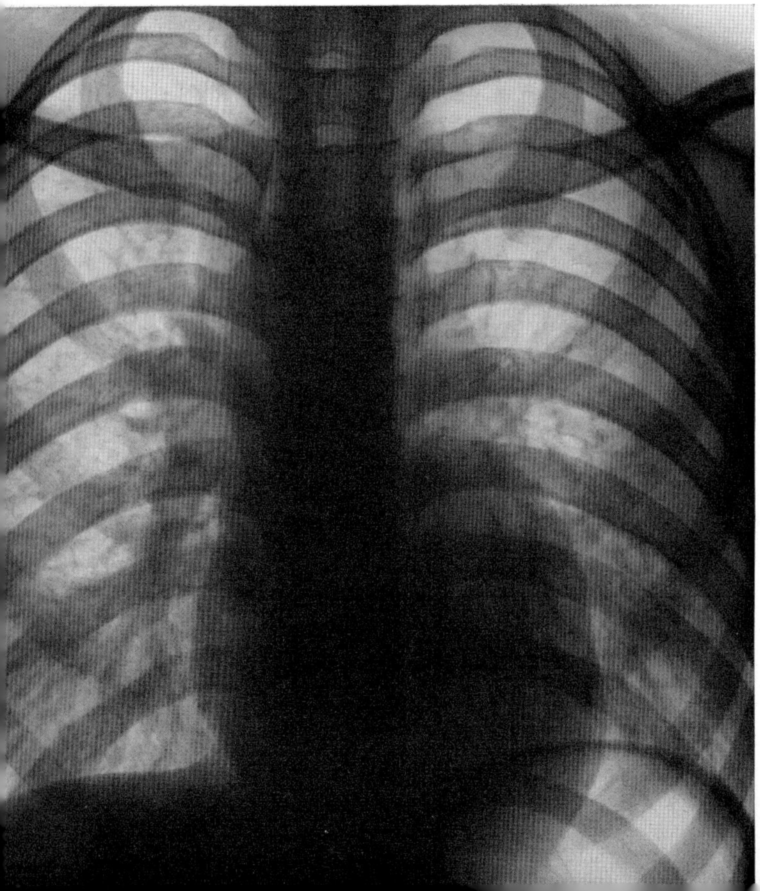

Abb. 37 14jährige Patientin, Angeborene zentrale Zyanose, Trommelschlegelfinger- und -zehen, deutliche Unterentwicklung. Häufige Hockstellungen während der Kindheit.

Auskultation: Holosystolikum am linken Sternalrand.

EKG: Sinusrhythmus, P dextrocardiale, konzentrische Rechtshypertrophiezeichen.

Diagnose: Pseudotruncus arteriosus mit Abgang der Pulmonalarterienäste aus der Aorta ascendens (durch hohe Aortographie bestätigt).

Derzeit inoperabler angeborener Herzfehler.

Abb. 38 12jähriges Mädchen. Angeborene Mischzyanose, normale Entwicklung.

Auskultation: 4 Herztöne (Viererrhythmus).

EKG: Rechtsschenkelblock mit QRS-Breite von 0,16 Sek.

Diagnose durch Herzkatheterismus: großer rechter Vorhof, kleiner rechter Ventrikel, niedriger Druck im rechten Ventrikel und in der Pulmonalarterie, Rechts-Links-Shunt auf Vorhofebene: *Morbus* EBSTEIN *mit Vorhofseptumdefekt.*

Operative Korrektur durch Implantation einer künstlichen Trikuspidalklappe mit großem Risiko behaftet.

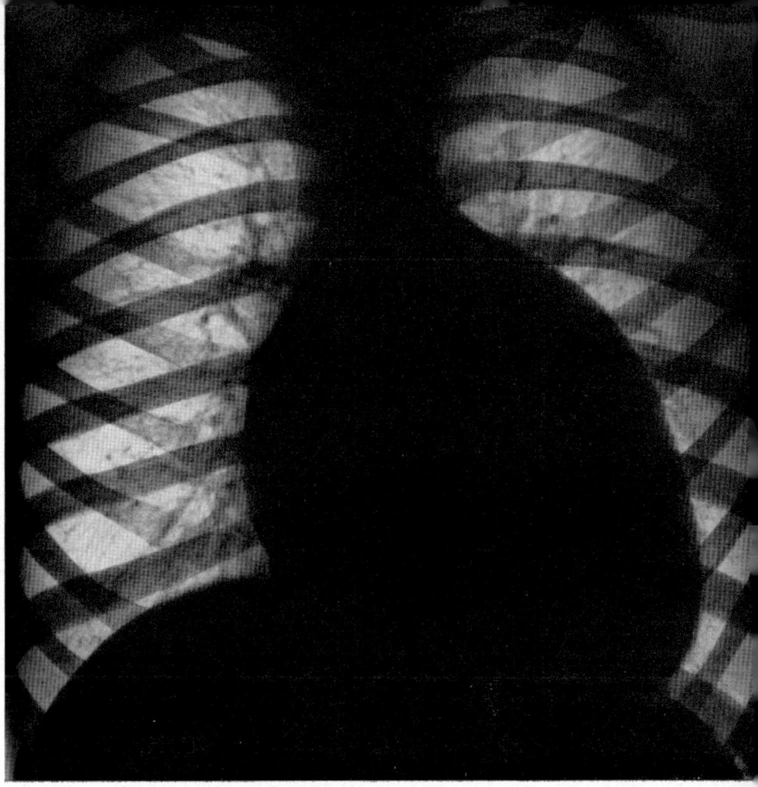

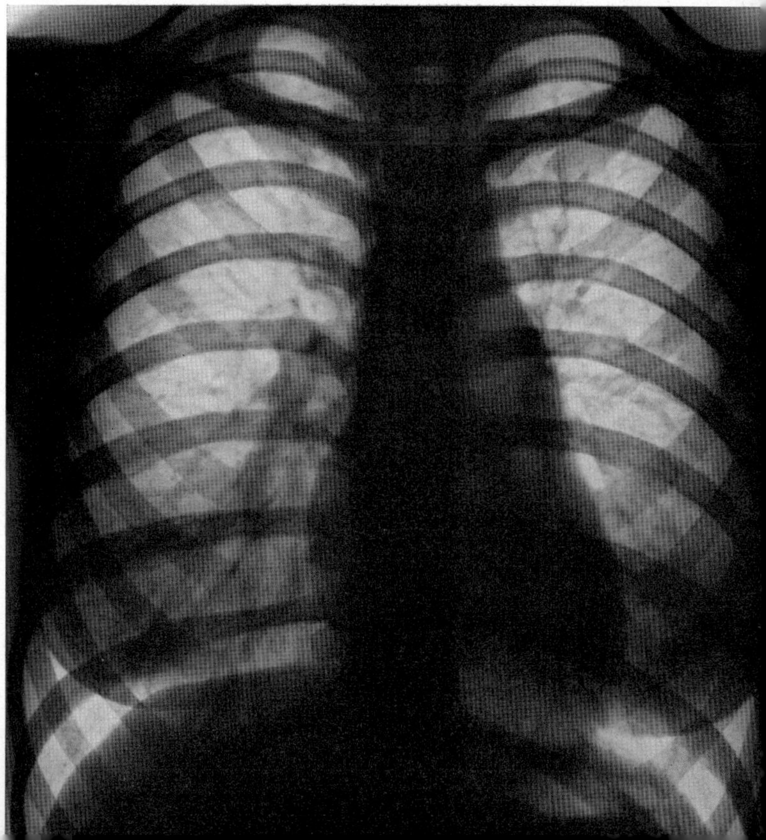

Abb. 39 23jährige Patientin, keinerlei Beschwerden, normale Entwicklung. Sportlerin.

Bei Routine-Lungendurchleuchtung waren die Veränderungen am Herzschatten aufgefallen.

Auskultation und EKG normal.

Herzkatheterdaten ebenfalls normal.

Diagnose: idiopathische Dilatation des Pulmonalarterienstammes (ohne Krankheitswert).

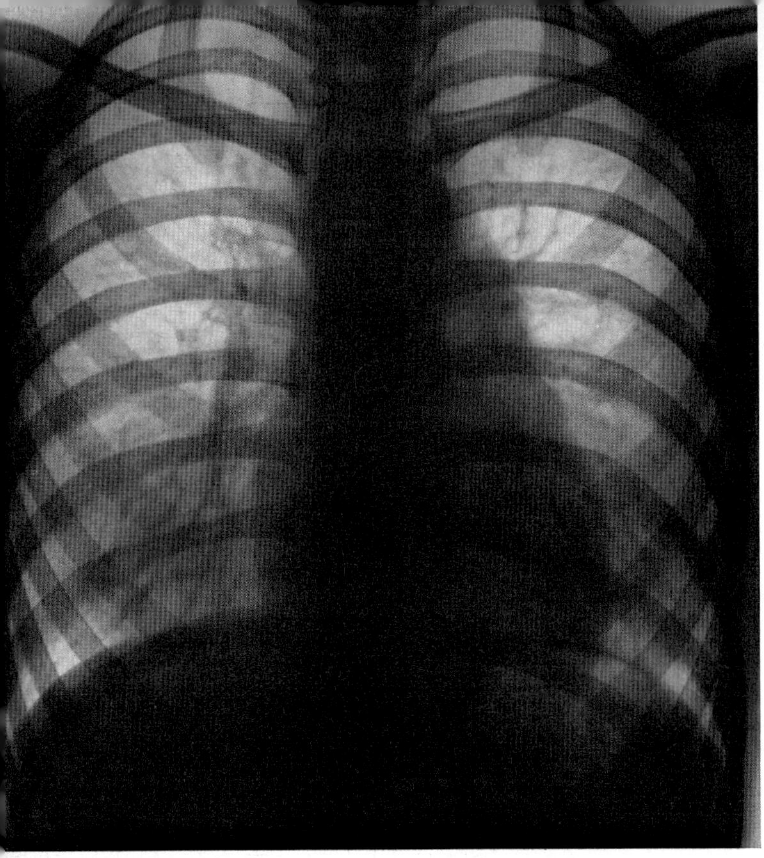

Abb. 40 12jähriges Mädchen, blaß, starke Infektanfälligkeit. Vergrößerte, zerklüftete Tonsillen.
Auskultation und EKG normal. Mäßige normochrome Anämie.
Diagnose: Perikardzyste.
Tomographische Verdachtsdiagnose einer parakardialen Verschattung. Kein Anhalt für Vitium cordis.

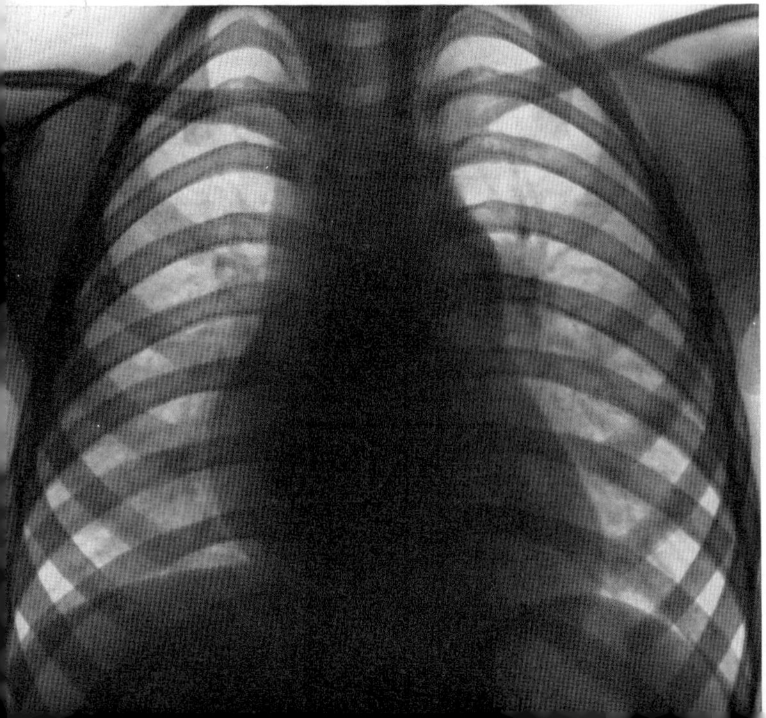

Abb. 41. 6jähriger Patient. Normale Entwicklung, keine Zyanose. Herzgeräusche seit Geburt.
Auskultation: systolisches Austreibegeräusch im 2. ICR links parasternal.
EKG: Sinusrhythmus, konzentrische Rechtshypertrophiezeichen.
Herzkatherdaten: Pulmonalarteriendruck 15 mm Hg systolisch, Druck im rechtsventrikulären Ausflußtrakt 110 mm Hg systolisch. Druckgradient über die Pulmonalklappe von 95 mm Hg systolisch.
Diagnose: Valvuläre Pulmonalstenose.
Operative Totalkorrektur durch Beseitigung der Stenose.

Abb. 42 22jährige Patientin. Keine Zyanose, normale Entwicklung, erst in letzter Zeit leichte Atemnot bei größeren Anstrengungen. Häufige Bronchitiden in der Anamnese. Herzgeräusche seit Schulalter bekannt.
Auskultation: Systolikum und fixe Spaltung des 2. Tones im 2. ICR links parasternal.
EKG: Sinusrhythmus, rudimentärer Rechtsschenkelblock.
Herzkatheterdaten: normale Drücke, Links-Rechts-Shunt auf Vorhofebene von 44% des Herzzeitvolumens. Septumdefekt direkt sondierbar.
Diagnose: Vorhofseptumdefekt.
Operation: direkte Vernähung des Defektes.

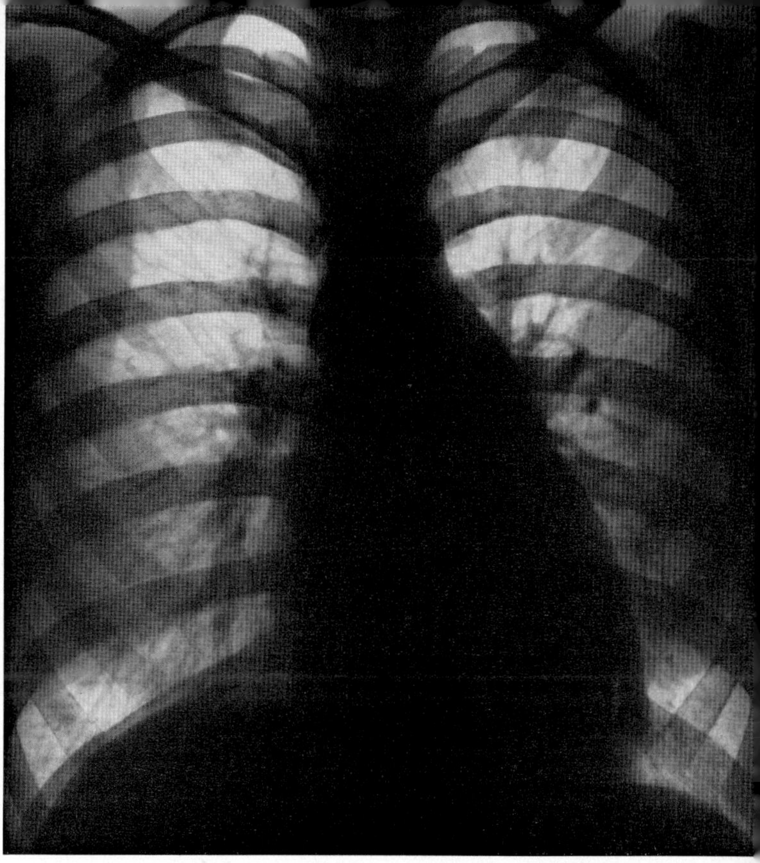

Abb. 43. 28jährige Patientin. Normale Kindheit und Entwicklung. Herzgeräusch seit dem Schulalter. Deutlich eingeschränkte Leistungsbreite durch Atemnot. Keine Zyanose.
Auskultation: Systolikum und fixe Spaltung des 2. Tones im 2. ICR links parasternal.
EKG: rudimentärer Rechtschenkelblock bei Sinusrhythmus, Linkstyp.
Herzkatheterdaten: Vorhofseptumdefekt direkt sondierbar, normale Drücke im rechten Herzen, Links-Rechts-Shunt auf Vorhofebene von etwa 65% des Herzzeitvolumens.
Diagnose: Ostium-primum-Defekt im Vorhofseptum.
Operation: Korrektur durch Einsetzen eines Dacronfleckens in den Ostium-primum-Defekt, Totalverschluß.

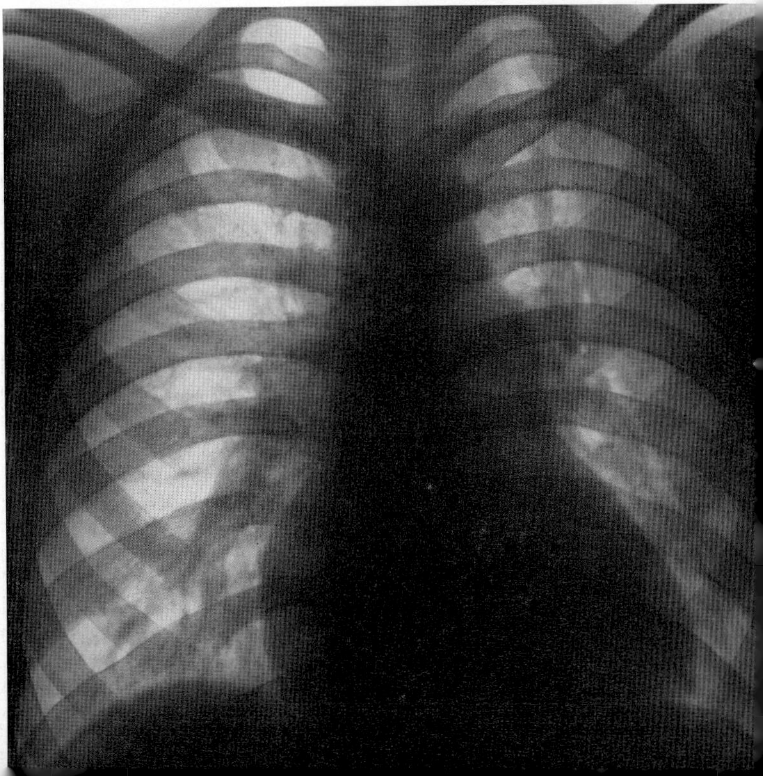

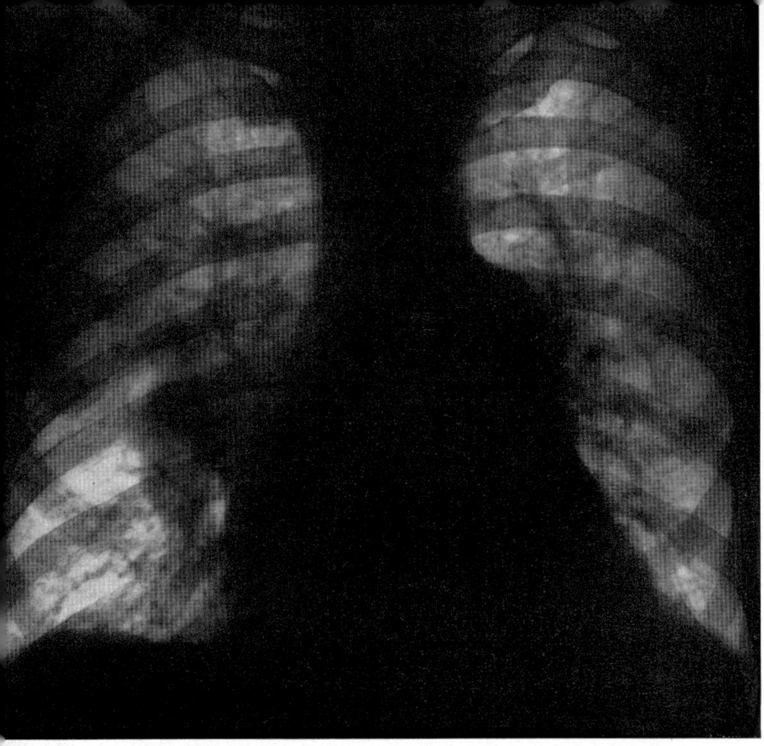

Abb. 44/45 68jähriger Patient. Keine subjektiven Beschwerden. Bis zuletzt als Holzfäller schwer körperlich tätig. Auch im letzten Krieg 5 Jahre lang voll diensttauglich und an fast allen Fronten eingesetzt. Bei Routinedurchleuchtung wurde die Veränderung an den Lungengefäßen gesehen.

Nur leichte periphere Zyanose. Keine zentrale Mischzyanose.

Auskultation: Systolikum und fixe Spaltung des 2. Tones im 2. ICR links parasternal.

EKG: Sinusrhythmus, leichtes P dextrocardiale, Rechtsschenkelblock mit QRS-Breite von 0,12 Sek.

Herzkatheterdaten: Links-Rechts-Shunt auf Vorhofebene von 70% des Herzzeitvolumens. Pulmonalarteriendruck etwas erhöht (45 mm Hg systolisch).

Diagnose: Vorhofseptumdefekt mit mäßiger pulmonaler Hypertonie im Senium.

Von einer operativen Korrektur wurde wegen des Alters und vor allem wegen des ausgezeichneten Allgemeinzustandes abgeraten.

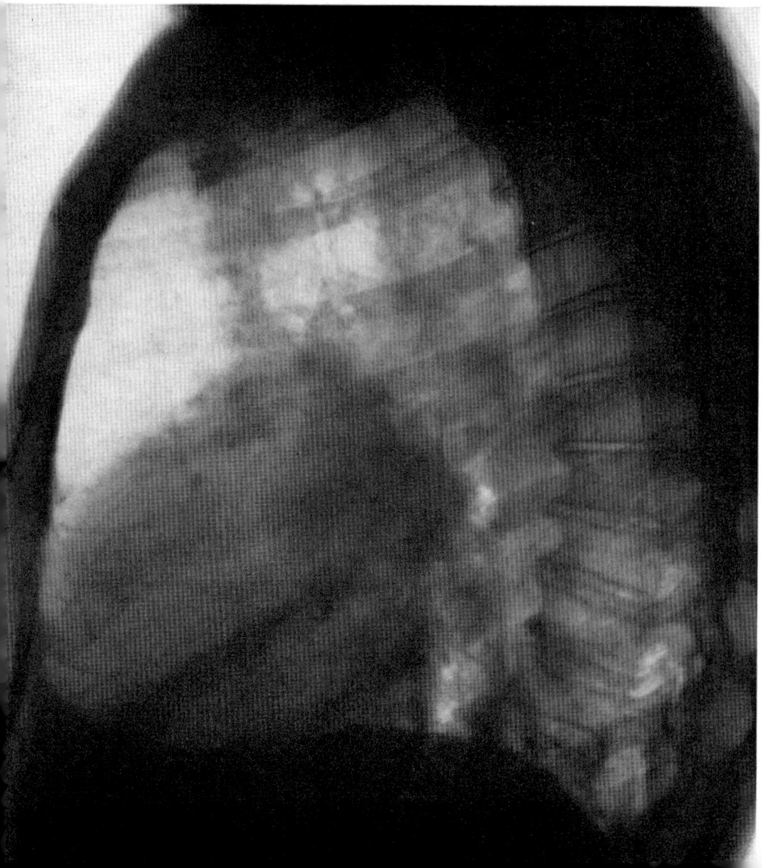

Abb. 45

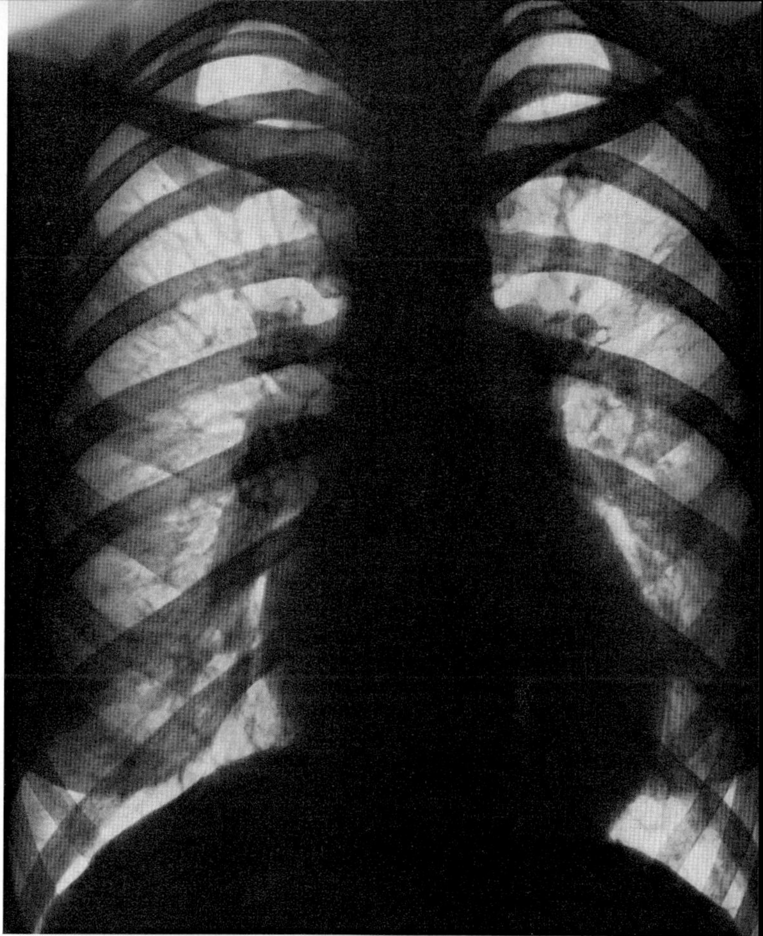

Abb. 46 19jährige Patientin. Herzfehler seit Geburt. Systolisches Herzgeräusch bis zum 9. Lebensjahr, dann allmähliches Eintreten einer zentralen Mischzyanose.

Auskultation: frühsystolischer Ejektionsklick und betonter 2. Ton im 2. ICR links parasternal.

EKG: konzentrische Rechtshypertrophie, Sinusrhythmus.

Herzkatheterdaten: Pulmonalarteriendruck und Aortendruck um 120 mm Hg systolisch. Rechts-Links-Shunt von etwa 30% des Herzzeitvolumens durch einen Ventrikelseptumdefekt.

Diagnose: EISENMENGER-*Syndrom bei Ventrikelseptumdefekt.*

Palliativoperation mittels Bändelung der Pulmonalarterie nur beim Kleinkind möglich.

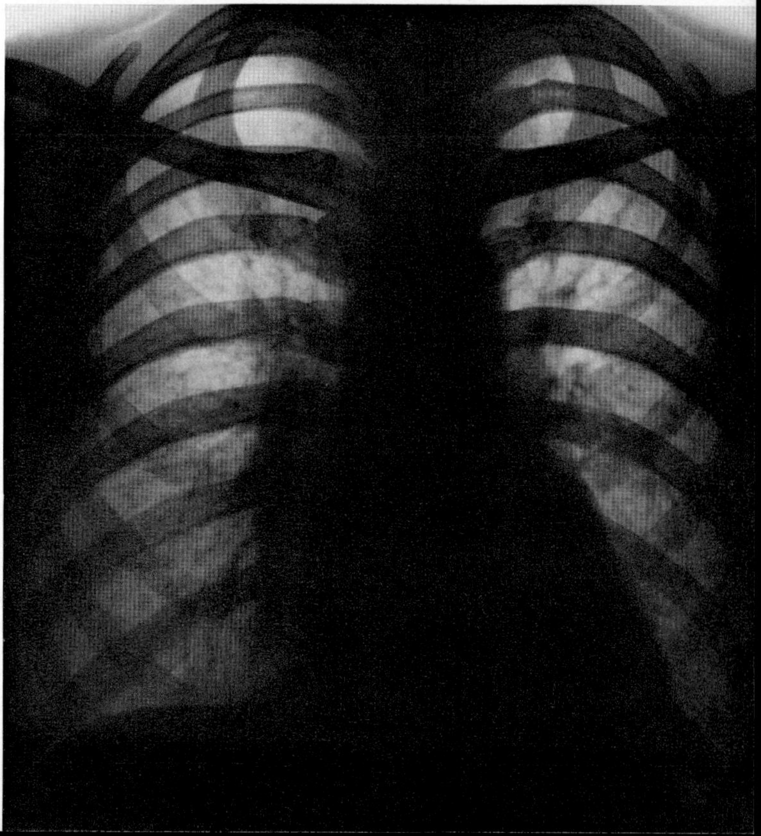

Abb. 47 31jährige Patientin. Angina tonsillaris und Gelenksrheumatismus mit 16 Jahren. Seither Herzgeräusche bekannt; keine Zyanose.

Auskultation: akzentuierter 1. Ton, leises Holosystolikum, Mitralöffnungston nach dem 2. Ton, Mitteldiastolikum über der Herzspitze.

EKG: P sinistrocardiale.

Diagnose: Mitralstenose Grad II bis III.

Operative Korrektur durch Mitralklappensprengung.

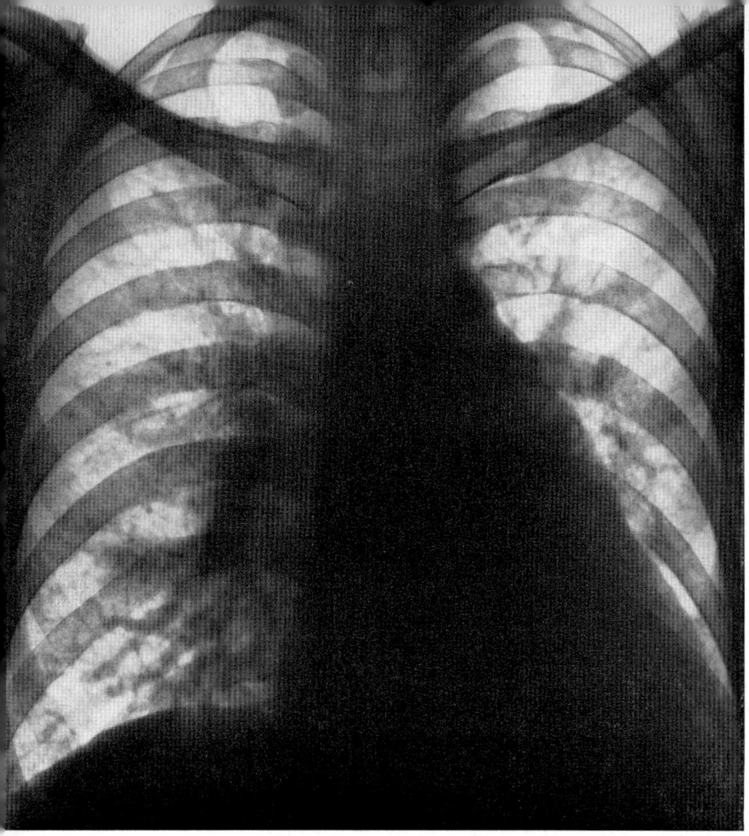

Abb. 48 38jähriger Patient, seit 4 Jahren zunehmende Dyspnoe, seit 2 Jahren zentrale Zyanose pulmonaler Genese, Uhrglasnägel.

Auskultation: betonter 2. Pulmonalton im 2. ICR links parasternal.

EKG: Vorhofflattern, Rechtsschenkelblock.

Exitus letalis nach interkurrenter Bronchopneumonie.

Diagnose durch Obduktion: primäre Pulmonalarterienveränderungen mit Rechtshypertrophie des Herzens im Sinne eines *Morbus* AYERZA.

Abb. 49 Periphere Lungenstauungserscheinungen (schematisch).

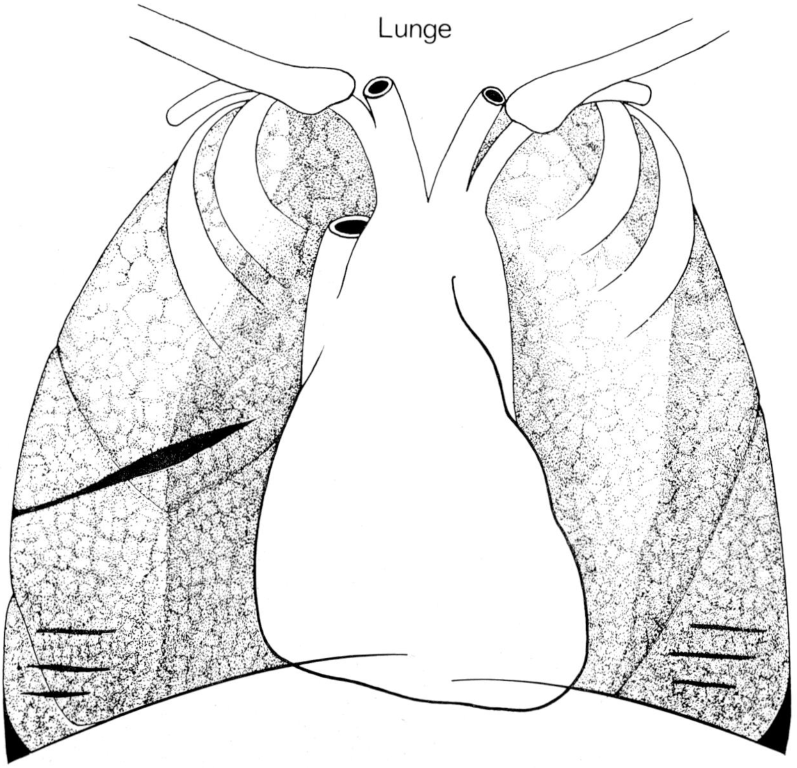

Abb. 50 38jähriger Patient, zunehmende Dyspnoe seit 2–3 Jahren. Akute Gelenkentzündung nach Tonsilitis mit 18 Jahren.
Auskultation: akzentuierter, jedoch nicht verspäteter 1. Ton, Mitralöffnungston besonders bei Linksseitenlage, mitteldiastolisches Geräusch. Absolute Arrhythmie. Klinischer Schweregrad III.
EKG: Vorhofflimmern, rudimentärer Rechtsschenkelblock.
Diagnose: Mitralstenose, Kugelthrombus im linken Vorhof.
Operation mit Hilfe der extrakorporalen Zirkulation: mittelgradige Mitralklappenstenose durch Kommissurotomie beseitigt, wandständiger Kugelthrombus entfernt.

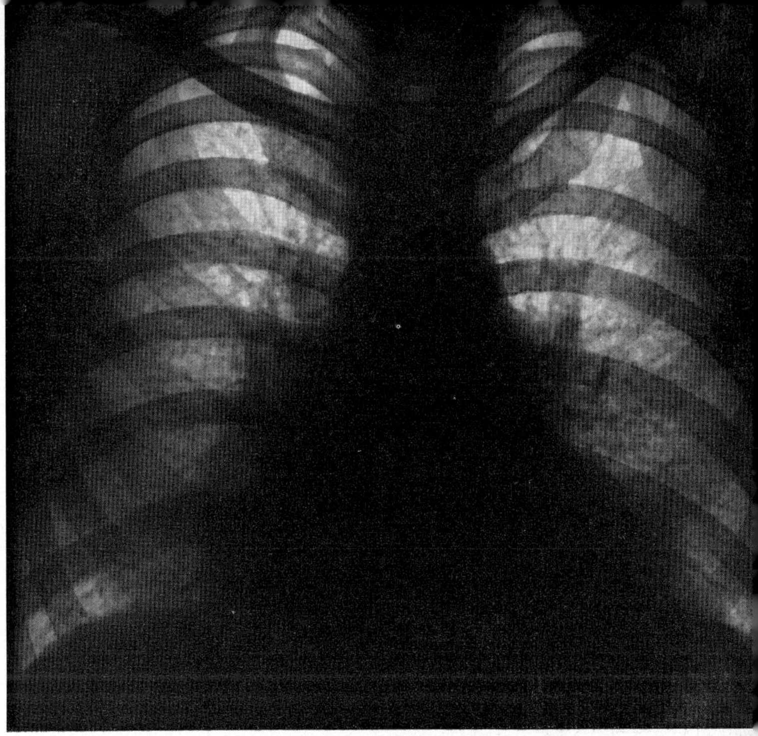

Abb. 51 48jähriger Patient. Akuter Gelenkrheumatismus mit 14 Jahren, bald danach Mitralstenose bekannt. Mitralklappensprengung vor 11 Jahren. Neuerliche rheumatische Gelenksaffektionen einige Jahre später. Seit 2 Jahren zunehmende Dyspnoe periphere Zyanose.
Auskultation: Mitralöffnungston und Mitteldiastolikum über der Herzspitze, 1. Ton sehr stark akzentuiert, 2. Pulmonalton akzentuiert, absolute Arrhythmie.
EKG: Vorhofflimmern, rudimentärer Rechtsschenkelblock.
Herzkatheterdaten: linker Vorhofdruck 30 mm Hg, Pulmonalarteriendruck 65 mm Hg. Mitralstenose.
Diagnose: Mitrale Re-Stenose.
Reoperation unter Sicht mit extrakorporalem Kreislauf. 6 Wochen postoperativ Elektrodefibrillation mit Konversion des Vorhofflimmerns zu Sinusrhythmus, der nach 1 Jahr noch besteht.

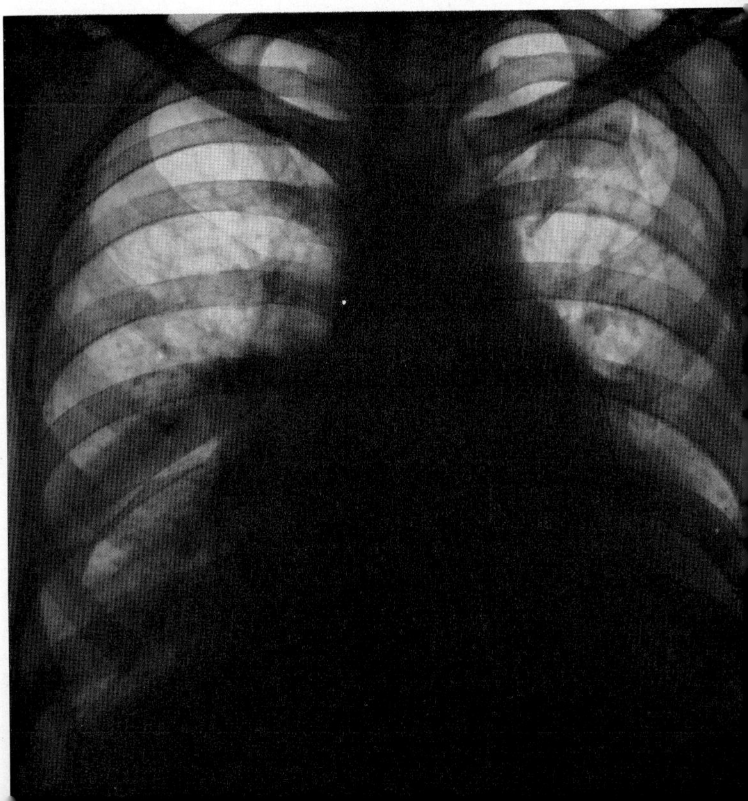

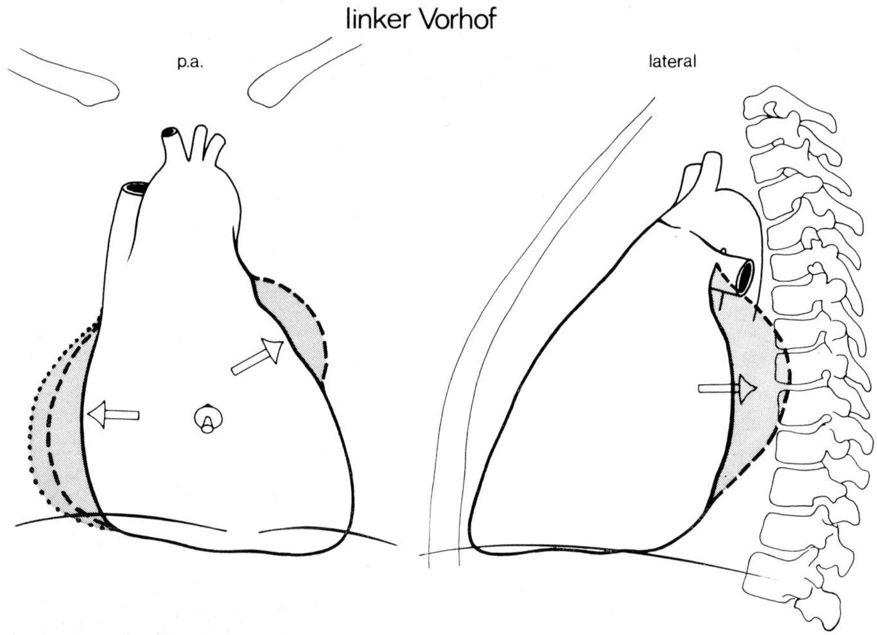

Abb. 52 Vergrößerungen des linken Vorhofes (schematisch).

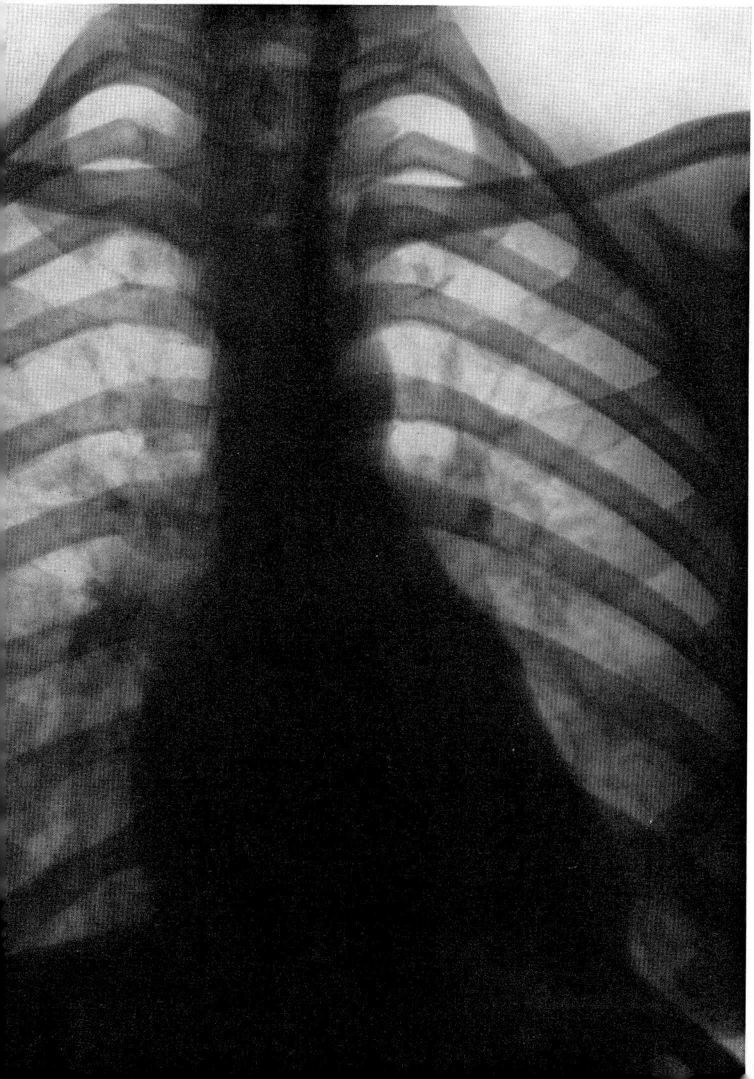

Abb. 53/54 38jährige Hausfrau. Angina tonsillaris und akuter Gelenksrheumatismus mit 16 Jahren. In den letzten 2 Jahren zunehmende Atemnot und Einschränkung der Leistungsbreite im Sinne eines Schweregrades II der American Heart Association.

Auskultation: akzentuierter 1. Ton, Mitralöffnungston und mitteldiastolisches Geräusch über der Herzspitze.

EKG: P sinistrocardiale, sonst unauffällig.

Herzkatheterdaten: linker Vorhofdruck 25 mm Hg, Pulmonalarteriendruck 40 mm Hg.

Diagnose: Mitralstenose.

Operative Korrektur durch Mitralklappensprengung mittels TUBBS-Dilator.

Abb. 54

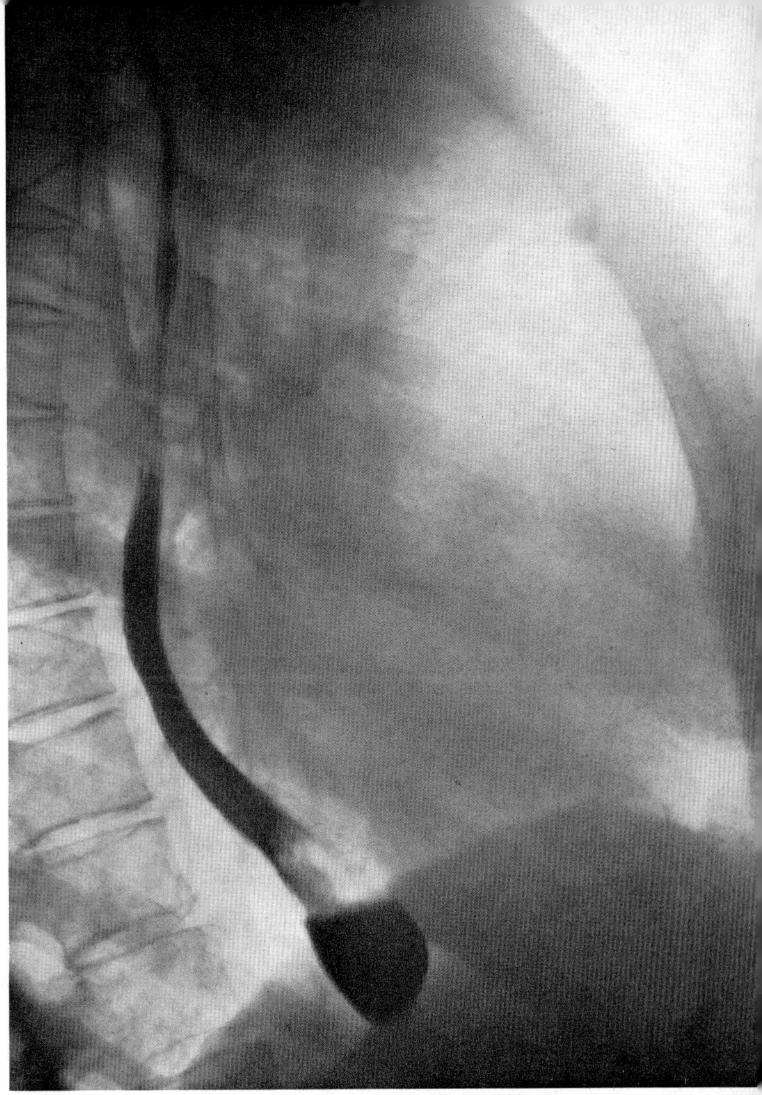

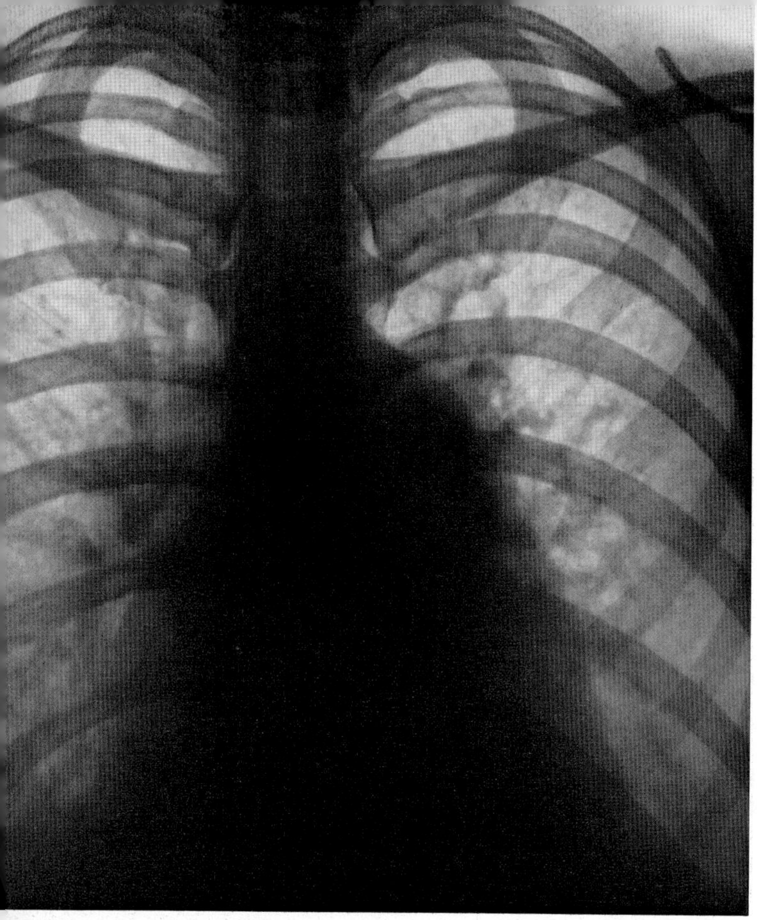

Abb. 55/56 49jährige Hausfrau. Seit Jahren Herzfehler bekannt. Keine sicher rheumatische Anamnese. Mittelgradige periphere Zyanose. Kalte Akren, mäßige kardiale Kachexie.

Auskultation: absolute Arrhythmie, akzentuierter 1. Ton, Mitralöffnungston und Mitteldiastolikum, stark akzentuierter 2. Pulmonalton.

EKG: Vorhofflimmern, rudimentärer Rechtsschenkelblock.

Herzkatheterdaten: linker Vorhofdruck 35 mm Hg, Pulmonalarteriendruck 75 mm Hg. Mitrale Valvulotomie empfohlen.

Einige Wochen vor Operationstermin Exitus letalis nach massiver Darmblutung.

Diagnose: (Obduktion): *Knopflochstenose der Mitralklappe*, Embolus im Tripus coeliacus mit massiver Darminfarzierung.

Abb. 56

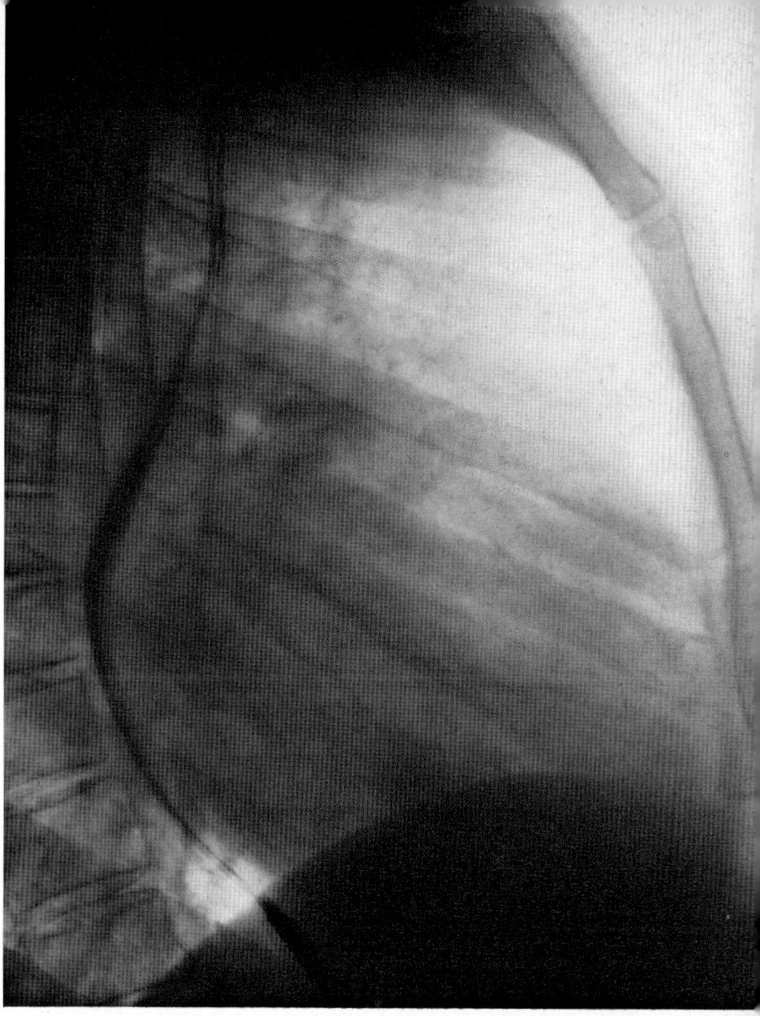

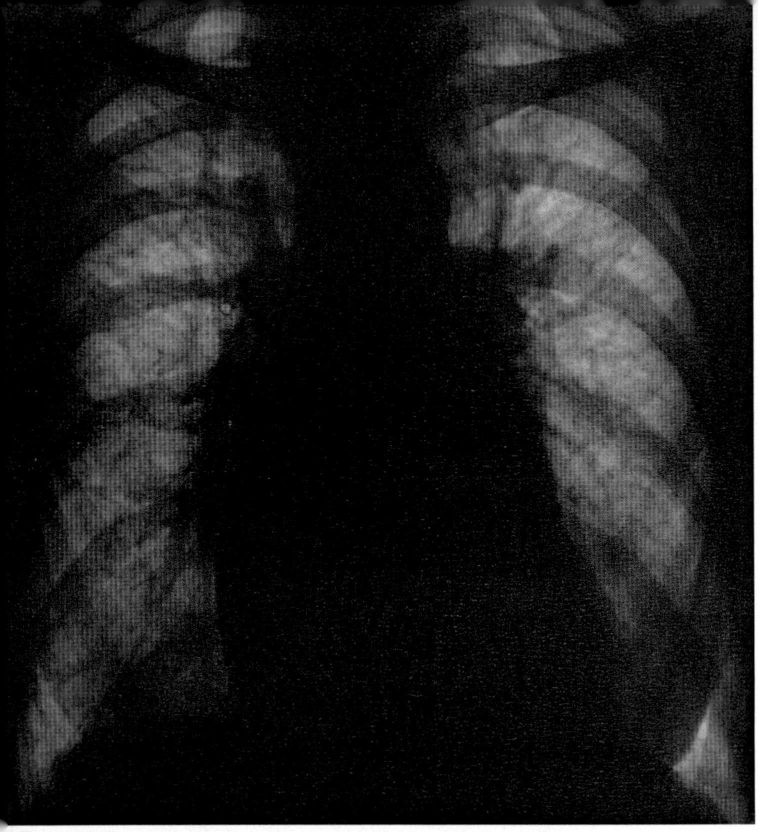

Abb. 57/58 36jährige Patientin. Seit Jahren zunehmende Dyspnoe bei bekanntem Vitium cordis seit dem 14. Lebensjahr. Damals Angina tonsillaris und akuter Gelenksrheumatismus. Klinischer Schweregrad III nach der Einteilung der American Heart Association.

Auskultation: absolute Arrythmie, akzentuierter 1. Ton. Mitralöffnungston, Mitteldiastolikum über der Herzspitze, betonter 2. Pulmonalton.

EKG: Vorhofflimmern, Rechtsschenkelblock (Wilson-artig).

Herzkatheterdaten: linker Vorhofdruck 35 mm Hg, Pulmonalarteriendruck 60 mm Hg.

Diagnose: Mitralstenose.

Operative Korrektur durch Mitralklappensprengung mittels TUBBS-Dilator.

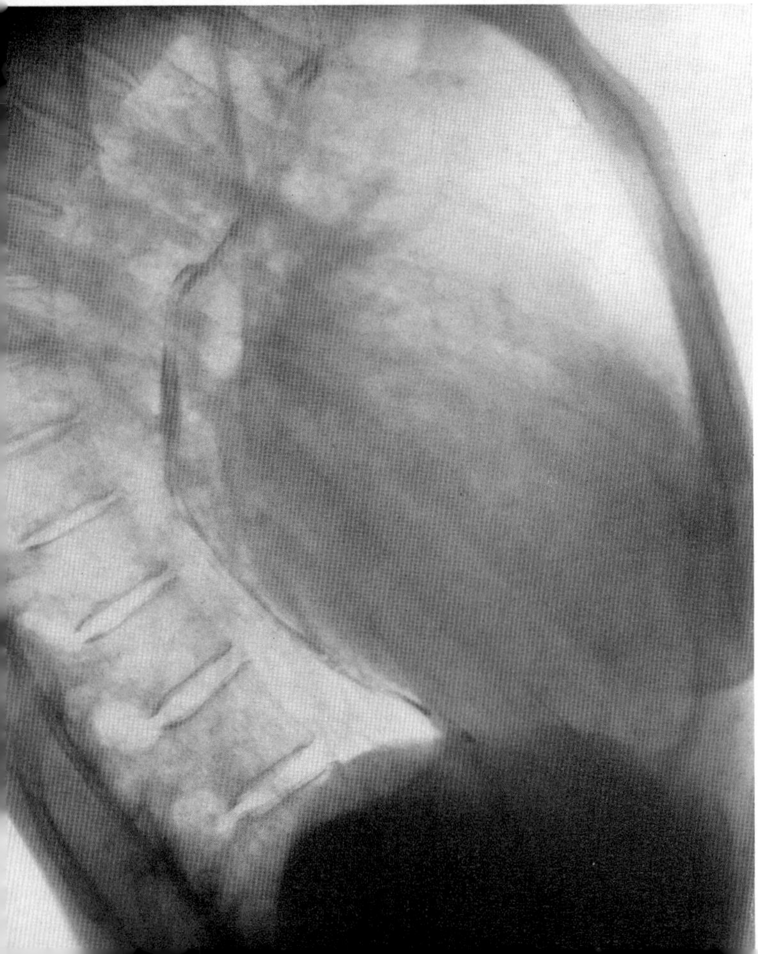

Abb. 58

Abb. 59 42jährige Patientin. Gelenksrheumatismus mit 15 Jahren, seither auch Herzfehler bekannt.
Mäßige Leistungseinschränkung durch Dyspnoe, leichte periphere Zyanose.
Auskultation: akzentuierter 1. Ton, Holosystolikum Grad II, Mitralöffnungston und mitteldiastolisches Geräusch in der Mitralregion. Absolute Arrythmie.
EKG: Vorhofflimmern, linksventrikuläre T-Abflachung.
Diagnose: Kombiniertes Mitralvitium mit Klappenkalzifikation.
Wegen des relativ guten Allgemeinzustandes wurde derzeit noch von einer operativen Korrektur abgeraten.

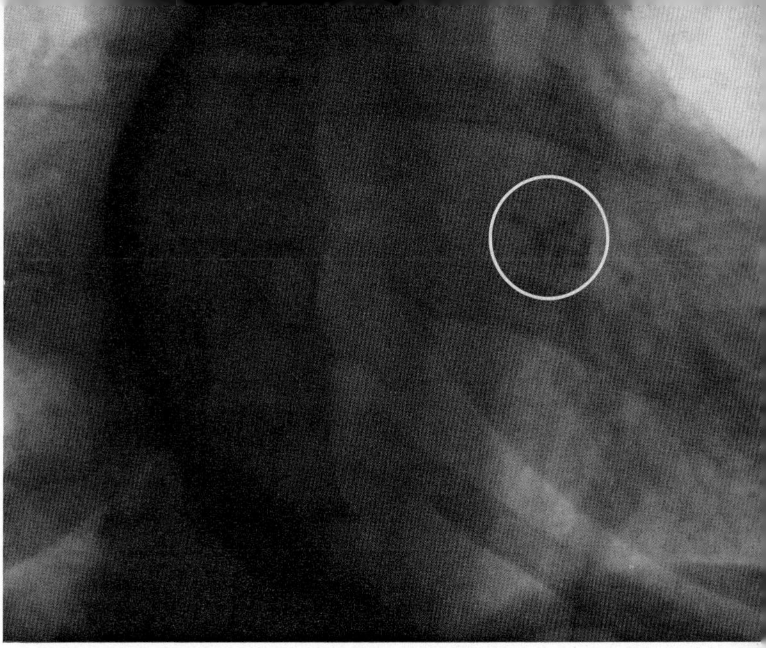

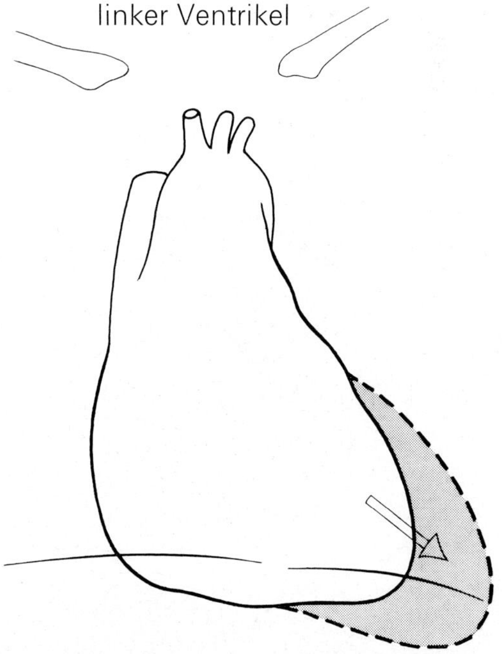

Abb. 60 Vergrößerung des linken Ventrikels (schematisch).

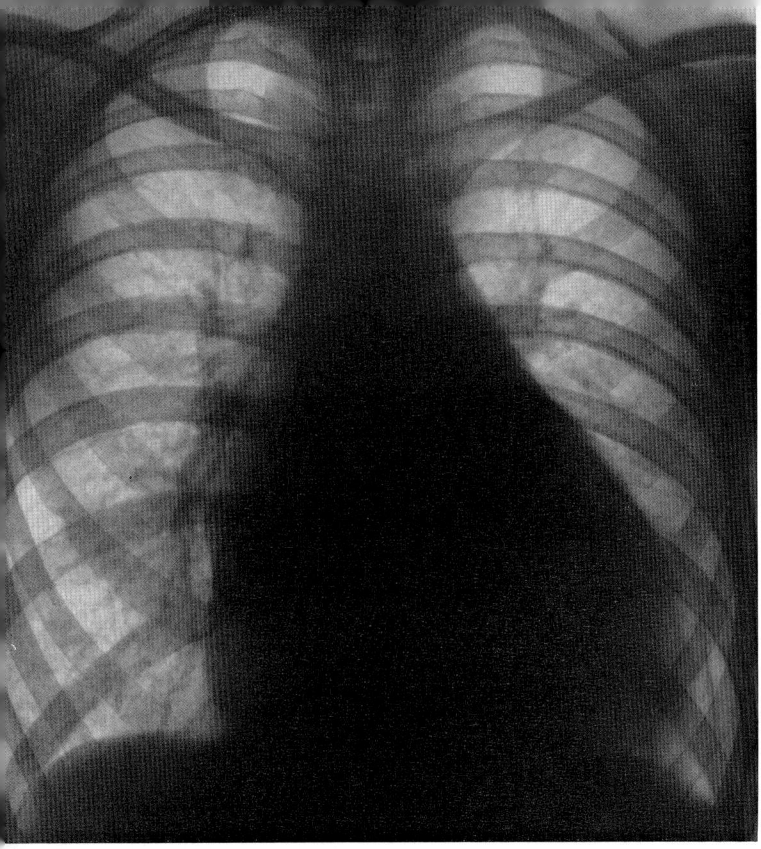

Abb. 61 28jähriger Patient. Mit 14 Jahren akuter Gelenksrheumatismus nach Angina tonsillaris. Seither Herzfehler bekannt.

Auskultation: leiser 1. Ton, Holosystolikum über der Herzspitze, mitteldiastolischer 3. Herzton.

EKG: P sinistrocardiale. Hochvoltage in V 5–6.

Herzkatheterdaten: linker Vorhofdruck 20 mm Hg, systolisch positive Welle. Pulmonalarteriendruck: 35 mm Hg.

Diagnose: Reine Mitralinsuffizienz Schweregrad II–III.

Operative Korrektur durch Raffnähte im Klappenring nach WOOLER.

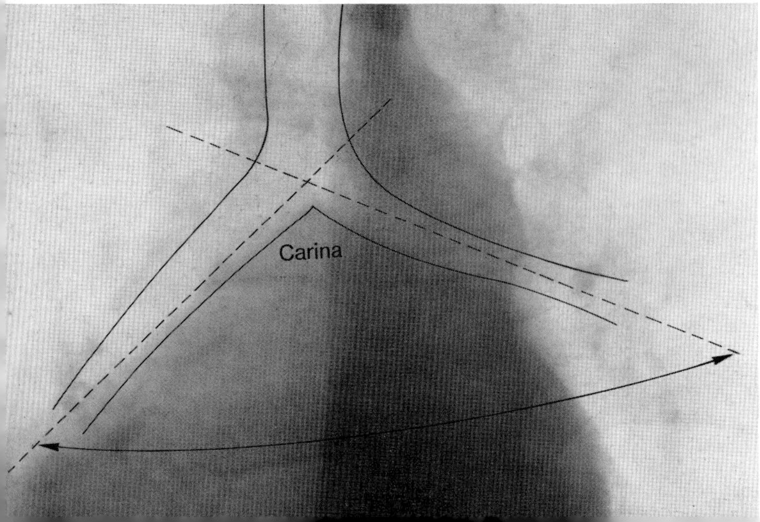

Abb. 62 38jährige Hausfrau. Postrheumatischer Herzfehler seit dem 20. Lebensjahr bekannt.

Auskultation: Holosystolikum nach leisem ersten Ton und mitteldiastolisches Geräusch über der Herzspitze.

EKG: Vorhofflimmern, linksventrikuläre Hochvoltage und T-Abflachung.

Herzkatheterdaten: linker Vorhofdruck 25 mm Hg, ventrikelsystolisch positive Welle. Pulmonalarteriendruck 40 mm Hg.

Diagnose: Mitralinsuffizienz Grad II.

Operative Korrektur durch Implatation einer künstlichen Herzklappe in den Mitralklappenring (KAY-SHILEY-Klappe – s. später).

Abb. 63 38jährige Hausfrau. Postrheumatisches Vitium cordis seit dem 18. Lebensjahr bekannt. Starke Leistungseinschränkung im Sinne eines Schweregrades III nach der Einteilung der American Heart Association. Beinödeme, Hepatomegalie.

Auskultation: lauter 1. Ton, Holosystolikum, Mitralöffnungston, akzentuierter 2. Pulmonalton und Mitteldiastolikum.

EKG: Vorhofflimmern, Steiltyp, Rechts- und Linkshypertrophiezeichen.

Herzkatheterdaten: linker Vorhofdruck 30 mm Hg, Pulmonalarteriendruck 75 mm Hg.

Diagnose: Kombiniertes Mitralvitium Grad III.

Operative Korrektur durch Implantation einer künstlichen Klappe nach KAY-SHILEY.

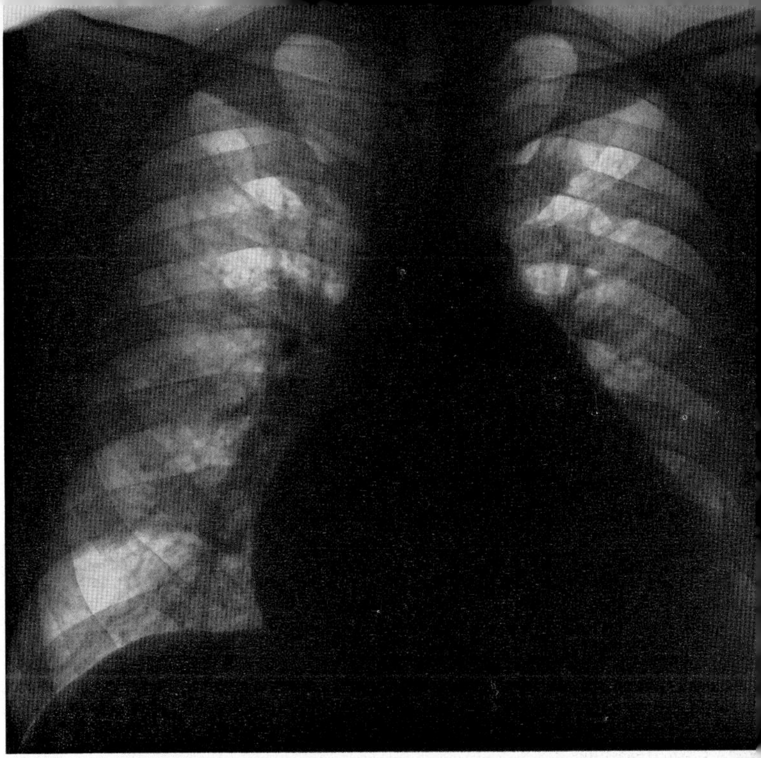

Abb. 64 42jährige Hausfrau. Postrheumatisches Vitium cordis seit dem 25. Lebensjahr bekannt. In den letzten Jahren zunehmende Dyspnoe, Beinödeme am Abend, Leberschwellungen. Seit einigen Monaten Pleuraergüsse bekannt. Nur langsame und geringe Besserung auf Digitalis und Saluretika.

Auskultation: lauter 1. Ton, Holosystolikum, Mitralöffnungston und Mitteldiastolikum über der Herzspitze. Systolikum, das mit der Inspiration lauter wird, über dem unteren Sternalende. Lauter 2. Ton und diastolisches Decrescendogeräusch im 2. ICR links parasternal (GRAHAM-STEELLsches Geräusch).

EKG: Vorhofflimmern, Links- und Rechtshyperthrophiezeichen.

Herzkatheterdaten: linker Vorhofdruck 35 mm Hg, Pulmonalarteriendruck 90 mm Hg. rechter Vorhofdruck 17 mm Hg systolisch.

Diagnose: Kombiniertes Mitralvitium und Trikuspidalinsuffizienz.

Operative Korrektur durch Implantation einer KAY-SHILEY-Klappe in den Mitralring, WOOLER-Raffnähte am Trikuspidalring.

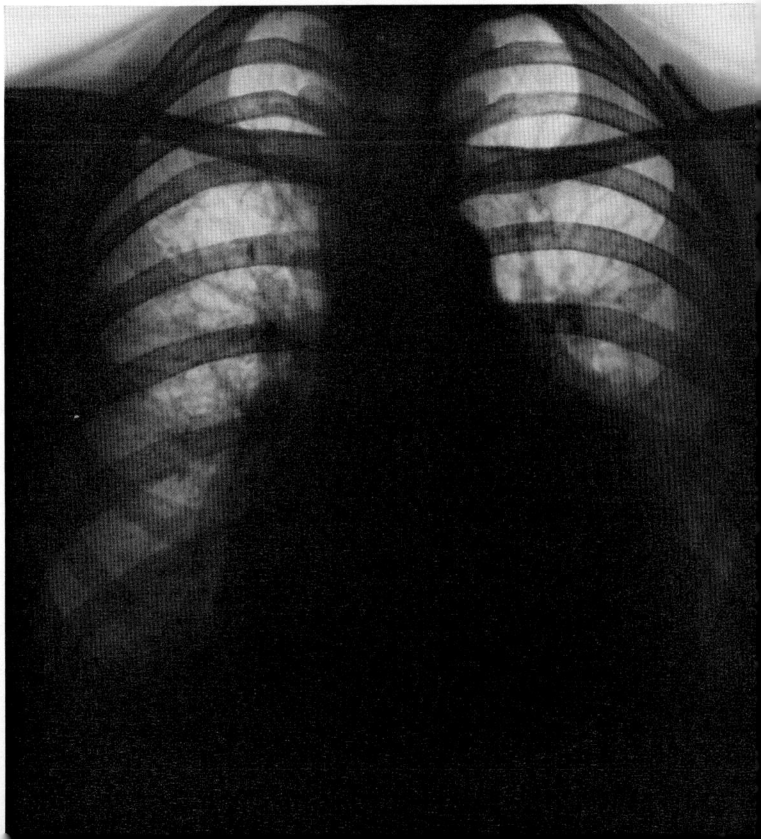

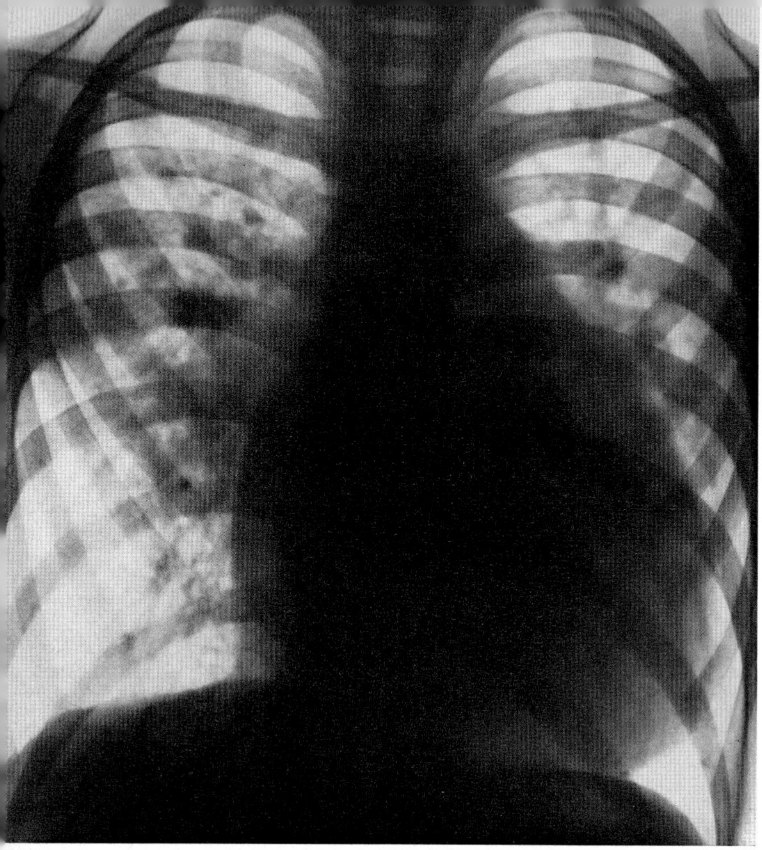

Abb. 65 12jähriger Patient, keine Zyanose. Herzgeräusch seit Geburt, schlechte Entwicklung, häufig Bronchitiden, gelegentlich auch Pneumonien.

Auskultation: Holosystolikum von Preßstrahlcharakter am linken Sternalrand.

EKG: Sinusrhythmus, Hochvoltage in V 4–6.

Herzkatheterdaten: Links-Rechts-Shunt auf Ventrikelebene von 55% des Herzzeitvolumens. Normale Pulmonalarteriendrücke.

Diagnose: Ventrikelseptumdefekt.

Operative Korrektur durch Einsetzen eines Dacronfleckens in den Defekt.

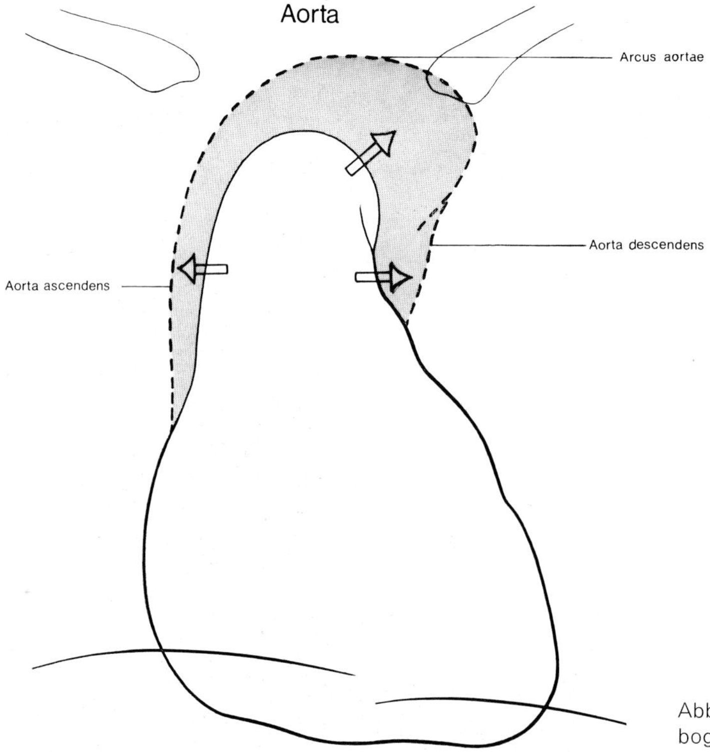

Abb. 66 Veränderungen am Aortenbogen (schematisch).

Abb. 67 32jährige Büroangestellte. Angina und Gelenksrheumatismus mit 16 Jahren. Seither herzleidend. Vorwiegend stenokardische Beschwerden bei Anstrengungen, in letzter Zeit auch in Ruhe, sowie Atemnot bei körperlicher Betätigung.
Auskultation: systolisches Austreibegeräusch im 2. ICR rechts parasternal.
EKG: Konzentrische Hypertrophie des linken Ventrikels mit Hochvoltage in V_{5-6} und negativer T-Welle in V_{4-6}.
Diagnose: Aortenstenose.
Operation: Druckgradient von 80 mm Hg systolisch über die Aortenklappe, Resektion der verkalkten Klappe, Ersatz durch künstliche nach STARR-EDWARDS.

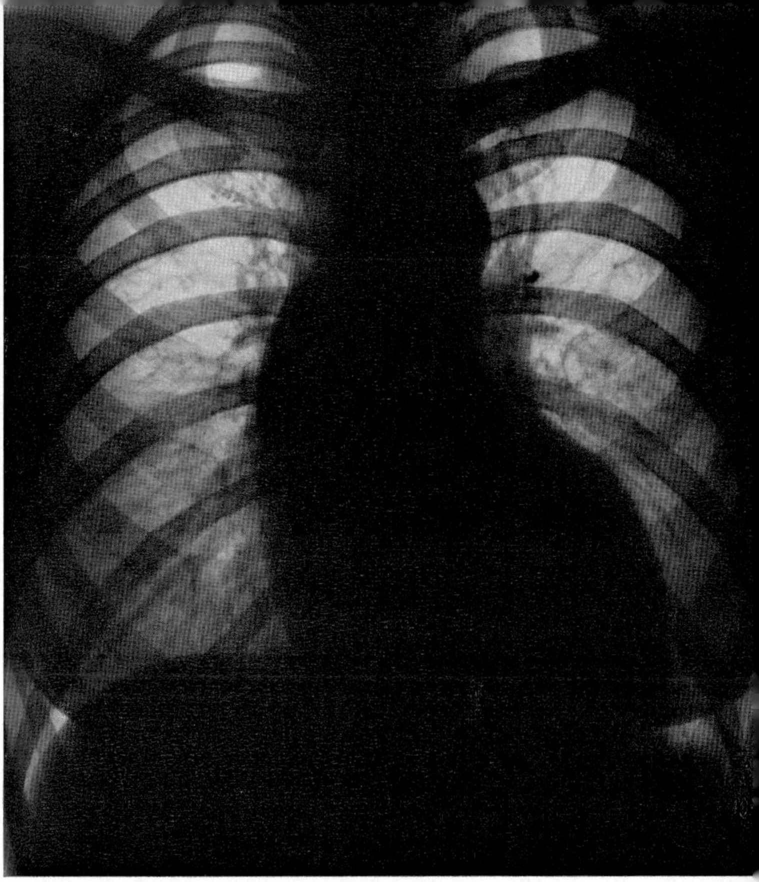

Abb. 68 36jähriger Patient. Seit dem 14. Lebensjahr ein postrheumatisches Vitium cordis bekannt. In den letzten Jahren starke stenokardische Beschwerden und Dyspnoe bei geringen Belastungen.
Pulsus celer et altus, Blutdruck 180/0 mm Hg RR, Glanzauge, eher athletischer Habitus.
Auskultation: frühsystolischer Extraton, kurzes Mittelsystolikum, lautes, langes diastolisches Decrescendogeräusch aus dem 2. Ton heraus über der Herzmitte.
EKG: Hochvoltage links und spitz negative T-Welle in V_{4-6}.
Diagnose: Aorteninsuffizienz Grad III
Operative Korrektur durch Implantation einer STARR-EDWARDS-Klappe.

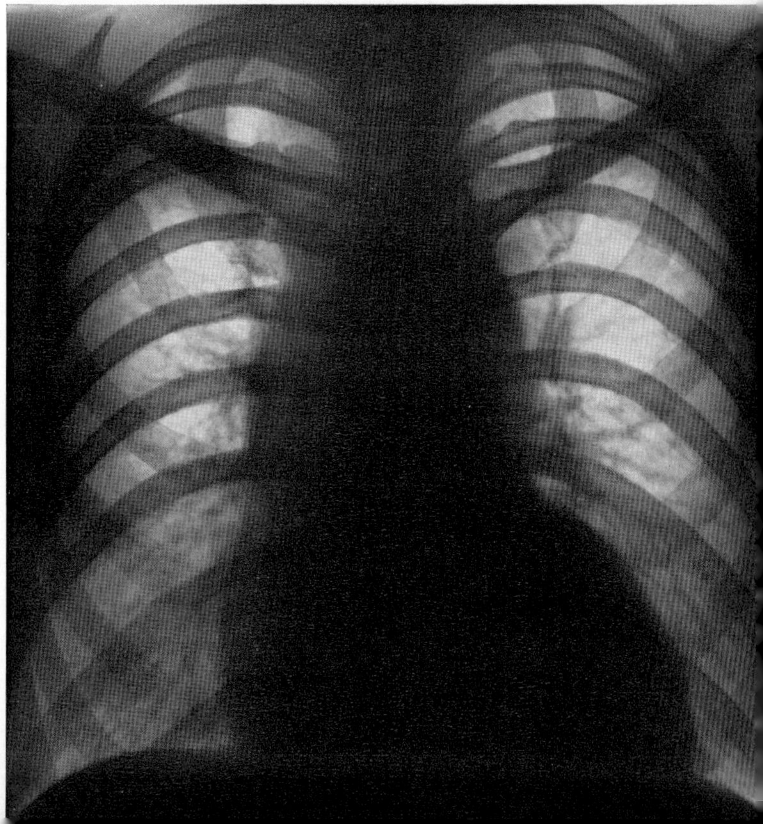

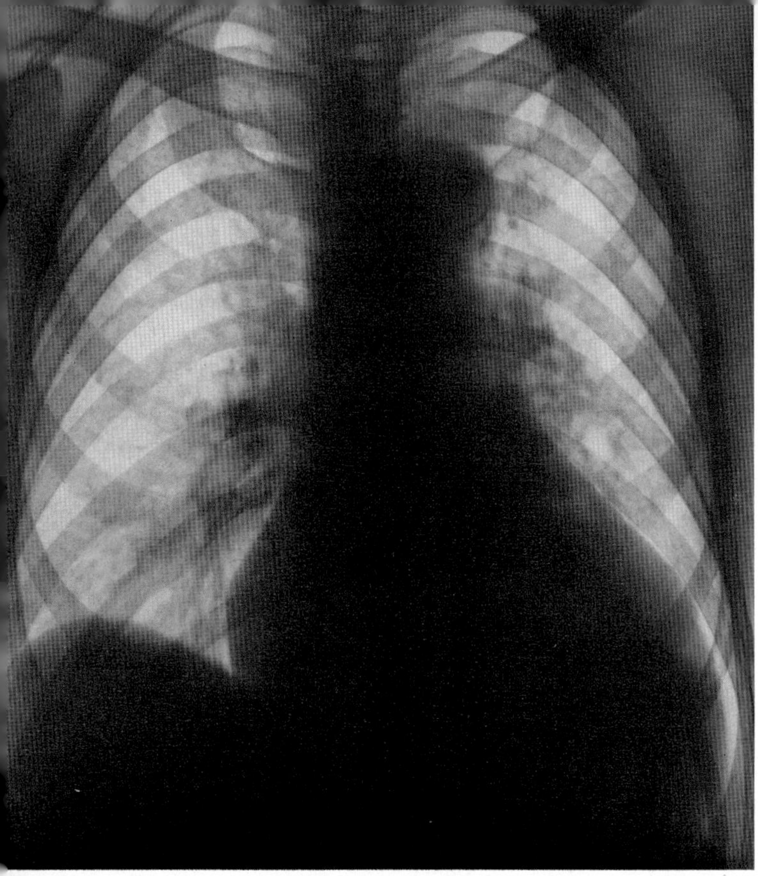

Abb. 69 76jähriger Patient. In den letzten Jahren zunehmende Atemnot und leichte stenokardische Beschwerden bei Anstrengungen. Keine rheumatischen Vorerkrankungen. Harte periphere Gefäße. Blutdruck 170/65 mm Hg RR.

Auskultation: Systolikum mit Abstand vor dem 2. Ton, kurzes diastolisches Decrescendogeräusch vor dem 2. Ton, kurzes diastolisches Decrescendogeräusch aus dem 2. Ton heraus im 2. ICR rechts parasternal.

EKG: linksventrikuläre Koronarinsuffizienzzeichen.

Exitus letalis durch interkurrenten Myokardinfarkt.

Diagnose (Obduktion): *Aortensklerose, Aortenklappenverkalkung mit Stenose und leichter Insuffizienz,* Linkshypertrophie, Lungenemphysem, Dilatation der rechten Herzkammer. Frischer Hinterwandinfarkt.

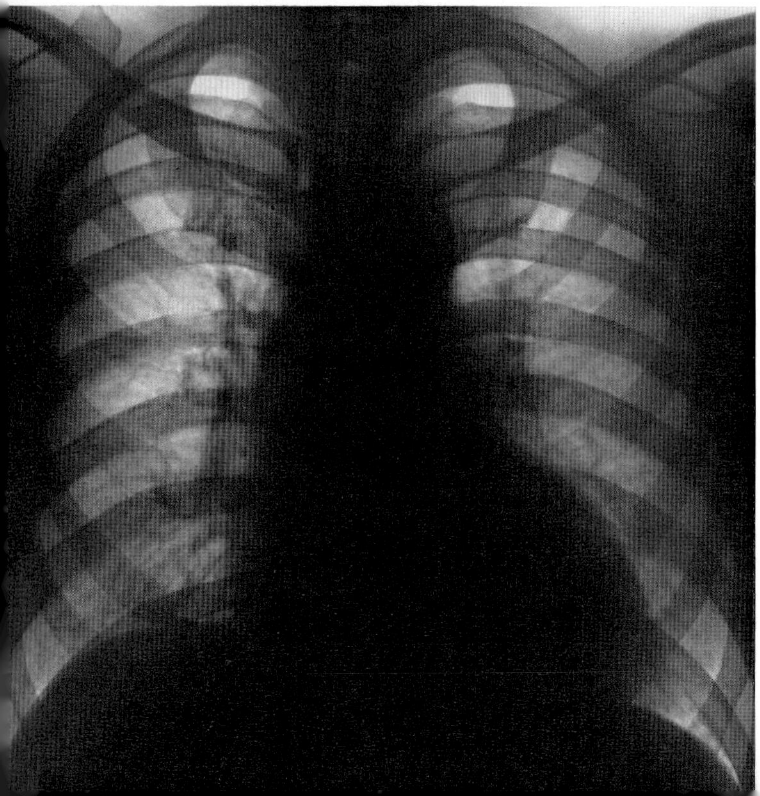

Abb. 70 44jähriger Patient. Seit Jahren Stenokardien und Dyspnoe bei postrheumatischem Klappendefekt, der seit dem 16. Lebensjahr im Anschluß an eine Gelenksentzündung bekannt ist.

Auskultation: systolisches Austreibegeräusch im 2. ICR rechts parasternal, diastolisches Decrescendogeräusch am linken Sternalrand (ERB-Punkt).

EKG: Sinusrhythmus, Hochvoltage in V_{5-6}, negative T-Welle in V_{4-6}, ST-Senkung ebenfalls in V_{4-6}.

Diagnose: Kombiniertes Aortenvitium Grad III.

Operative Korrektur durch Implantation einer STARR-EDWARDS-Klappe.

Abb. 71 Stenosierungsmöglichkeiten am linksventrikulären Ausflußtrakt und an der Aorta (schematisch)
A subvalvulär: muskulär und membranös
B vavulär
C supravalvulär
D proximale Arcusstenose
E Arcus- oder Fünfer-Stenose
F Isthmus- oder Sechser-Stenose
 a) präduktal oder Erwachsenentyp
 b) postduktal oder jugendlicher Typ
G Descendens- oder Vierer-Stenose

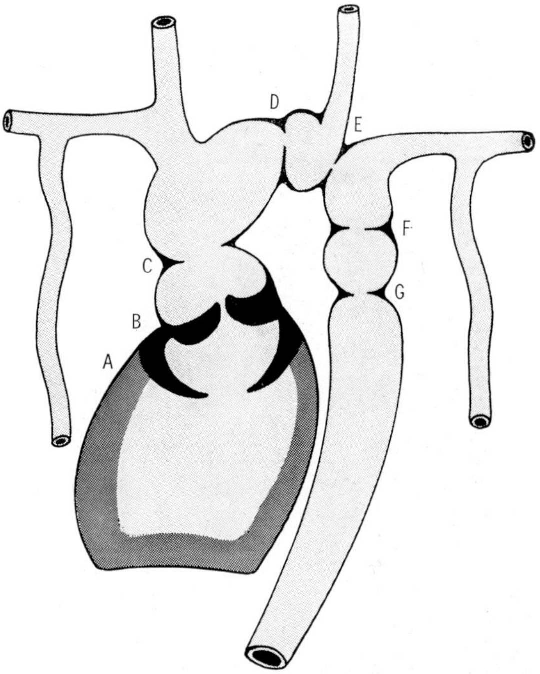

Abb. 72 28jähriger Patient. Seit dem 6. Lebensjahr Herzgeräusch bekannt, seit dem 16. Lebensjahr ein Hochdruck.

2 Jahre vor erster Exploration Stenokardien bei Anstrengungen, Kopfschmerzen, Schwindelzustände.

Athletischer Habitus, lebhafte Pulsationen der Karotiden, Blutdruck 230/110 mm Hg an beiden Armen, Beinpulse nicht tastbar. Systolikum, das etwas über den 2. Herzton hinausgeht, im 2. ICR links parasternal.

EKG: Hochvoltage und T-Abflachung in den BWA V_{4-6} bei Linkstyp.

Hohe Aortographie von der rechten A. axillaris aus: komplette, kurze Stenose am Aortenisthmus, poststenotische Dilatation der Aorta descendens. Starke Erweiterung des Arcus aortae.

Diagnose: Aortenisthmus-Stenose.

Operative Korrektur durch Exzision der Stenose und End-zu-End-Naht der beiden Aortenstücke.

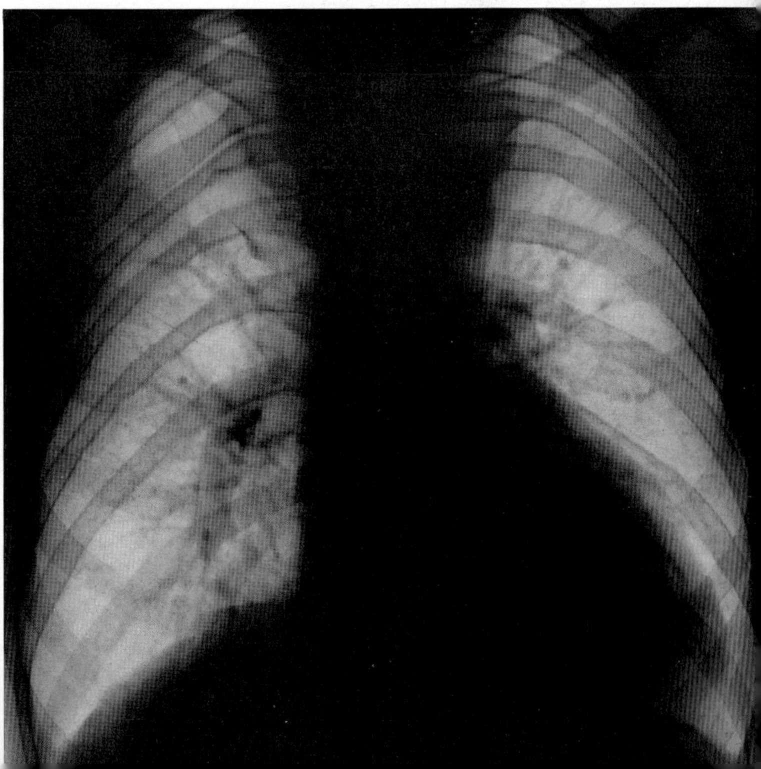

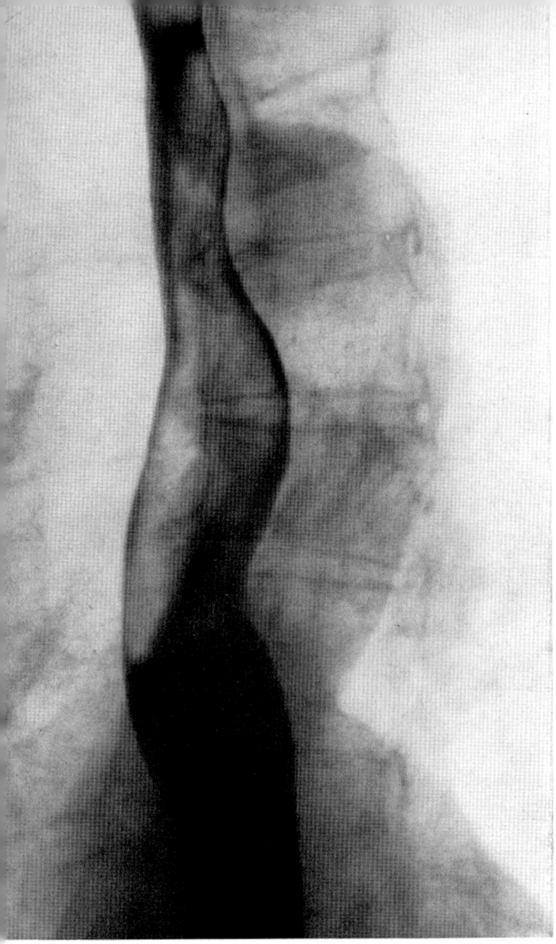

Abb. 72a

Abb. 72b

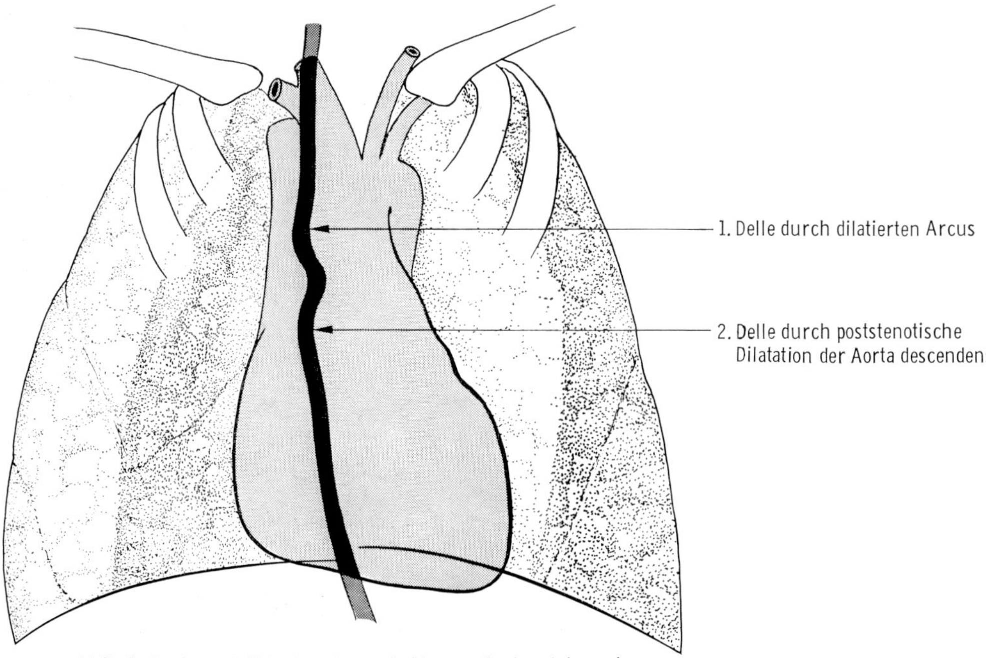

Doppeldelle im bariumgefüllten Oesophagus bei kurzer Aorten-Istmusstenose

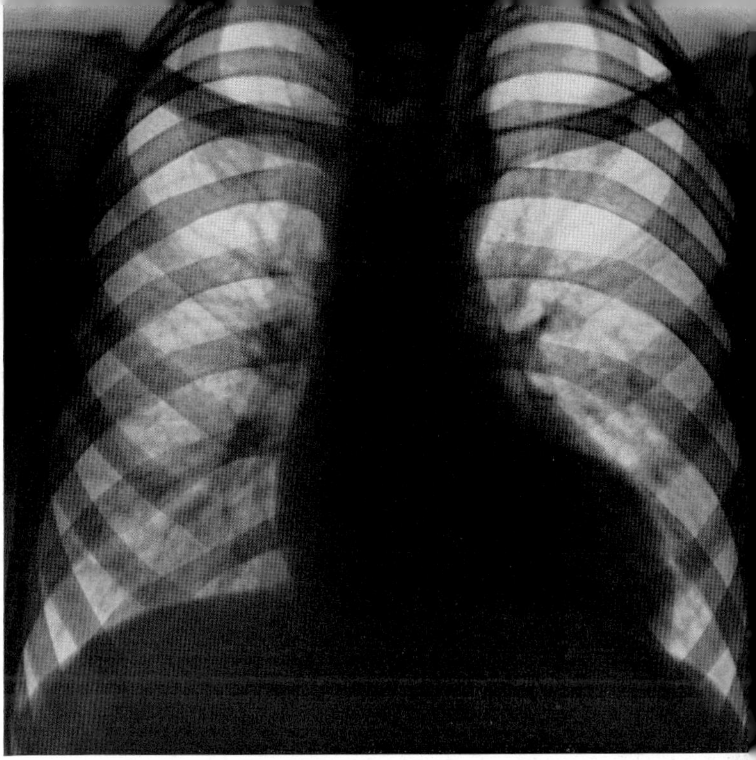

Abb. 73 9jähriger Patient. Seit Geburt Herzgeräusch bekannt. Normaler Entwicklungsgang, keine Herzinsuffizienzsymptome. Gelegentlich jedoch bei schnellem Aufrichten Schwindelzustände und Schwarzwerden vor den Augen.

Auskultation: systolisches Geräusch im 2. ICR links parasternal.

EKG: Sinusrhythmus, Hochvoltage in V_{4-6}, negative T-Welle in V_{4-6}. Retrograde Katheterisierung des linken Ventrikels über die Aorta: Druckgradient unter der Aortenklappe von 80 mm Hg systolisch. Aortendruck 100 mm Hg, Druck im Infundibulum des linken Ventrikels 100 mm Hg, Druck im tiefen linken Ventrikel 180 mm Hg.

Diagnose: Subvalvuläre membranöse Aortenstenose.

Operative Korrektur durch Resektion der Membran.

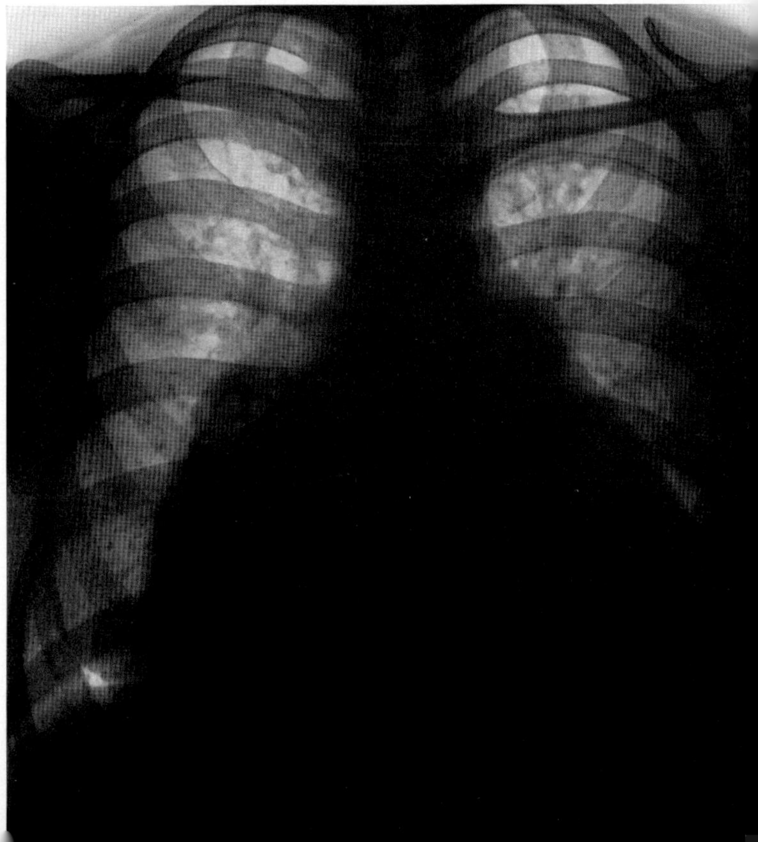

Abb. 74 46jährige Patientin. Seit Jahren unter Herzschwächesymptomen wie Atemnot, Beinschwellungen, Meteorismus, Nykturie usw. leidend. Gelenksrheumatismus mit 16 Jahren.

Auskultation: systolische und diastolische Geräusche über allen Auskultationsstellen des Herzens, absolute Arrhythmie.

EKG: Vorhofflimmern, Rechts- und Linkshypertrophiezeichen.

Exitus letalis durch Kreislaufversagen, bevor eine operative Korrektur erwogen werden konnte.

Diagnose: (Obduktion): *Kombiniertes Aorten- und Mitralvitium*, chronische Lungenstauung, *kombinierter Trikuspidalklappendefekt, Cor bovinum.* Pleuraergüsse. Stauungsorgane.

Arcus aortae sinister

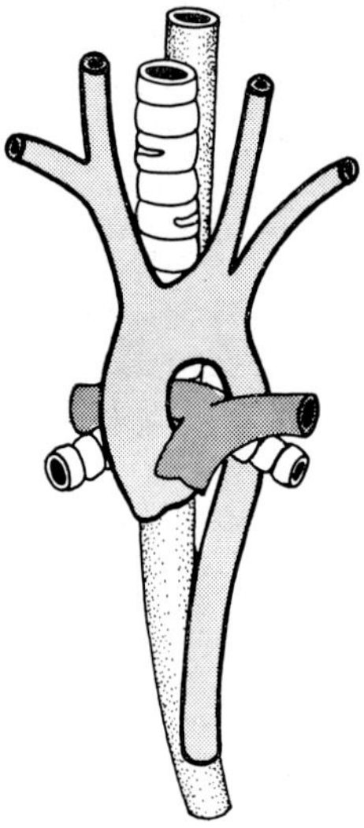

normalis

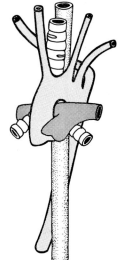

mit retrooesophagealer aberrierter A. subclavia dexter

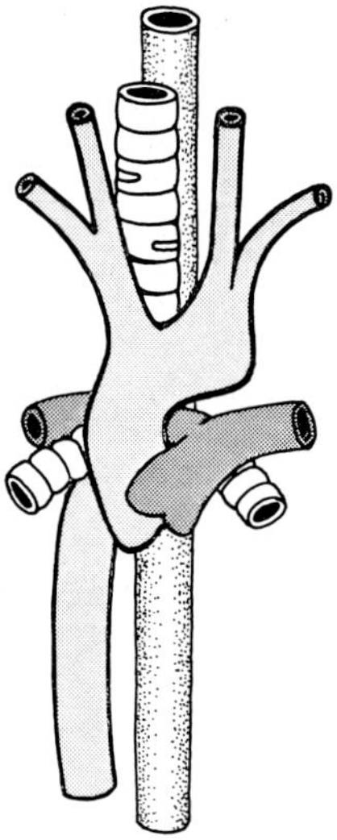

circumflexus mit rechts-descendierender Aorta thoracica

Arcus aortae dexter

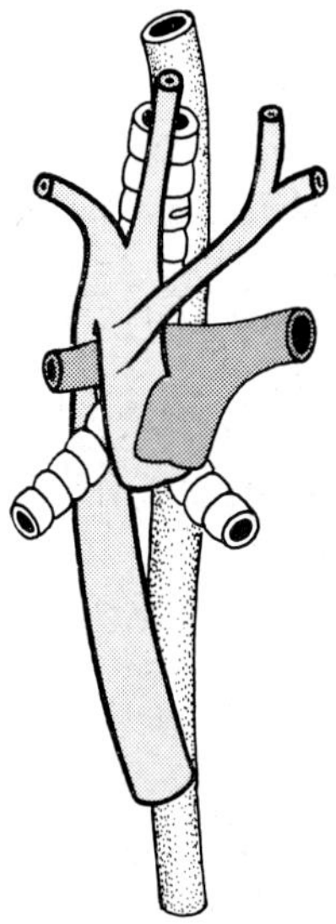

isoliert

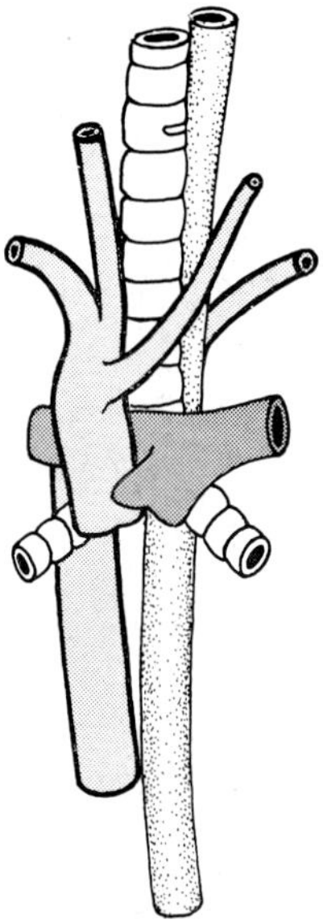

mit retrooesophagealem inkompletten Gefäßring

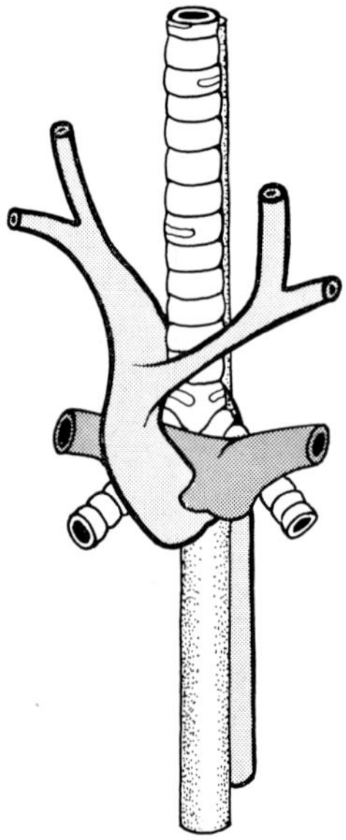

circumflexus

Arcus aortae duplex

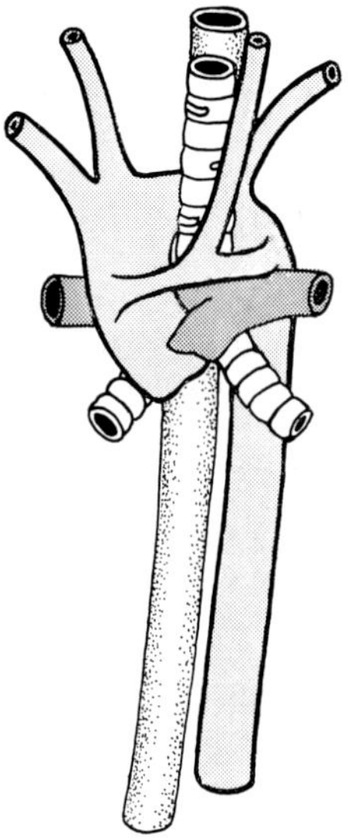

Abb. 75 Aortenbogenanomalien – (schematisch).

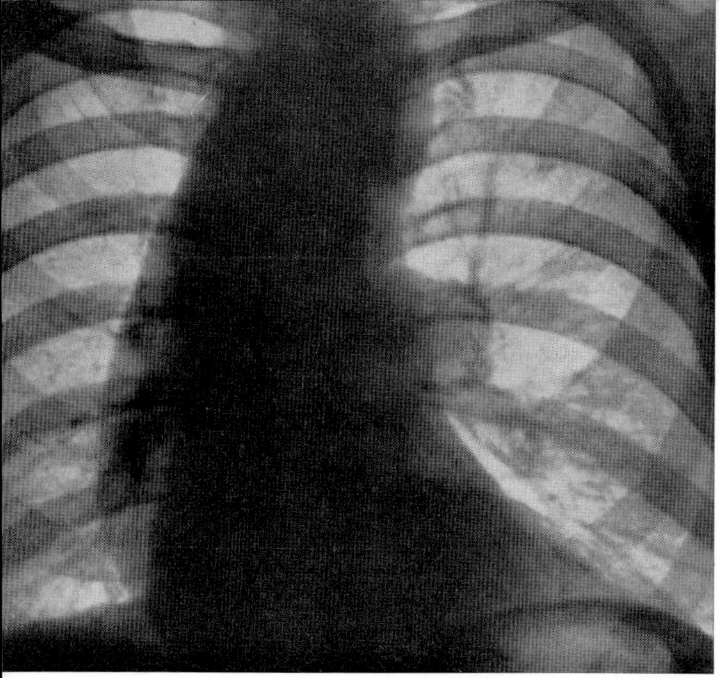

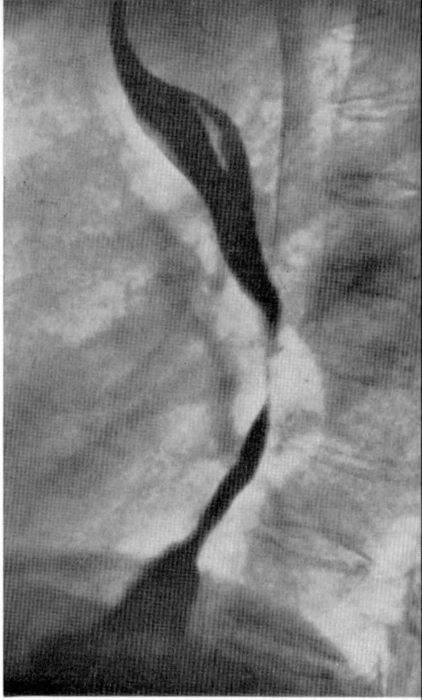

Abb. 76/77 68jähriger Patient, ohne wesentliche Vorerkrankungen. Seit 2 Jahren zunehmende Schluckbeschwerden, insbesondere Druckgefühl hinter dem Sternum bei Schlucken größerer Bissen. Symptomatik einer Dysphagia lusoria.
Klinische Befunde dem Alter entsprechend. Keine Pulsanomalien, keine Pulslosigkeit eines Armes beim Schlucken eines Bissens.
Diagnose: Arcus aortae sinister mit retrooesophagealem Arcus (durch hohe Aortographie bestätigt).

Abb. 78/79 38jähriger Patient, seit Jahren Schluckbeschwerden. In letzter Zeit auch leichte stenokardische Beschwerden während der Mahlzeit.
Klinisches Bild, Auskultation, EKG – auch während des Schluckens großer Bissen aufgenommen – normal. Keine Pulsabnormalitäten.
Diagnose: Arcus aortae dexter (durch hohe Aortographie bestätigt).

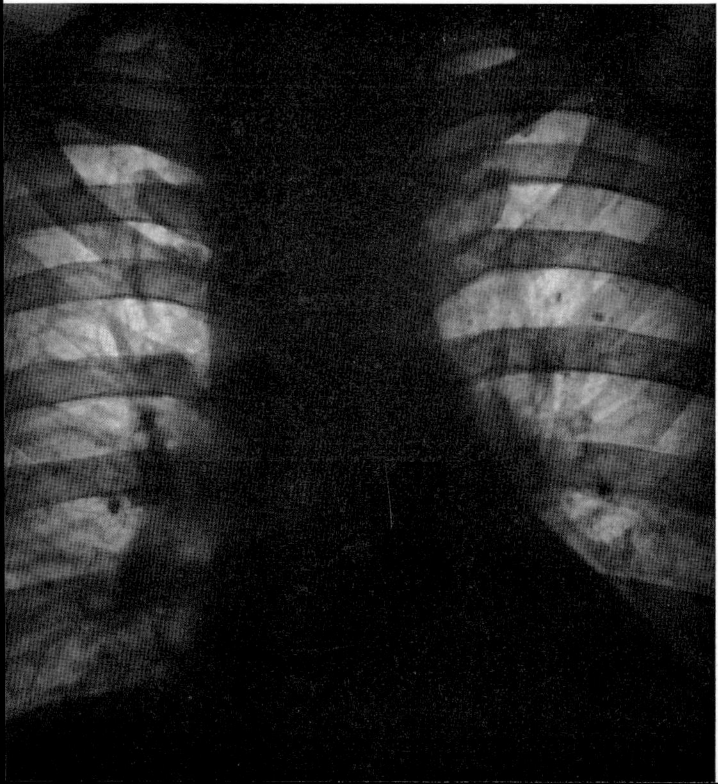

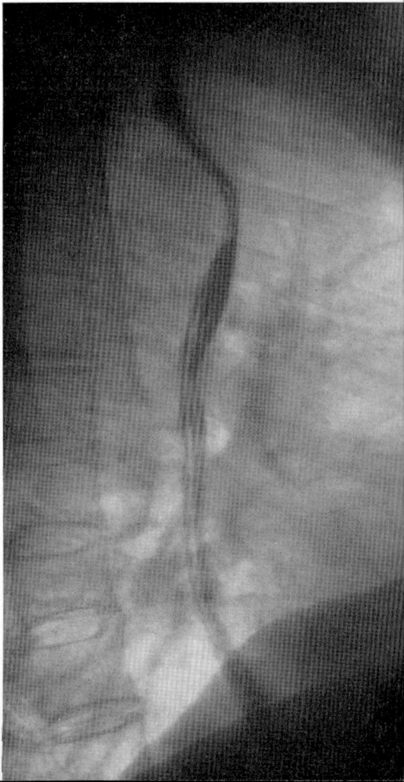

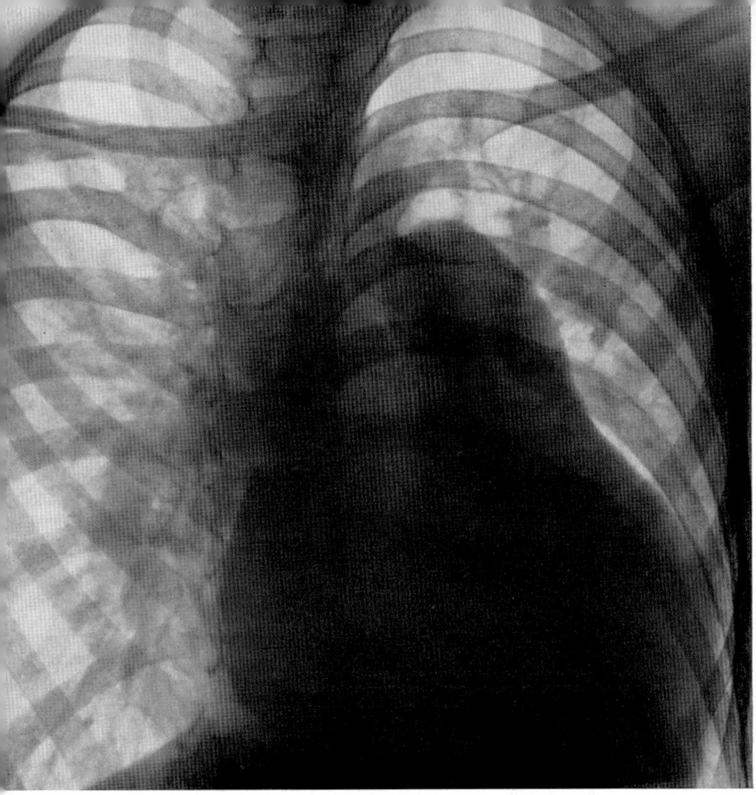

Abb. 80 14jähriger Patient. Herzgeräusch seit frühester Jugend bekannt. Keine wesentliche Einschränkung der Leistungsbreite.

Auskultation: Holosystolikum am linken Sternalrand.

EKG: normal.

Herzkatheterdaten: Der Katheter gelangt in einen Pulmonalstamm, der median und dorsal vom stark erweiterten Aortenschatten liegt. Normale Drücke im rechten Herzen. Links-Rechts-Shunt auf Ventrikelebene von etwa 30% des Herzzeitvolumens.

Diagnose (durch Autopsie, da Patient durch Unfall ums Leben kam): kleiner *Ventrikelseptumdefekt*, ausgebliebene Bulbusdrehung und dadurch *korrigierte Transposition der großen Gefäße*.

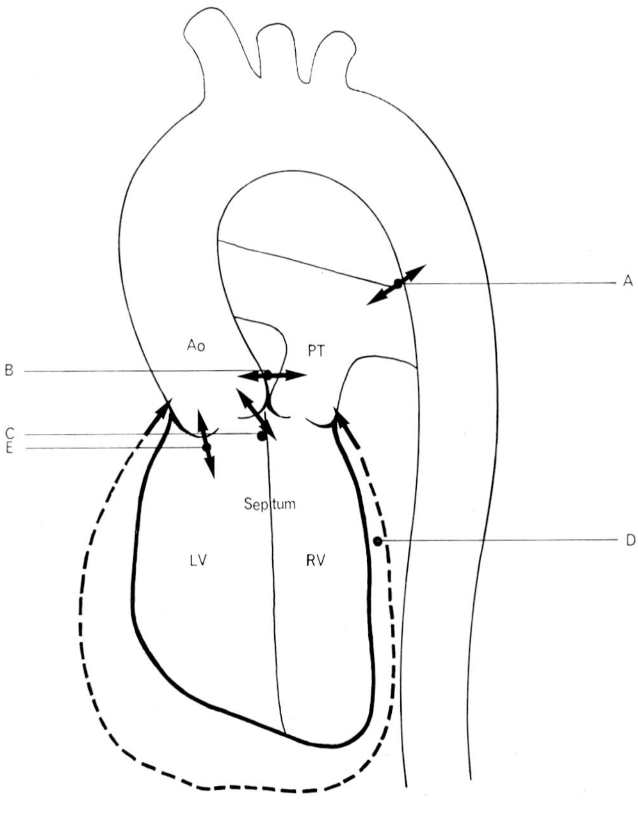

Abb. 81 Möglichkeiten einer Kommunikation der Aorta mit der Pulmonalarterie oder verschiedenen anderen Herzabschnitten.

Abb. 82 24jähriger Patient. Guter Sportler, keine subjektiven Beschwerden. Herzgeräusch seit dem Schulalter bekannt.

Auskultation: typisches lokomotivartiges Hin- und Hergeräusch, kontinuierlich aus der Systole in die Diastole übergehend, im 2. ICR links subklavikulär.

EKG: Hochvoltage links.

Herzkatheterdaten: Links-Rechts-Shunt auf Pulmonalarterienebene von 35% des Herzzeitvolumens. Normale Drücke im rechten Herzen.

Diagnose: Ductus arteriosus BOTALLI *persistens.*

Operative Korrektur durch Unterbindung und Durchtrennung des Ductus.

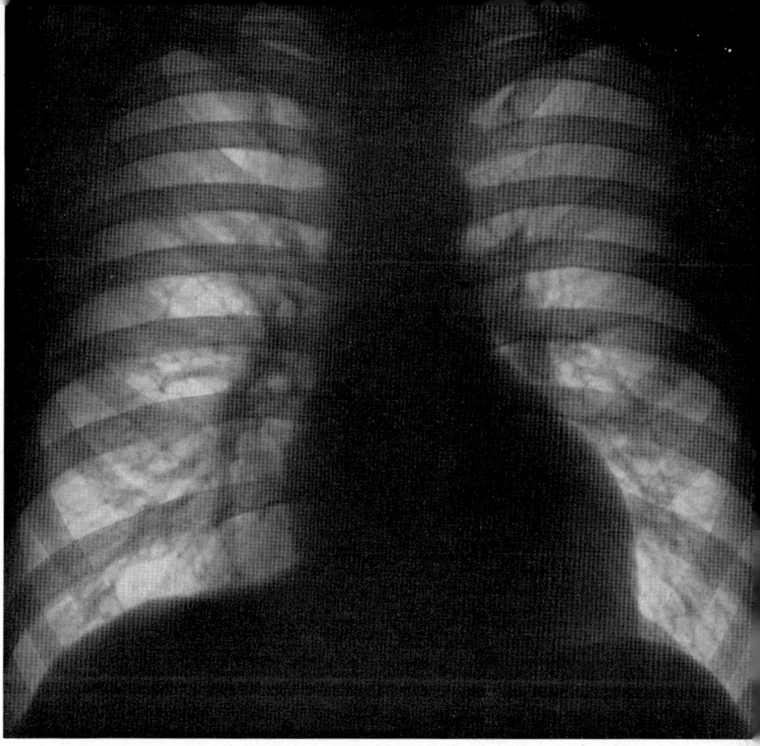

Abb. 83 19jähriger Patient. Seit dem Schulalter Herzgeräusche bekannt. Sportler, keine Einschränkung der Leistungsbreite.

Routineuntersuchung vor dem Militärdienst.

Athletischer Habitus, Blutdruck 140/70 mm Hg RR.

Auskultation: lautes Systolodiastolikum, kontinuierlich, lokomotivartig mit Punctum maximum über der Herzmitte!

Herzkatheterdaten: normale Drücke, Links-Rechts-Shunt auf Pulmonalarterienebene von 30% des Herzzeitvolumens.

Hohe Aortographie: Füllung der rechten A. coronaria aus der Aorta, retrograde Füllung einer geschlängelten linken Koronararterie, die in den Pulmonalstamm mündet.

Diagnose: BLAND-WHITE-GARLAND-*Syndrom vom Erwachsenentyp.*

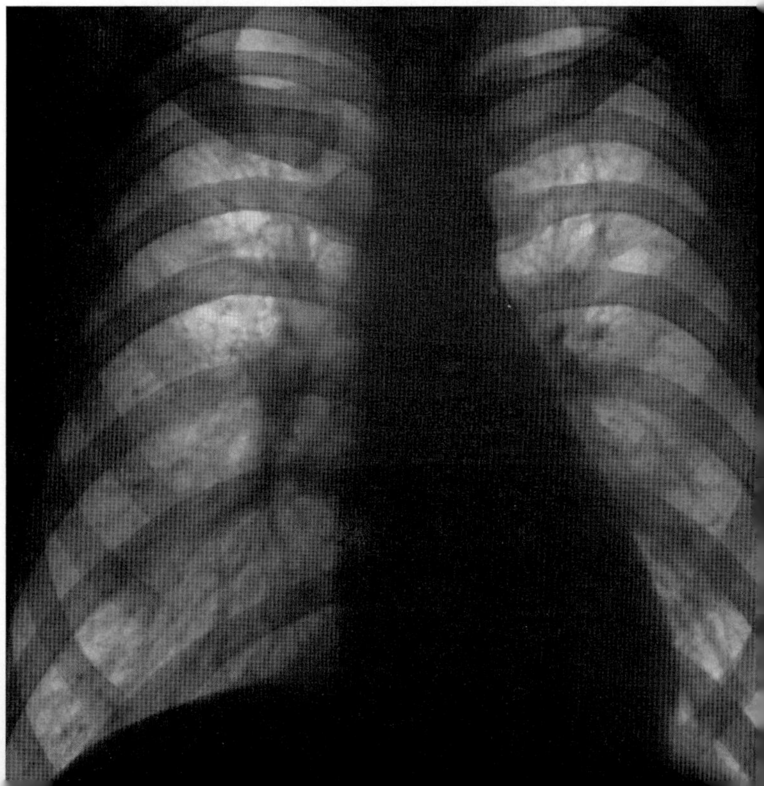

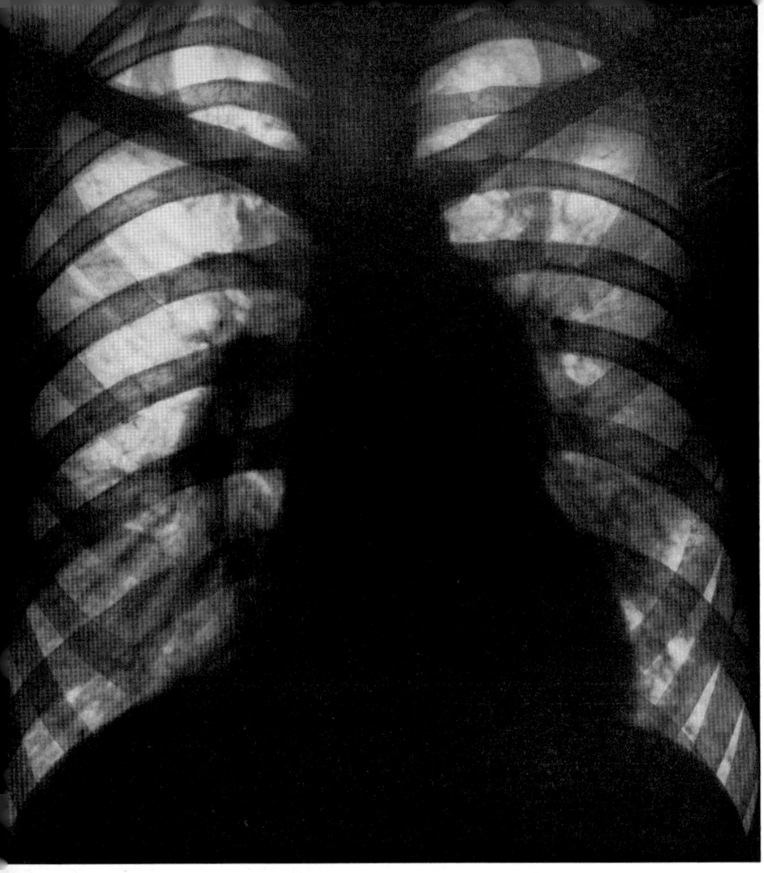

Abb. 84 26jähriger Patient. Athletischer Habitus, früher guter Sportler. Seit etwa 5 Jahren zunehmende Dyspnoe, deutliche Einschränkung der Leistungsbreite. Pulsus celer et altus, Blutdruck 150/50 mm Hg RR. Leichte Mischzyanose bei größeren Anstrengungen.

Auskultation: Systolodiastolikum über der Herzbasis, lokomotivartig, jedoch in der Diastole unterbrochen.

EKG: Hochvoltage rechts und links, linke T-Welle flach. Steiltyp.

Herzkatheterdaten: Pulmonalarteriendruck 90 mm Hg, Aortendruck 110 mm Hg systolisch. Links-rechts-Shunt auf Pulmonalstammebene von 25% des Herzzeitvolumens. Aortopulmonaler Septumdefekt direkt sondierbar.

Diagnose: Aortopulmonaler Septumdefekt mit pulmonaler Hypertonie.

Von einer Operation wurde wegen des bestehenden EISENMENGER-Syndroms abgeraten.

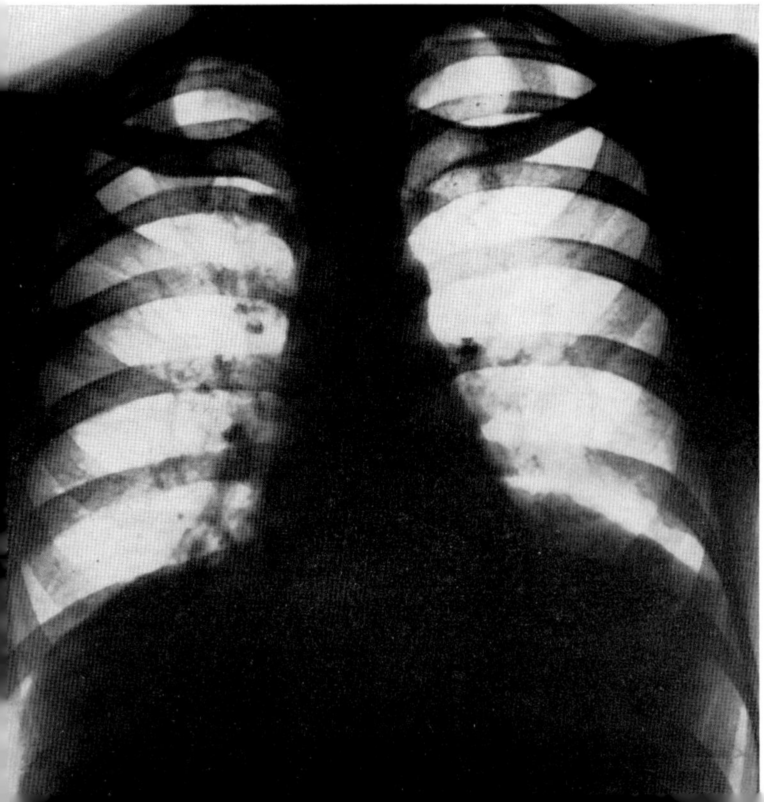

Abb. 85/86 34jährige Hausfrau. Vor 10 Jahren Totgeburt bei Toxoplasmose. Seit 2 Jahren rheumatische Beschwerden sonst immer gesund gewesen. Hunde im Haushalt, wovon einer einmal Wurmbefall hatte.

Klinisch-kardialer Status unauffällig, abgesehen von etwas leisen Herztönen. Alle serologischen und kutanen Tests auf parasitäre Erkrankungen negativ.

EKG: Sinusrhythmus, Steiltyp, normale periphere, jedoch extrem niedrige Voltage in den Brustwandableitungen.

Diagnose: Perikardzysten.

Operation: Entfernung zweier Perikardzysten, die durch eine isthmusartige Verbindung unter dem Herzen miteinander kommunizierten.

Abb. 86

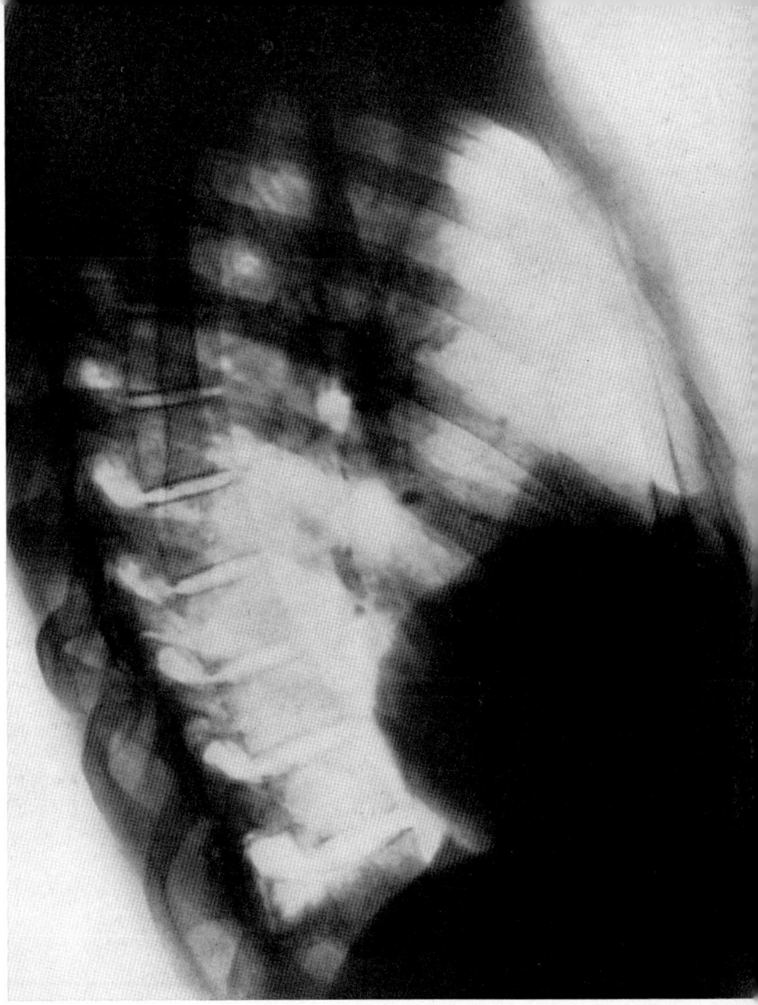

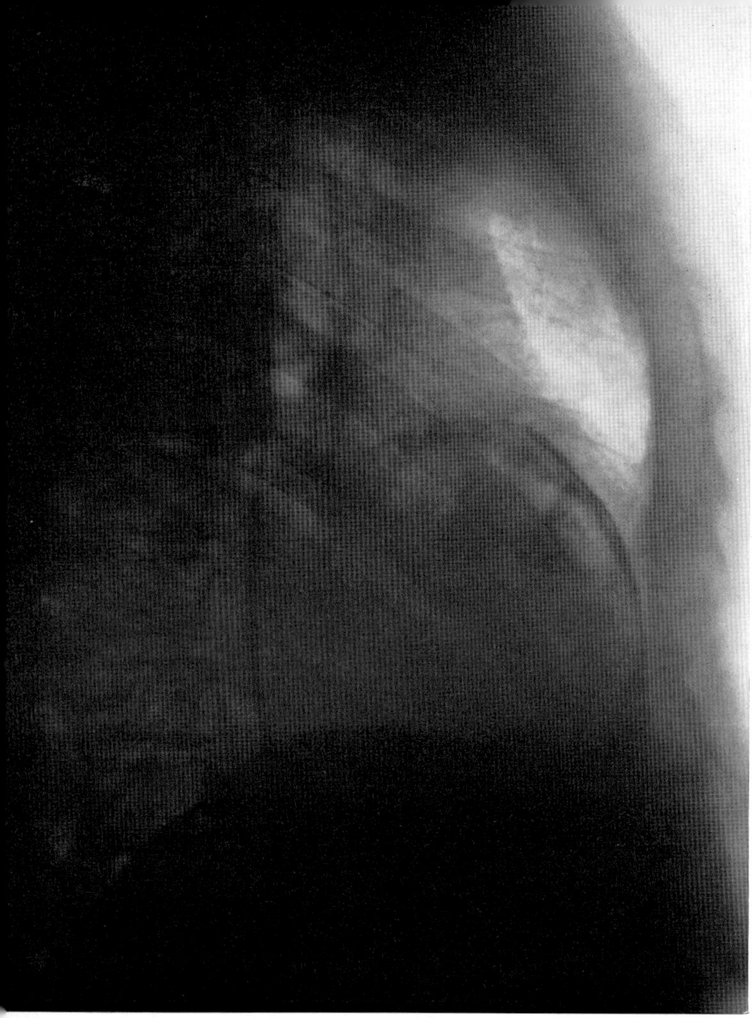

Abb. 87/88 35jähriger Patient. Vor 10 Jahren Heilstättenaufenthalt wegen tuberkulösem Lungenprozeß. Schon bald danach wurden erstmals Perikardverkalkungen festgestellt. In den letzten Jahren zunehmende Dyspnoe, Beinödeme und Leberschwellung. Auskultation unauffällig.

EKG: Sinusrhythmus, P dextrokardiale, diffuse T-Abflachung.

Herzkatheterdaten: Druck im rechten Ventrikel 30/0–14 mm Hg, im rechten Vorhof 0–15 mm Hg.

Diagnose: Panzerherz bei chronischer Perikarditis tuberculosa.

Operation: Perikardektomie.

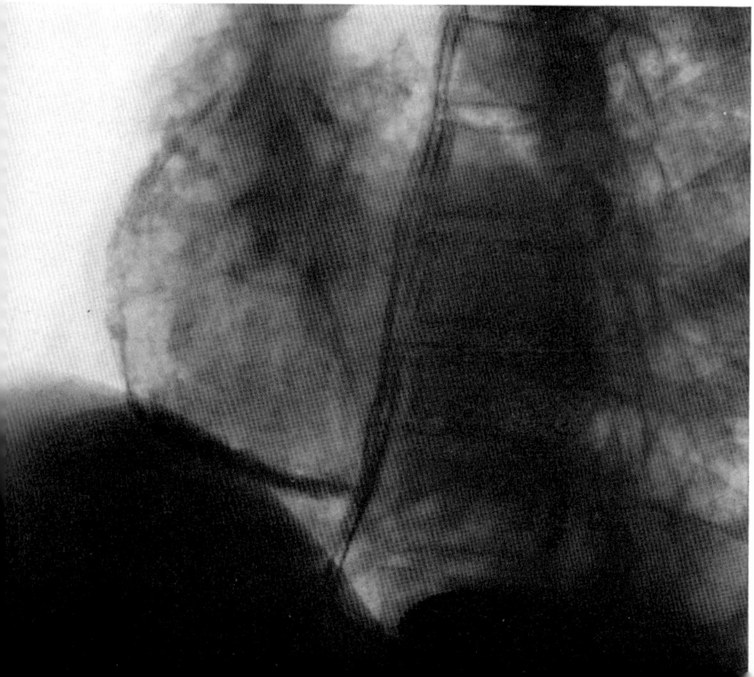

Abb. 88

Abb. 89 Lage- und Drehungsanomalien des Herzens (schematisch).

Legende und Begriffsbestimmung:

RA = rechter Vorhof (re. Atrium): Vorhof, in den die Vv. cavae münden; LA = linker Vorhof (li. Atrium): Vorhof, in den die Vv. pulmonales münden; RV = rechter Ventrikel: Kammer, die mit dem rechten Vorhof funktionell verbunden ist; LV = linker Ventrikel: Kammer, die mit dem linken Vorhof funktionell verbunden ist (bei den Kammern entscheidet dabei nicht ihre Innenstruktur, ihre Verbindung mit den großen Gefäßen, oder das Vorhandensein einer bikuspidalen oder trikuspidalen a-v-Klappe); PA = Pulmonalarterienstamm; Ao.a = Aorta ascendens; Ao.d = Aorta descendens

Normale Verhältnisse (zum Vergleich)

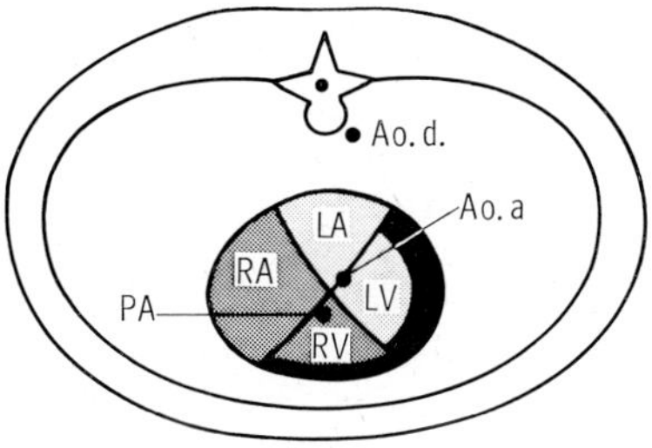

Dextrokardien
(das Herz liegt vorwiegend in der rechten Thoraxhälfte)

1. Primäre Dextrokardien
   a) mit Kammerinversion
      Typ I: mit Situs inversus viscerum totalis oder partialis (alle oder einzelne Eingeweide spiegelbildlich)
      Typ II: ohne Situs inversus viscerum = „Isolierte Spiegelbilddextrokardie" (EKG-Ableitungen spiegelbildlich, PI negativ)
   b) ohne Kammerinversion
      Typ-III-Dextrokardie oder korrigierte, falsche Dextrokardie oder Dextroversio cordis

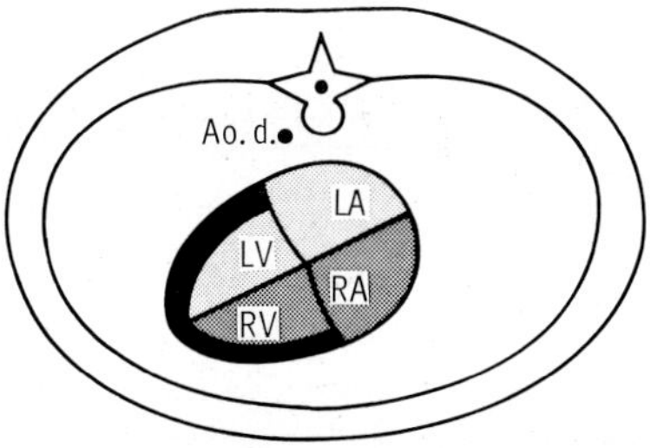

a)

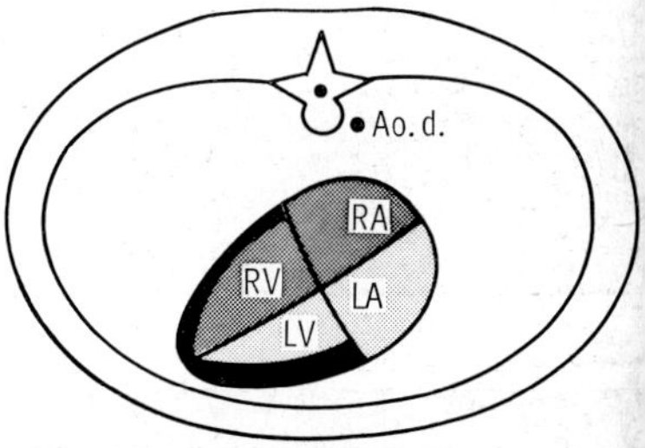

b)

2. Sekundäre Dextrokardien
(immer ohne Kammerinversion)
   Typ-IV-Dextrokardie oder Dextropositio cordis

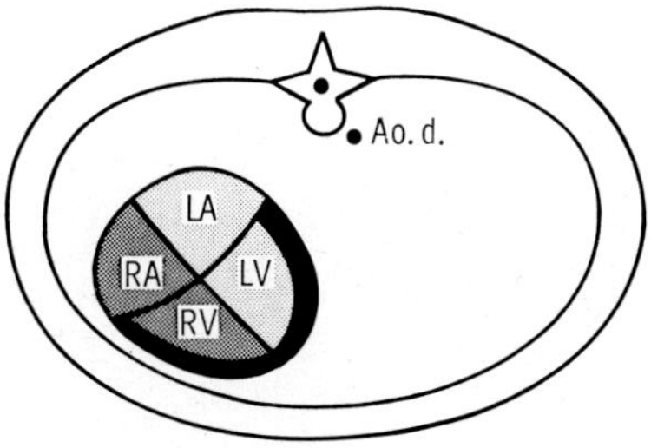

Laevokardien
(das Herz liegt vorwiegend in der linken Thoraxhälfte bei bestehendem Situs inversus viscerum totalis oder partialis)

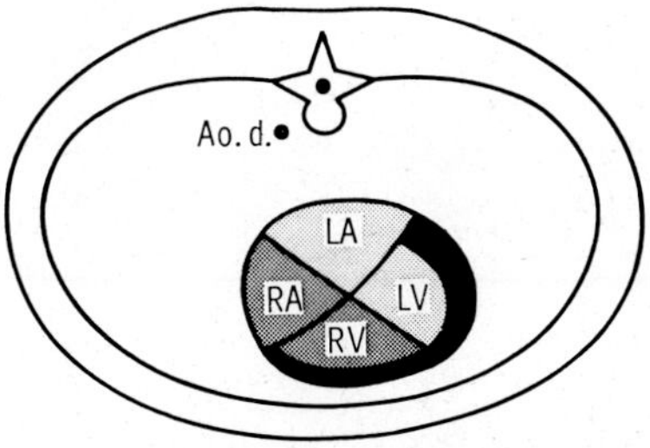

Typ I (ohne Kammerinversion)

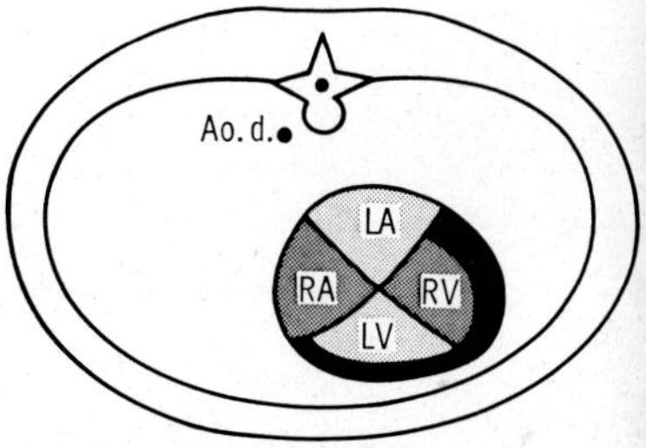

Typ II (mit Kammerinversion)

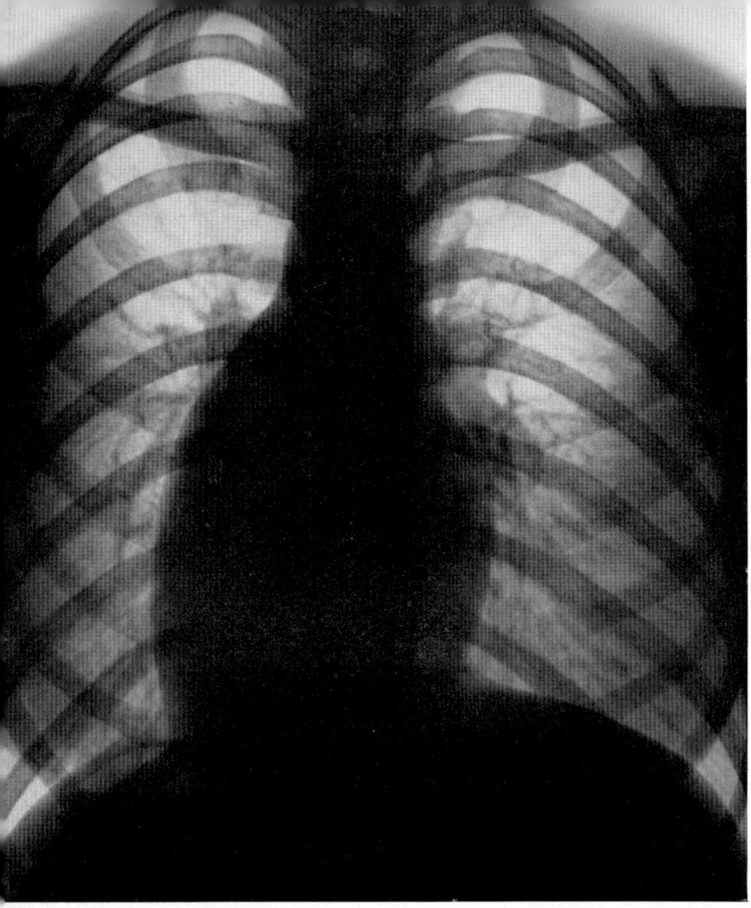

Abb. 90 25jährige Patientin. Immer gesund gewesen. In letzter Zeit gelegentlich Schwindelzustände. Bei Thoraxdurchleuchtung fiel die abnorme Herzkonfiguration auf.

Auskultation und EKG der Norm entsprechend.

Herzkatheterdaten: normale Drücke und Blutgaswerte im rechten Herzen; der rechte Herzrand wird im p.-a. Strahlengang vom rechten Ventrikel gebildet.

Diagnose: Situs sagittalis (ohne hämodynamische Auswirkungen und ohne Krankheitswert).

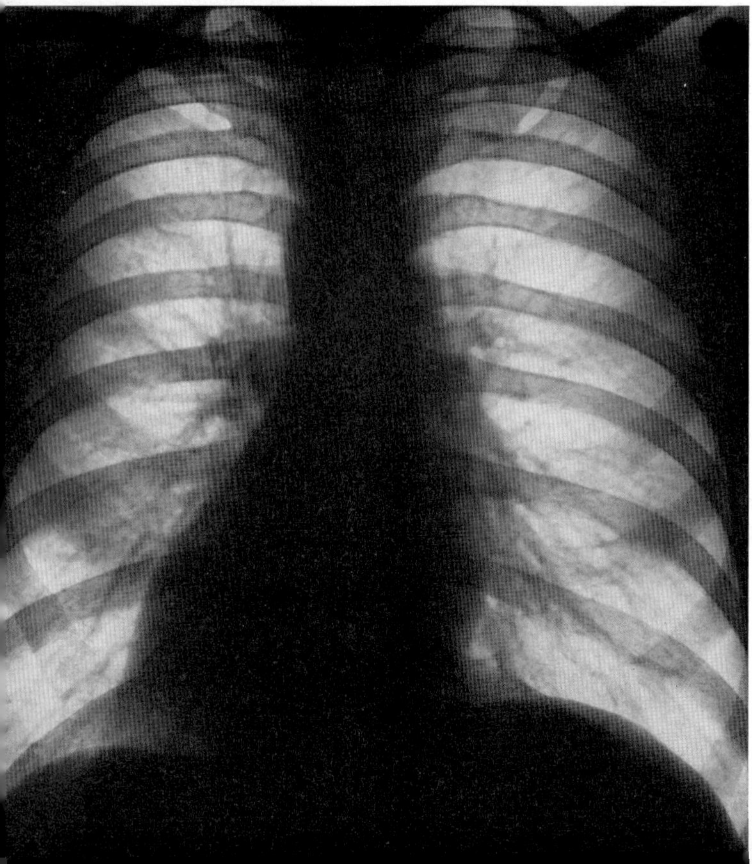

Abb. 91 40jähriger Patient. Wegen grippalen Infekt erfolgte Krankenhauseinweisung. Sonst immer gesund gewesen.

Auskultation: keine pathologischen Schallphänomene.

EKG: P-Zacke in I und II negativ, Rechtstyp, R-Zacken-Höhe in den Brustwandableitungen von rechts nach links abnehmend, sogenanntes Spiegelbild-EKG (trotz richtiger Polung!). Keine kardialen Symptome.

Diagnose: Spiegelbilddextrokardie oder Situs inversus (ohne Krankheitswert).

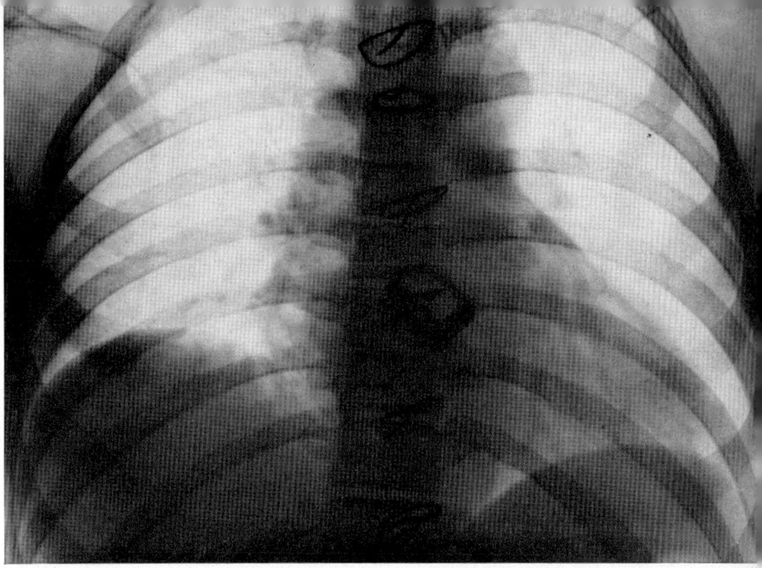

Abb. 92 42jährige Patientin. Seit 14. Lebensjahr hochgradiges Aortenvitium mit vorwiegender Insuffizienz bekannt. Aortenklappenimplantation wegen Verschlechterung des klinischen Zustandes innerhalb des letzten präoperativen Jahres. Aufnahme mit BOUCKY-Blende in a.-p. Strahlengang liegend.
Diagnose: Implantierte Aortenklappe (STARR-EDWARDS-Typ).

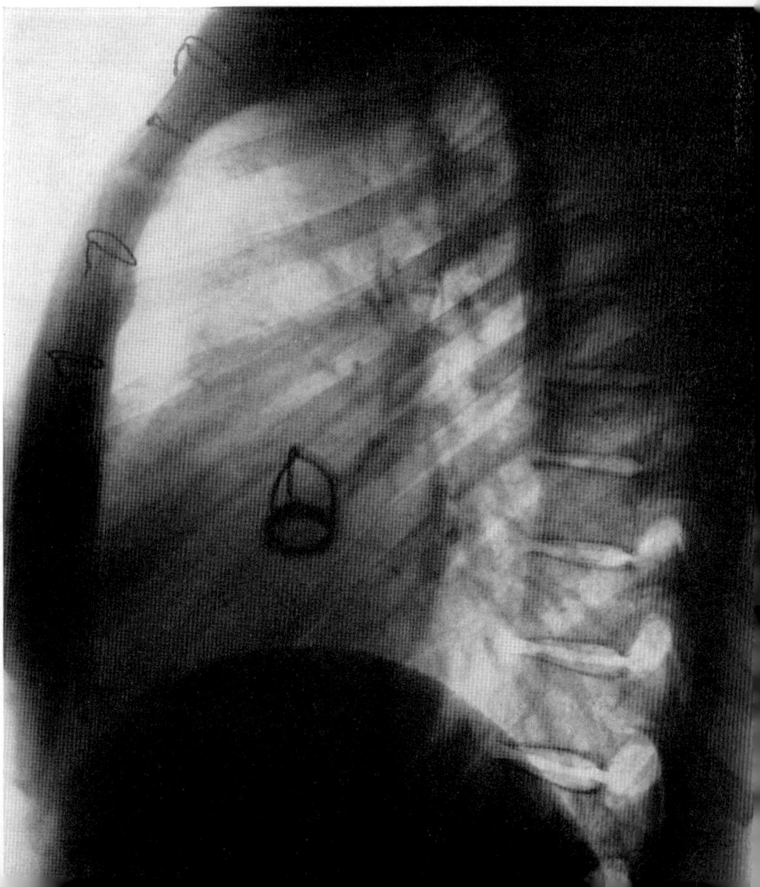

Abb. 93 Klinische Daten wie bei Abbildung 92. Seitliche Aufnahme von der stehenden Patientin ohne Raster.

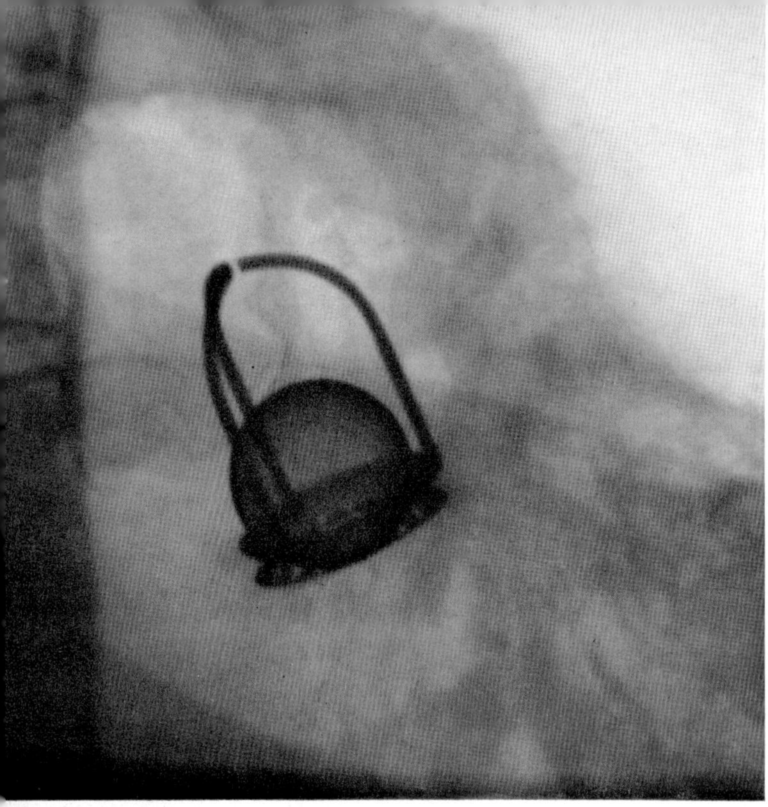

Abb. 93a 32jährige Patientin, Mutter zweier Kinder. Rheumatisches Fieber im Alter von 12 und 14 Jahren. Seit dem 14. Lebensjahr Herzgeräusch bekannt. Seit dem letzten Partus vor 5 Jahren stenokardische Beschwerden und starke Leistungseinschränkung.

Keine Ruhedekompensationszeichen, Leistungsverminderung im Sinne eines klinischen Schweregrades III. Lebhafte Karotidenpulsationen am Hals (Corrigan-Puls). Blutdruck 200/40 mm Hg RR an beiden Armen. Pulsus celer et altus.

1969 Implantation einer *künstlichen Aortenklappe vom Typ* STARR-EDWARDS *mit Stellite-Ball*. Seither wesentliche Besserung, Rückgang der Herzgröße, Besserung der Leistungsfähigkeit zum klinischen Schweregrad I–II. Blutdruck 140/80. Laktatdehydrogenase im Serum 180 IE, Blutbild normal.

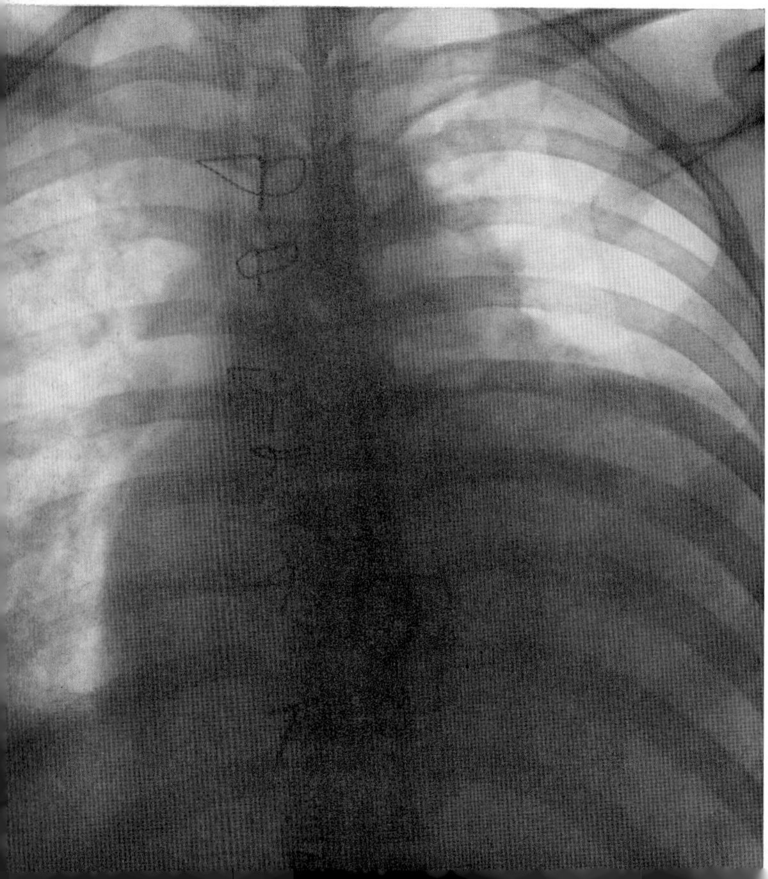

Abb. 94 44jähriger Patient. Seit Jahren herzleidend, in den letzten 2 Jahren zunehmende Beinödeme, Leberschwellung, Dyspnoe. Klinisch fand sich das typische Bild einer Mitralinsuffizienz und eines kombinierten Aortendefektes.

Zur operativen Korrektur waren *je eine* STARR-EDWARDS-*Klappe in den Aorten- bzw. Mitralklappenring* eingenäht worden.

Abb. 95/96 In beiden Fällen handelte es sich um schwere Mitralklappendefekte mit vorwiegender Schlußunfähigkeit der Klappe, so daß Implantationen von künstlichen Klappen durchgeführt werden mußten.
Starr-Edwards-Klappe (Kugelklappe).

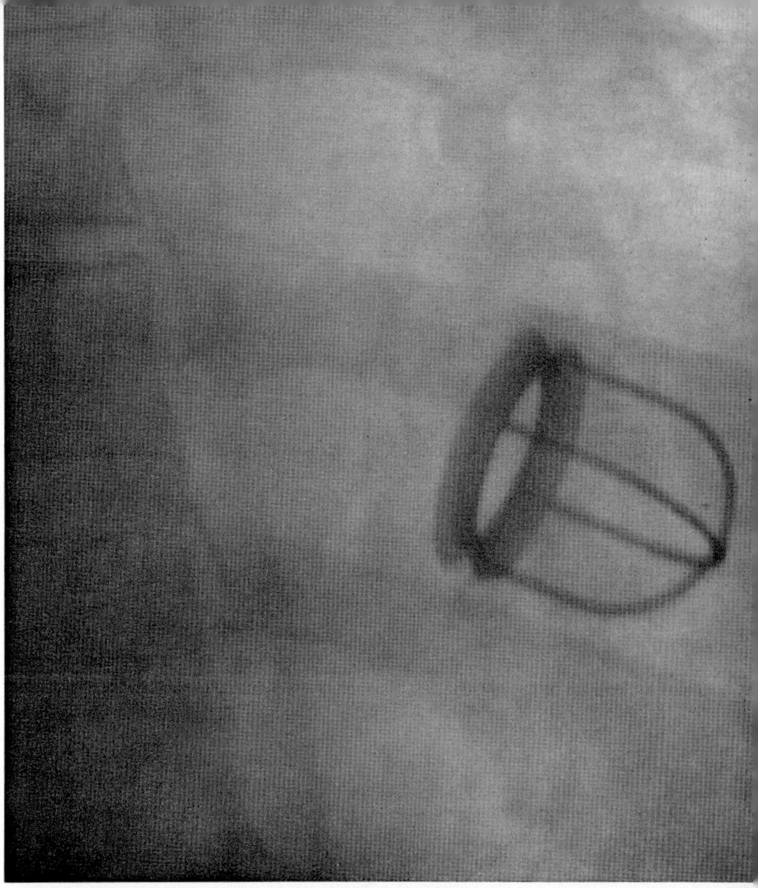

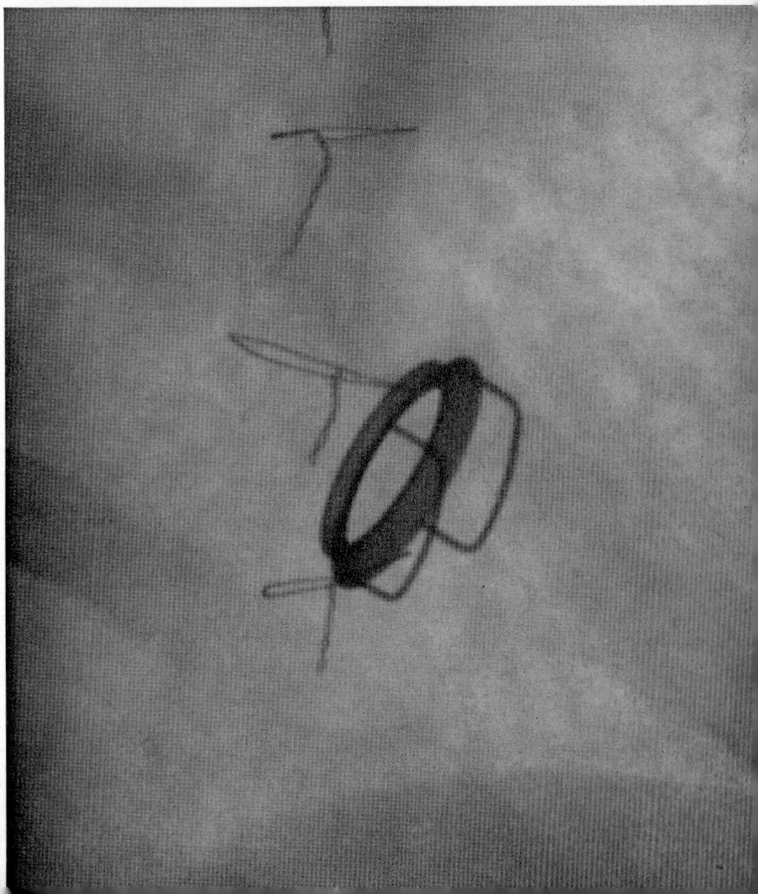

Kay-Shiley-Klappe (Scheibenklappe).

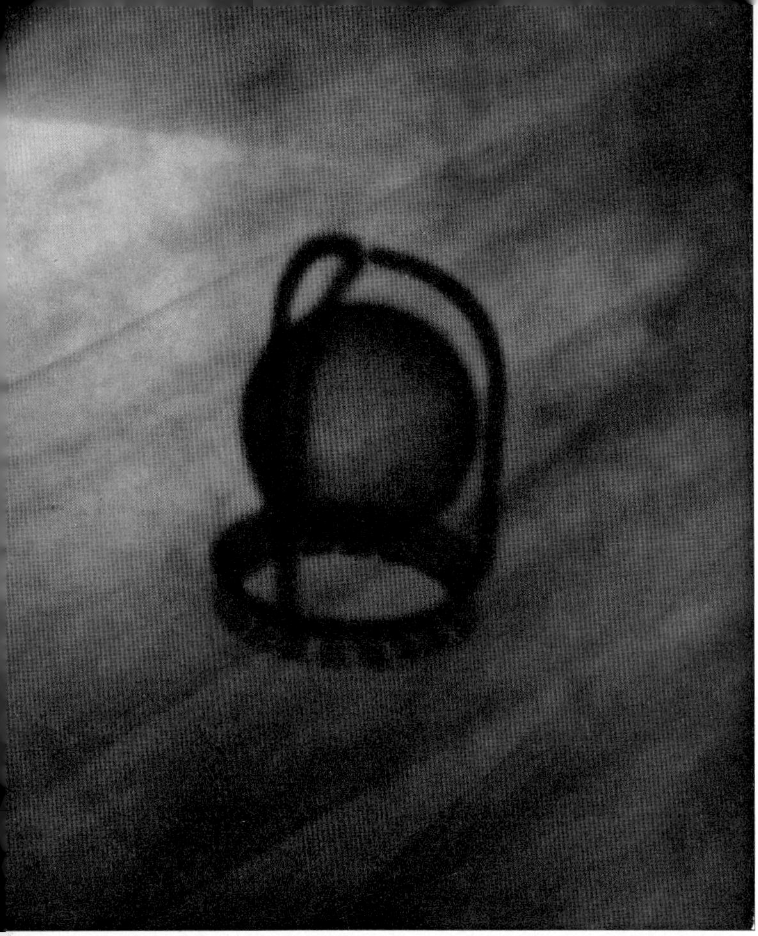

Abb. 96a Zielaufnahme aus der Aortenklappenregion.

STARR-EDWARDS-*Klappe, mit* STELLITE-*Ball*, der röntgenologisch einen metalldichten Schatten gibt.

Implantation bei 32jähriger Patientin wegen postrheumatischer Aorteninsuffizienz Schweregrad III. Ausgezeichnetes postoperatives Resultat.

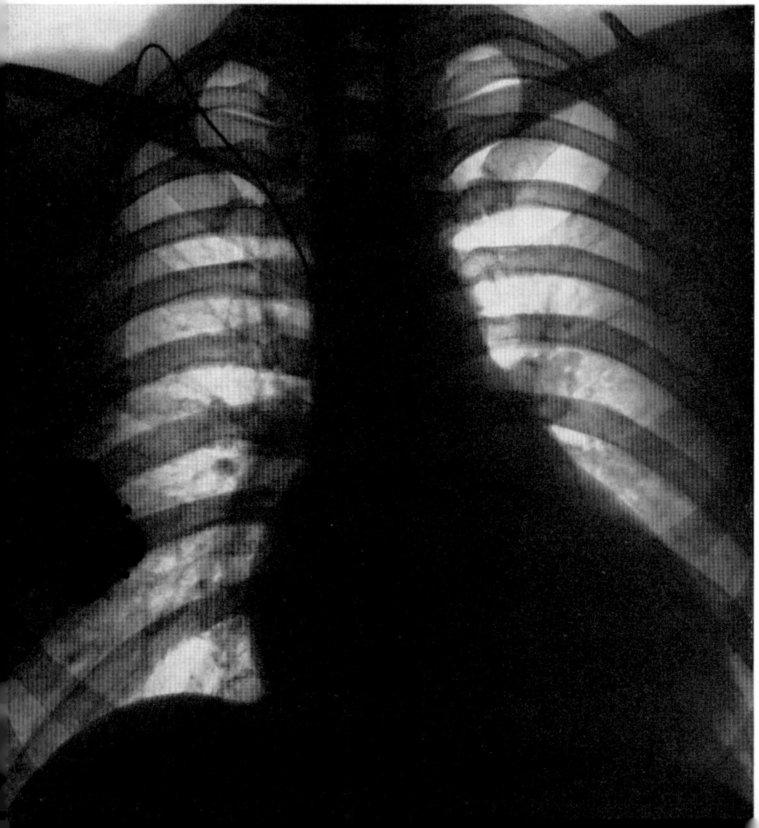

Abb. 97 48jähriger Patient. Seit Jahren sehr langsame Herzfrequenz, wahrscheinlich als Folge einer Myokarditis, bekannt. In den letzten Wochen, vor der Implantation gelegentlich Ohnmachtsanfälle (ADAM-STOKES-Anfälle).

EKG: totaler AV-Block (Erregungsleitungsblock) mit Kammerfrequenz von 30/min.

Implantation eines transvenösen Schrittmachers mit fixer Frequenz von 72/min, Typ Biotronic.

Abb. 98 4jähriger Patient. Starke Mischzyanose seit Geburt. Lautes systolisches Geräusch am linken Sternalrand und über der Herzbasis.
EKG: konzentrische Rechtshypertrophiezeichen.
Palliativoperation der angiodiographisch bestätigten *Diagnose einer* FALLOT-*Tetralogie* durch *Anastomose zwischen linker A. subclavia und Pulmonalarterie* nach BLALOCK-TAUSSIG.

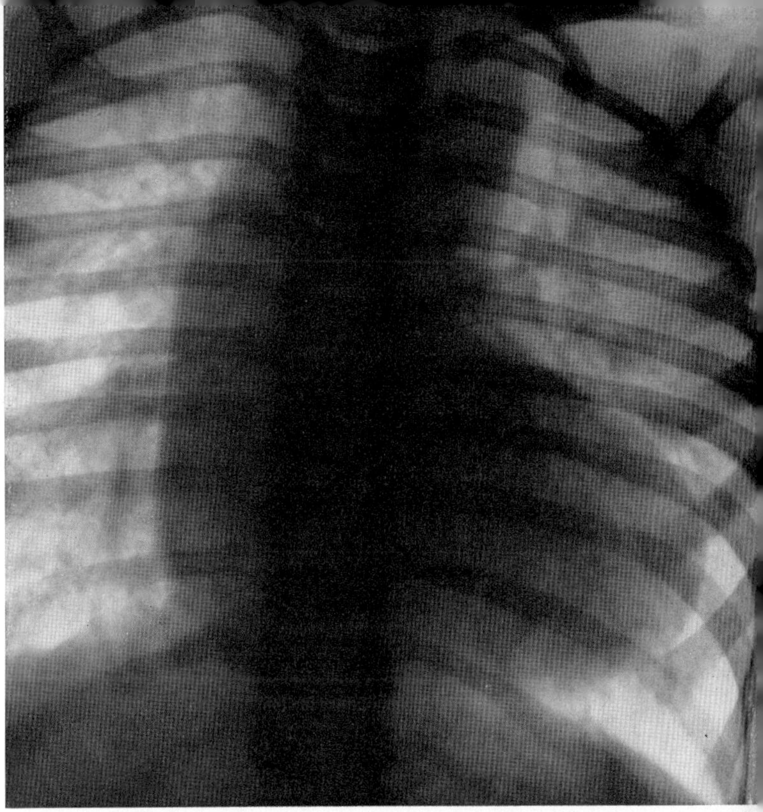

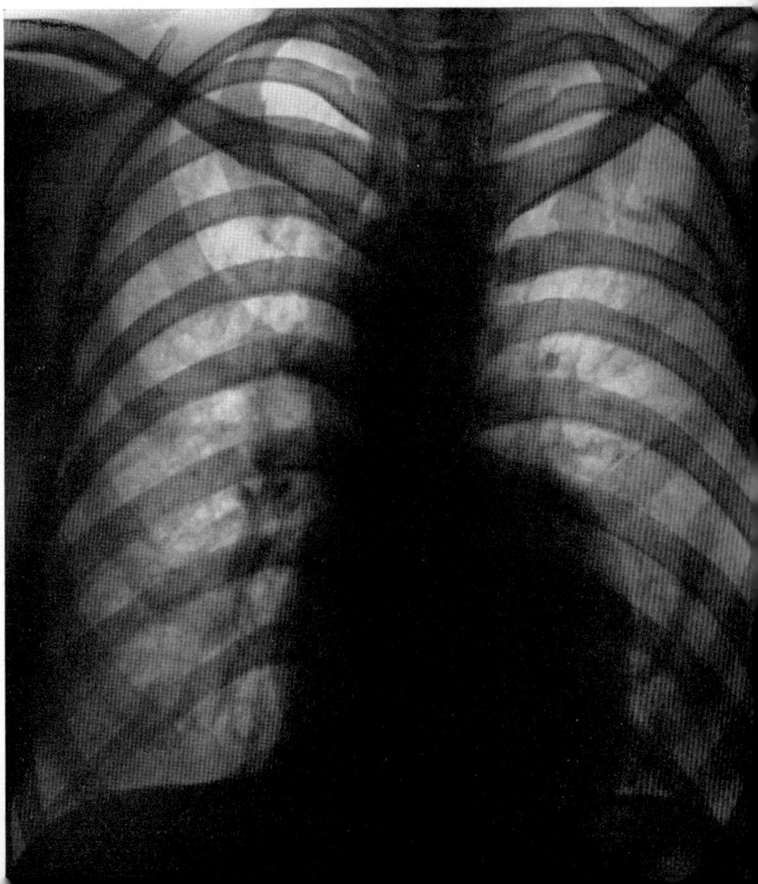

Abb. 99 24jährige Patientin. Starke zentrale Zyanose seit Geburt, starke Leistungseinschränkung, häufig Hockstellung.
Auskultation: Holosystolikum über der Herzbasis.
EKG: konzentrische Rechtshypertrophie.
Diagnose (durch hohe Aortographie): *Pseudotruncus arteriosus mit Abgang der Pulmonalarterienäste aus der Aorta ascendens.*

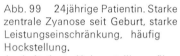

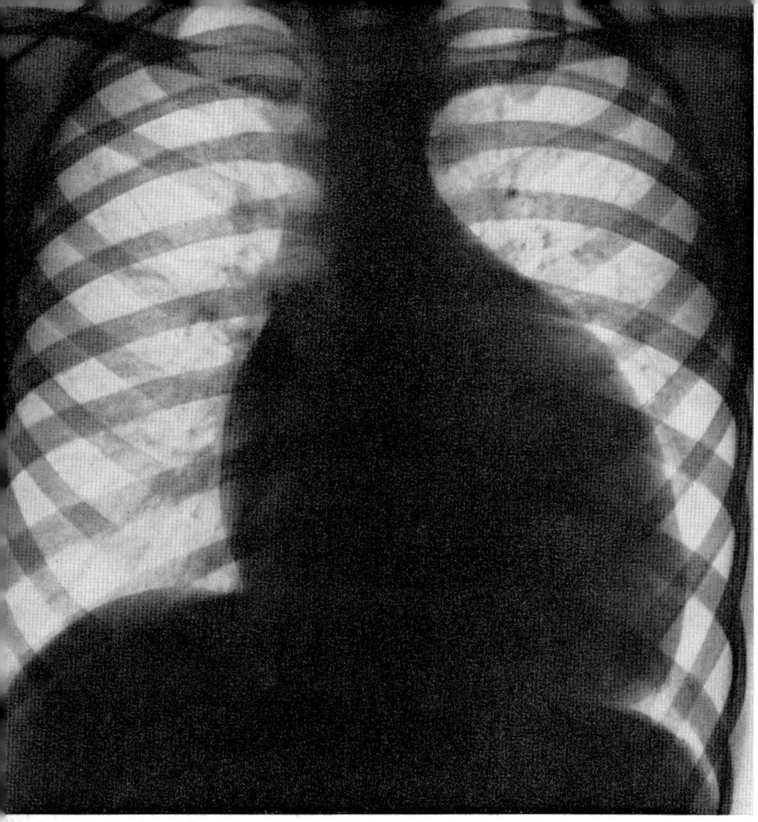

Abb. 100 14jährige Patientin. Mäßige Mischzyanose seit Geburt. Normale Entwicklung, etwas eingeschränkte Leistungsbreite durch Dyspnoe.

Auskultation: Viererrhythmus.

EKG: ausgeprägter Rechtsschenkelblock.

Diagnose (durch Herzkatheterismus mit intrakardialen EKGs): *Morbus* EBSTEIN *mit Vorhofseptumdefekt.*

Operation wurde nicht empfohlen.

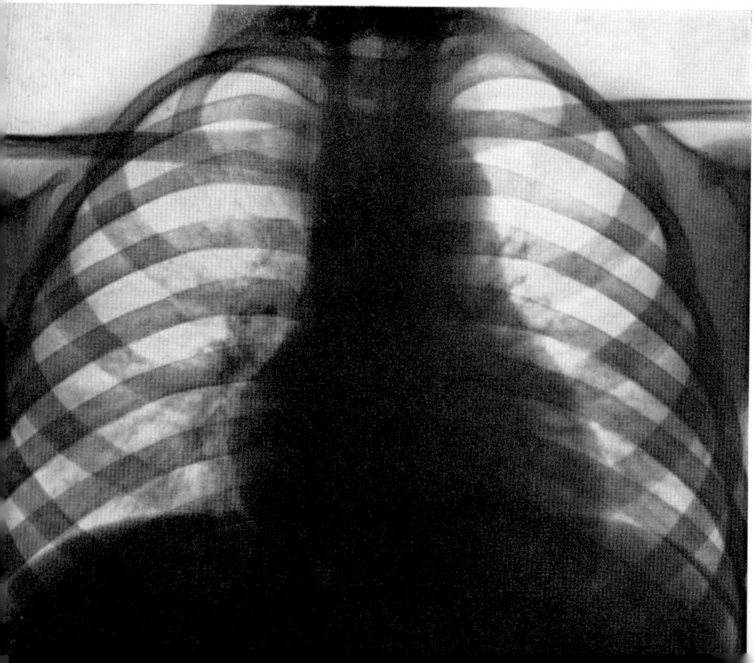

Abb. 101 7jähriger Patient mit starker Mischzyanose seit Geburt. Häufig Hockstellung, schlechtes Gedeihen, schlechter Allgemeinzustand.

Auskultation: Kurzes Systolikum am linken Sternalrand, mitteldiastolischer 3. Herzton.

EKG: Linkstyp bei Hochvoltage links, P dextrocardiale.

Diagnose (durch Angiokardiographie): *Trikuspidalatresie.*

Operation: Verbesserung der Lungendurchblutung durch Anastomose zwischen oberer Hohlvene und rechter Pulmonalarterie nach GLENN mit nur mäßigem Erfolg.

Abb. 102 25jährige Patientin, Herzgeräusch seit dem Schulalter.
Normale Entwicklung.
In den letzten 2 Jahren gelegentlich Stenokardien.
Auskultation: Typisches systolodiastolisches kontinuierliches, maschinenartiges Geräusch im 2. ICR links parasternal.
EKG: Hochvoltage links.
Herzkatheterdaten: normale Lungenarteriendrücke, Links-Rechts-Shunt auf Höhe der großen Gefäße von 40% des Herzzeitvolumens.
Diagnose: Ductus arteriosus BOTTALLI *apertus*.
Operative Korrektur durch Unterbindung und Durchtrennung.

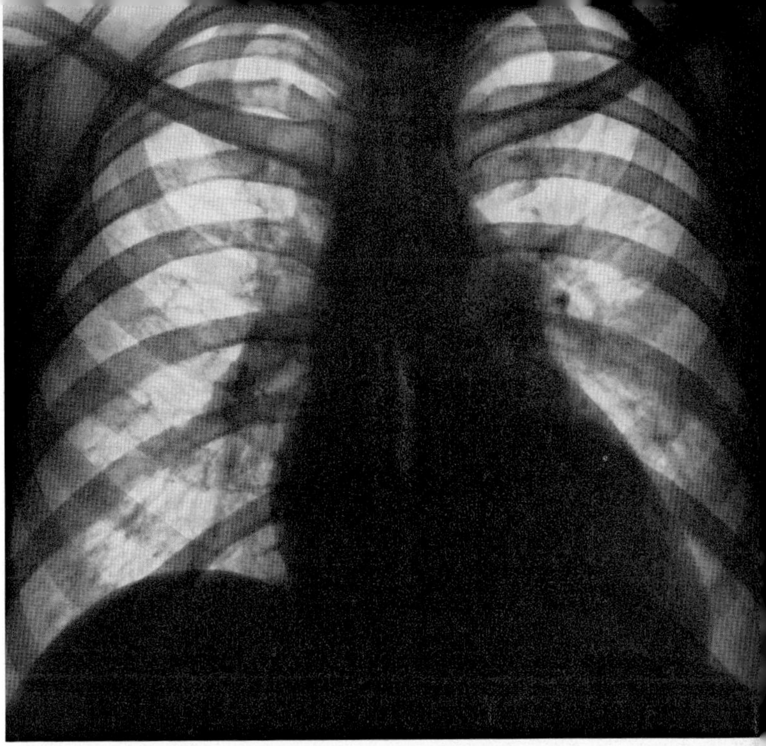

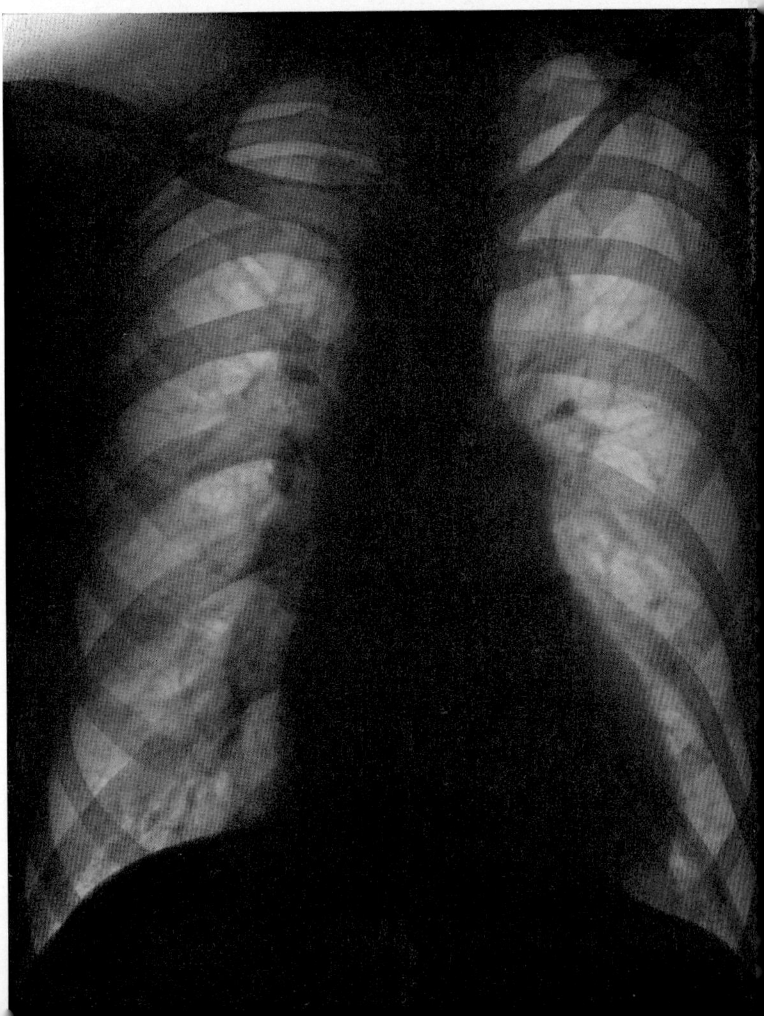

Abb. 103 33jähriger Patient. Epileptiker genuiner Art, bisher ohne Beschwerden.
Auskultation: Holosystolikum am linken Sternalrand.
EKG: Hochvoltage links, T-Abflachung in V_{4-6}.
Herzkatheterdaten: normale Drücke im rechten Herzen, Links-Rechts-Shunt auf Ventrikelebene von 45% des Herzzeitvolumens.
Diagnose: Ventrikelseptumdefekt.
Operative Korrektur durch direkte Vernähung des Defektes.

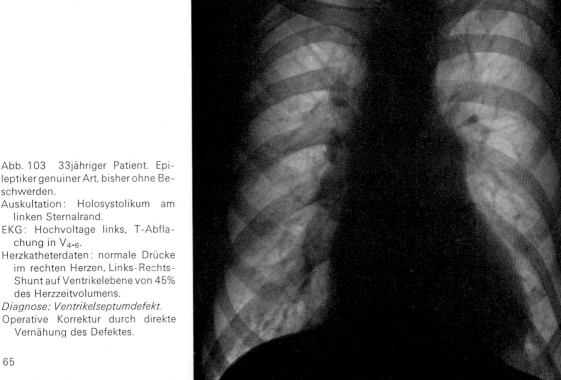

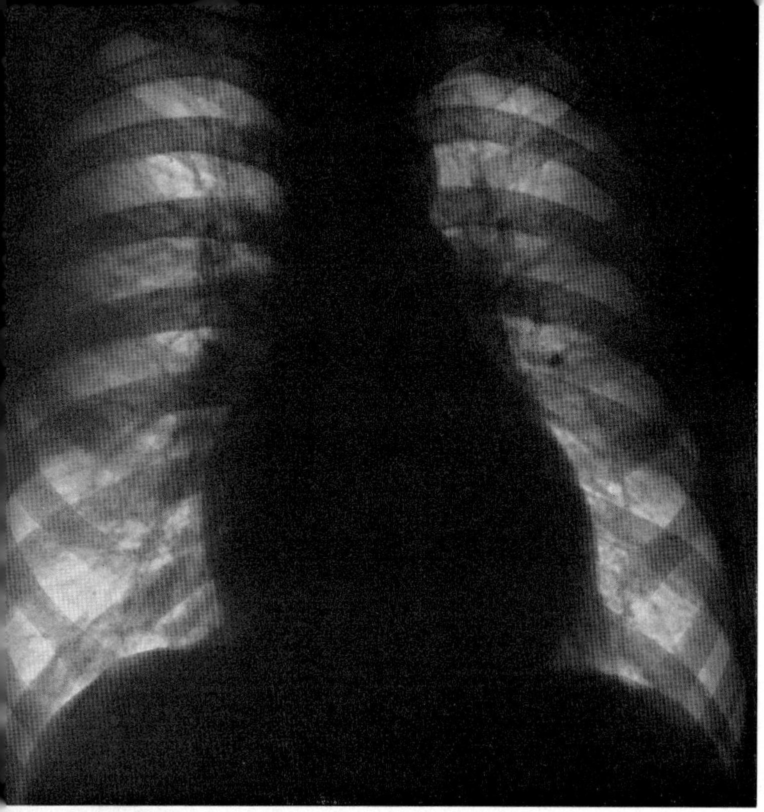

Abb. 104 23jähriger Patient. Leistungseinschränkung durch Atemnot. Normale Entwicklung.

Auskultation: Systolikum und fixe Spaltung des 2. Tones im 2. ICR links parasternal.

EKG: Sinusrhythmus, rudimentärer Rechtsschenkelblock.

Herzkatheterdaten: Links-Rechts-Shunt auf Vorhofebene mit 40% des Herzzeitvolumens, normale Drücke im rechten Herzen.

Diagnose: Vorhofseptumdefekt vom Sekundumtyp.

Operative Korrektur durch direkte Vernähung des Defektes.

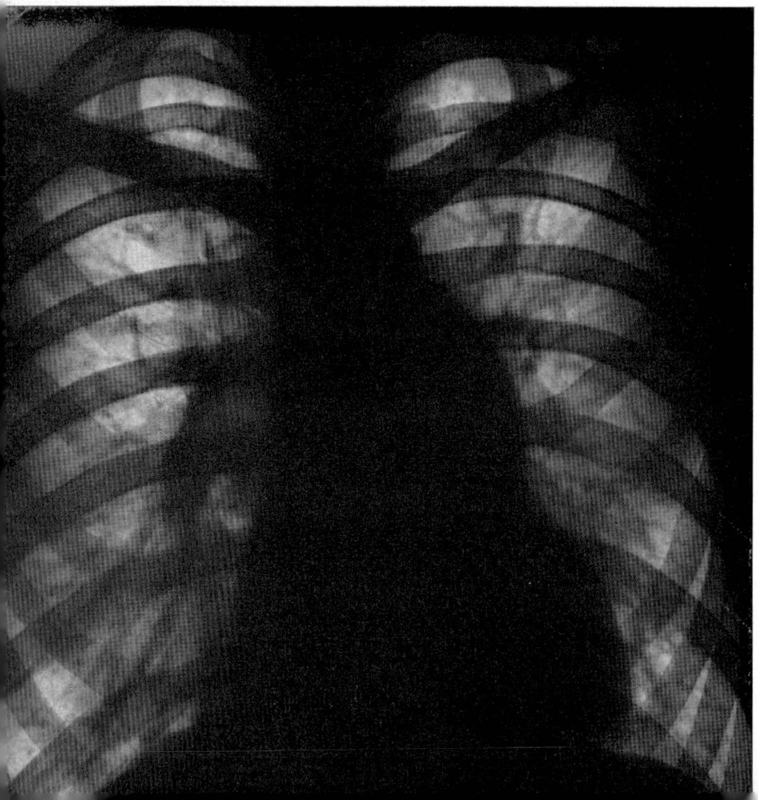

Abb. 105 26jähriger Patient. Herzfehler seit Geburt, athletischer Habitus, bis vor wenigen Jahren volle Leistungsbreite. Seit 2–3 Jahren nach Anstrengung Zyanose vom Mischtyp.

Auskultation: frühsystolischer Extraton und akzentuierter 2. Ton im 2. ICR links parasternal.

EKG: Sinusrhythmus, beidseitige Hypertrophiezeichen.

Herzkatheterdaten: Pulmonalarteriendruck 120/70 mm Hg, Aortendruck 120/70 mm Hg. Aorta war durch einen aortopulmonalen Septumdefekt hindurch direkt sondierbar gewesen.

Diagnose: EISENMENGER-*Syndrom bei aortopulmonalem Septumdefekt.* Von operativem Korrekturversuch wurde abgeraten.

Abb. 106 7jähriges Mädchen. Schlechte Entwicklung bei bekanntem Herzgeräusch und mittelgradiger Mischzyanose seit Geburt.

Auskultation: Systolikum am linken Sternalrand und im 2. ICR links parasternal.

EKG: Sinusrhythmus, ausgeprägte konzentrische Rechtshypertrophiezeichen.

Herzkatheterdaten: infundibuläre Pulmonalstenose mit einem systolischen Druckgradienten von 70 mm Hg. Rechts-Links-Shunt durch einen Ventrikelseptumdefekt von 30% des Herzzeitvolumens.

Diagnose: FALLOT*sche Tetralogie.*

Operative Korrektur a) der infundibulären Pulmonalstenose durch Resektion und b) des Ventrikelseptumdefektes durch direkte Vernähung.

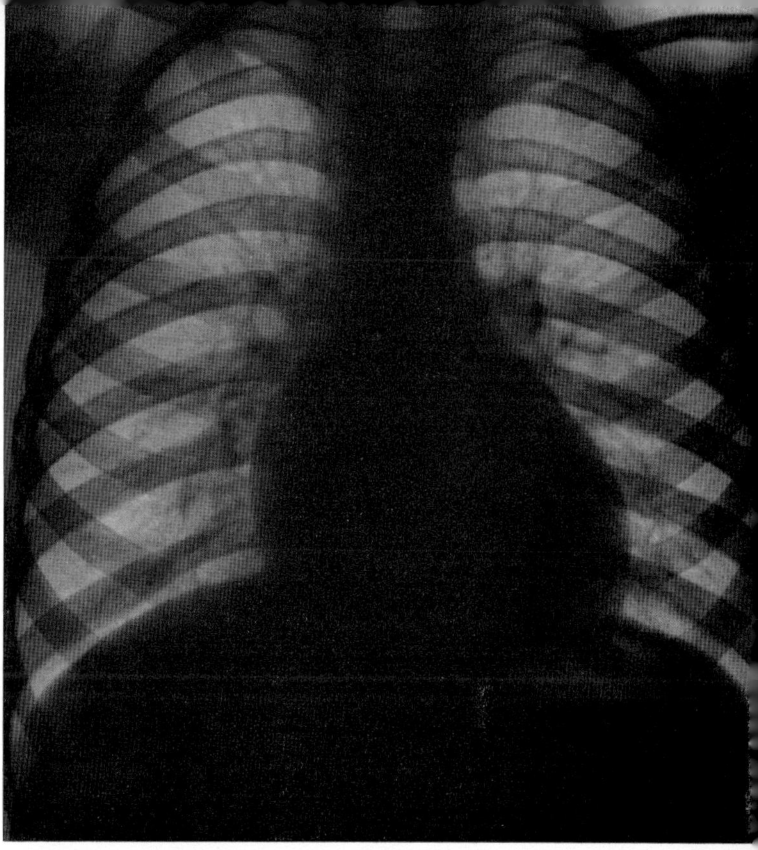

Abb. 107 44jährige Patientin mit postrheumatischem Klappendefekt seit dem 14. Lebensjahr.

In den letzten Jahren rezidivierende Beinödeme und Leberschwellung, gelegentlich Hämoptoe und Dyspnoe.

Exitus letalis durch interkurrente Bronchopneumonie mit Herz-Kreislaufversagen.

Diagnose: (Obduktionsbefund): *Cor bovinum mit Aorteninsuffizienz, Mitralinsuffizienz und hochgradiger Trikuspidalinsuffizienz.* Lungenstauung und Stauungsorgane.

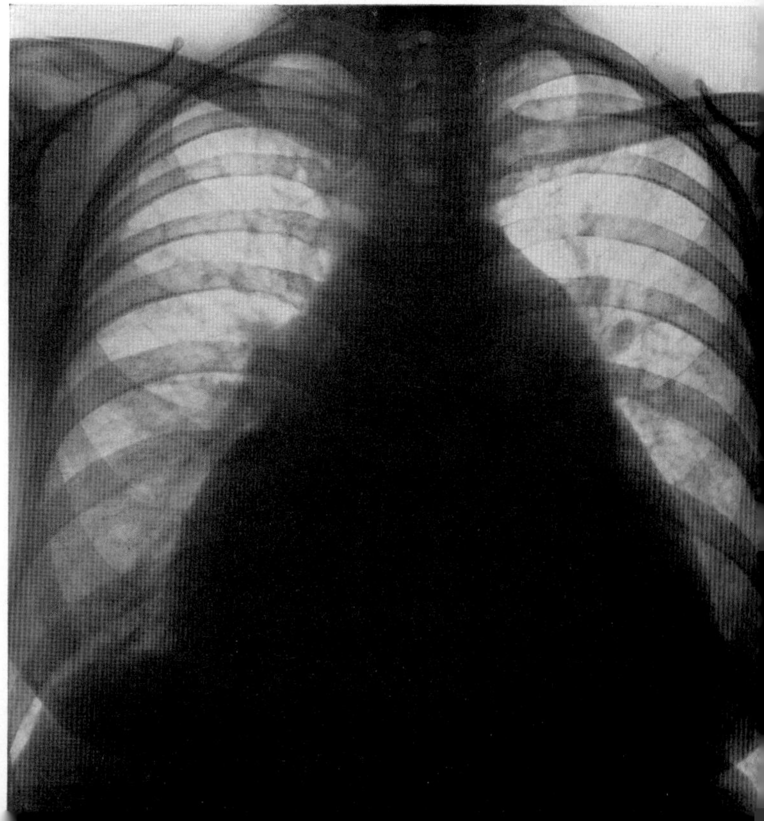

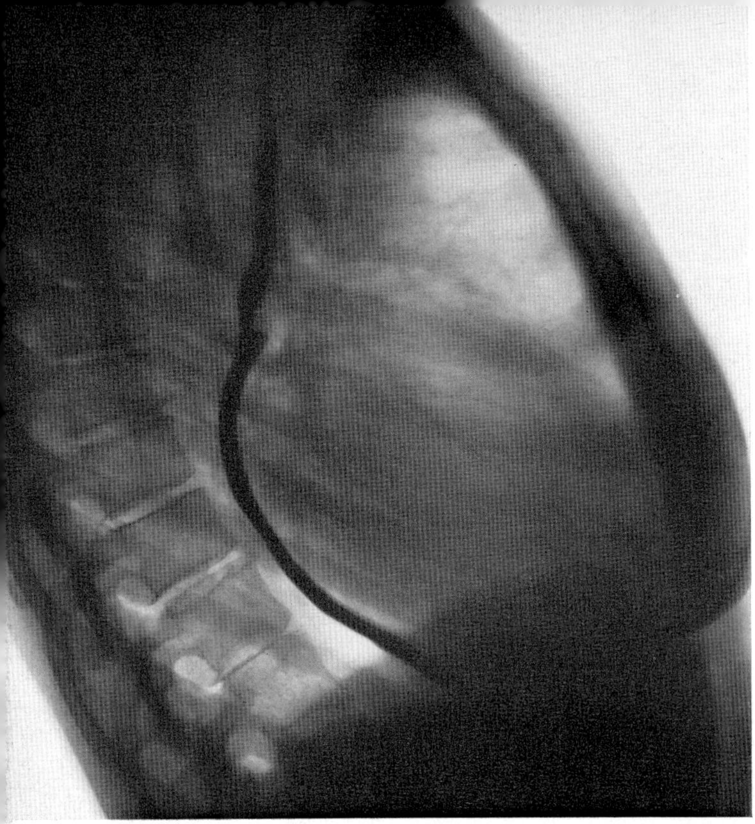

Abb. 108 Kasuistik bei Abb. 107.

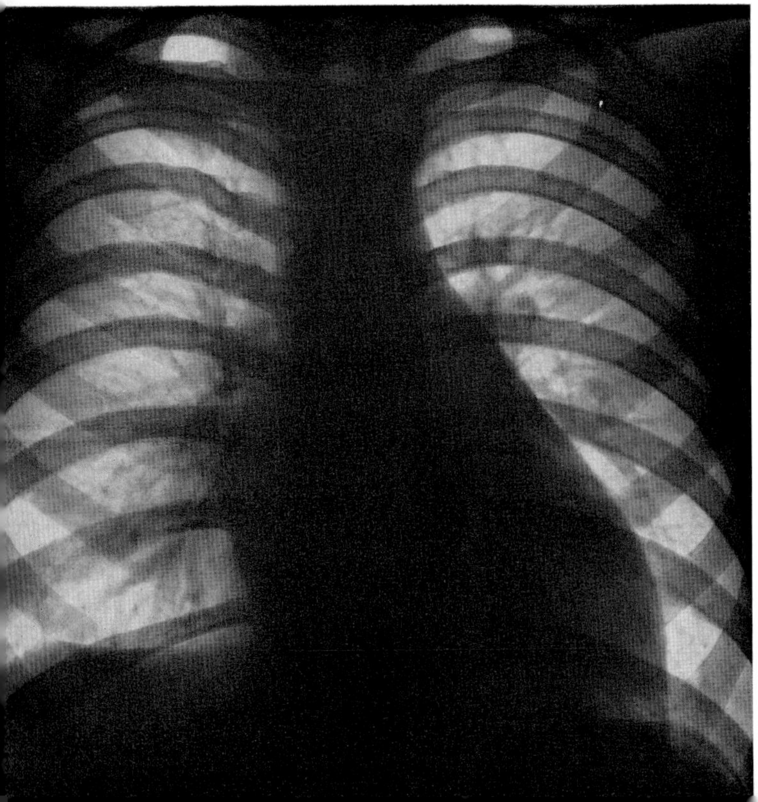

Abb. 109 28jähriger Patient. Herzfehler seit Angina und akutem Gelenkrheumatismus im Alter von 16 Jahren bekannt.

Auskultation: Holosystolikum und dritter Herzton über der Herzspitze.

EKG: P sinistrocardiale, Hochvoltage links.

Herzkatheterdaten: linker Vorhofdruck von 20 mm Hg systolisch, Pulmonalarteriendruck 35 mm Hg systolisch.

Diagnose: Mitralinsuffizienz (postrheumatisch).

Operative Korrektur durch Raffnähte im Mitralklappenring nach WOOLER.

Abb. 110 38-jähriger Patient. Vitium cordis seit dem 12. Lebensjahr nach Angina und Polyarthritis.

Auskultation: akzentuierter 1. Ton, Holosystolikum, Mitralöffnungston und Mitteldiastolikum über der Herzspitze.

EKG: Vorhofflimmern, rudimentärer Rechtsschenkelblock.

Herzkatheterdaten: linker Vorhofdruck 35 mm Hg, Pulmonalarteriendruck 65 mm Hg, rechtsventrikulärer Enddiastolendruck 15 mm Hg.

Diagnose: Kombiniertes, postrheumatisches Mitralvitium Grad III.

Operative Korrektur durch Implantation einer KAY-SHILEY-Klappe in den Mitralring.

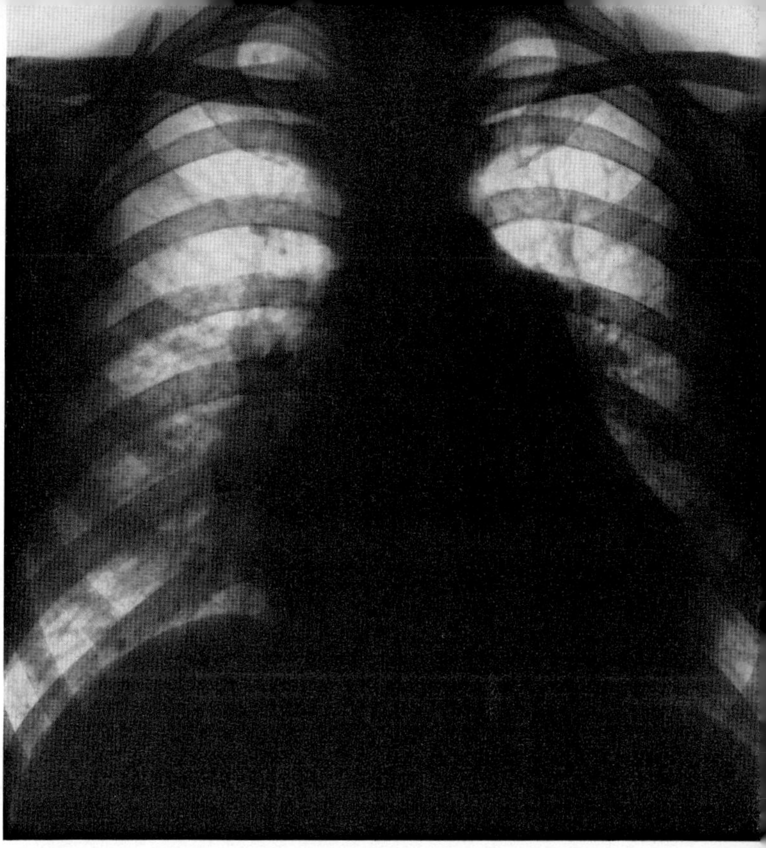

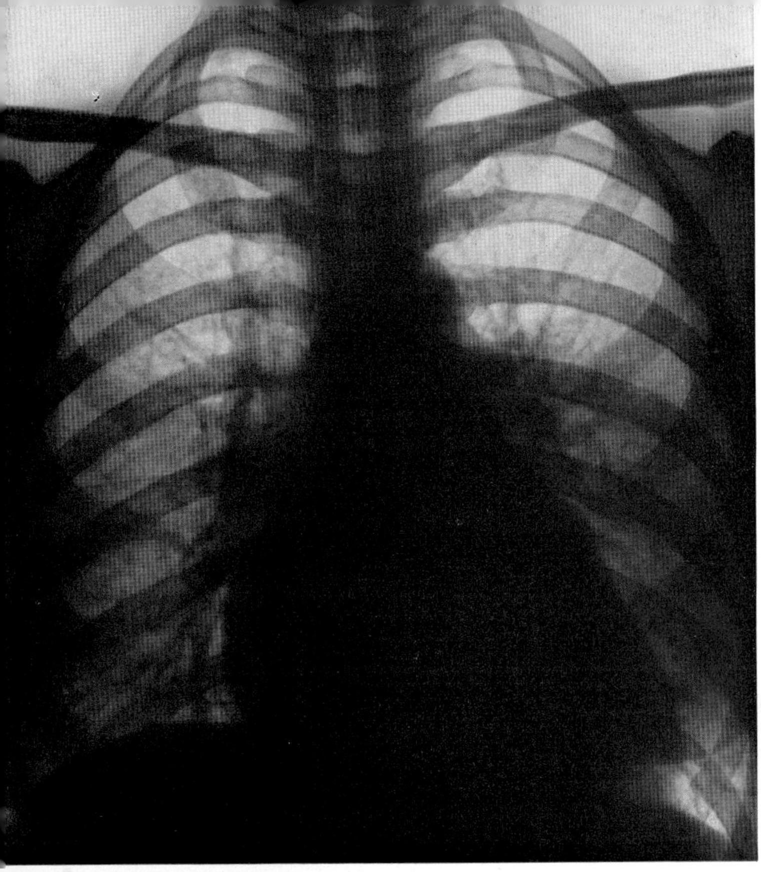

Abb. 111/112 36jährige Patientin. Vitium cordis seit einigen Jahren bekannt, häufige Anginen in der Kindheit.

Dyspnoe bei leichten Anstrengungen.

Auskultation: stark akzentuierter 1. Ton, Mitralöffnungston nach dem 2. Ton, Mitteldiastolikum in der Mitralregion über der Herzspitze. Lauter Pulmonalklappenschlußton.

Herzkatheterdaten: linker Vorhofdruck 30 mm Hg, Pulmonalarteriendruck 50 mm Hg, vorwiegende Klappenstenose.

Diagnose: Mitralstenose.

Operative Korrektur durch Klappensprengung mit dem TUBBS-Dilator.

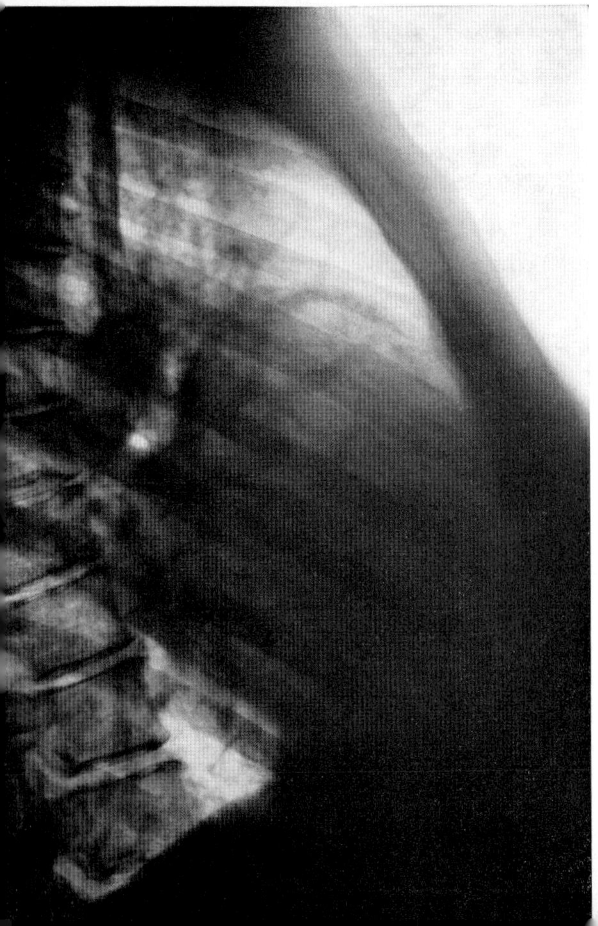

Abb. 112

Abb. 113. 45jähriger Patient. Vitium cordis seit Jahren bekannt, keine rheumatische Vorgeschichte.

Auskultation: Holosystolikum nach akzentuiertem 1. Ton, Mitralöffnungston und Mitraldiastolikum über der Herzspitze, 2. Pulmonalton akzentuiert.

EKG: P dextrokardiale.

Herzkatheterdaten: linker Vorhofdruck 30 mm Hg, Pulmonalarteriendruck 55 mm Hg.

Diagnose: kombiniertes Mitralvitium.

Operative Korrektur durch Implantation einer künstlichen Herzklappe nach KAY-SHILEY.

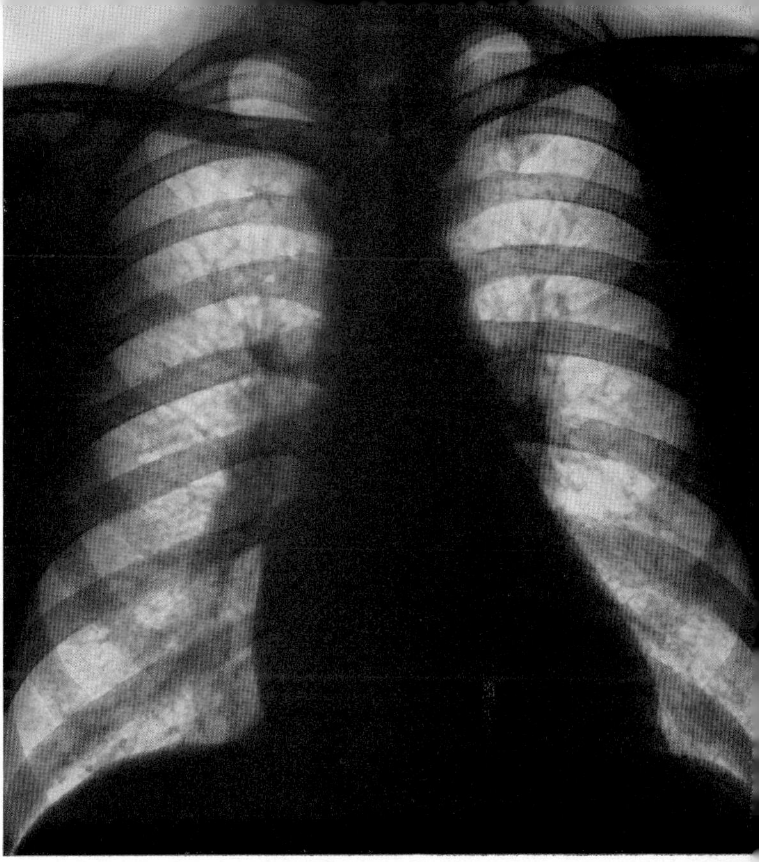

Abb. 114 34jähriger Patient. Häufig Anginen, Polyarthritis mit 14 Jahren.

Bis vor zwei Jahren Sportler, normal leistungsfähig. Seither stenokardische Beschwerden und Palpitationen, zeitweise auch Atemnot.

Auskultation: frühsystolischer Extraton und gießendes diastolisches Decrescendogeräusch aus dem 2. Herzton heraus mit punctum maximum über dem ERB-Punkt.

EKG: Sinusrhythmus, Hochvoltage in V_{4-6}, spitz negative T-Welle in V_4-V_6.

Diagnose: Aorteninsuffizienz, Schweregrad III.

Operative Korrektur durch Implantation einer künstlichen Herzklappe nach STARR-EDWARDS.

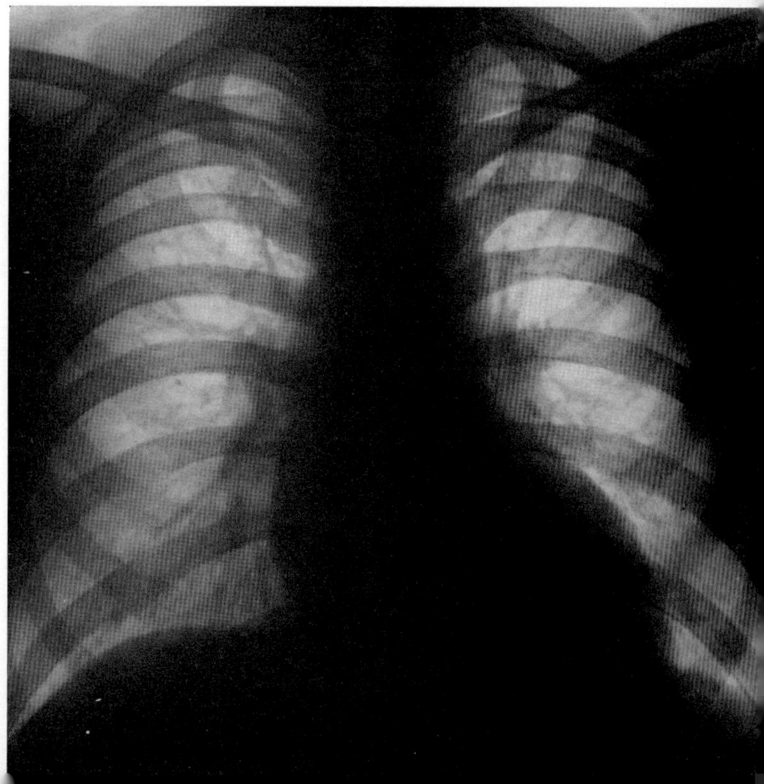

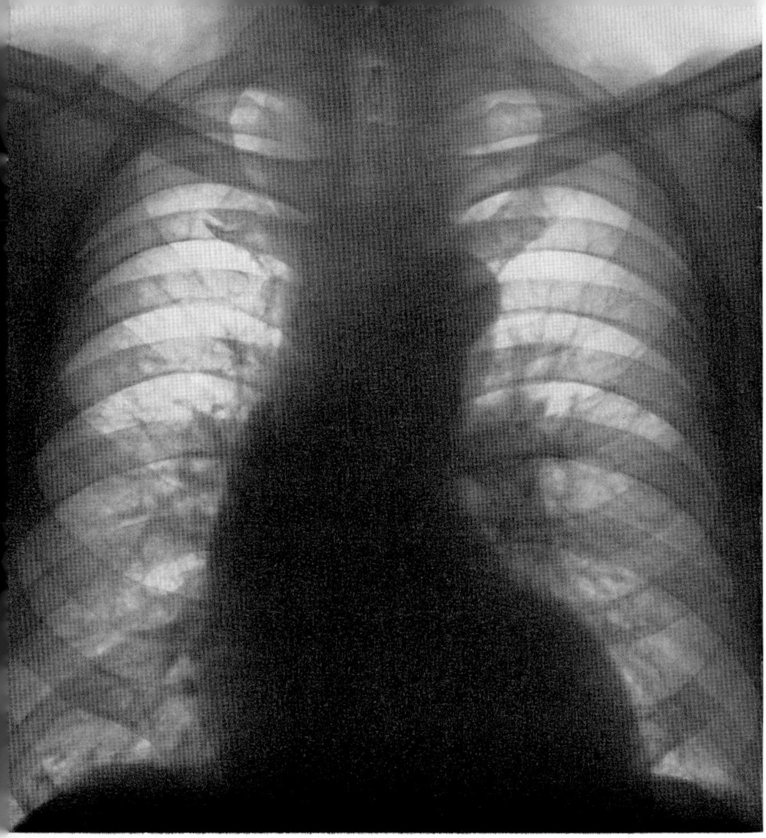

Abb. 115 42jähriger Patient. Anginen und Polyarthritis in der Jugend. Vitium cordis seit Jahren bekannt. Stenokardische Beschwerden, Schwindelzustände und Atemnot bei leichten Anstrengungen seit etwa 2 Jahren.

Auskultation: systolisches Geräusch im 2. ICR rechts parasternal, vom 2. Ton abgesetzt, Fortleitung in die Karotiden.

EKG: beträchtliche Hochvoltage links und negative T-Welle in V_{4-6}. Druckgradient über die Aortenklappe von 120 mm Hg systolisch.

Diagnose: Aortenstenose Grad III, posthreumatisch.

Operative Korrektur durch Implantation einer künstlichen Aortenklappe nach STARR-EDWARDS.

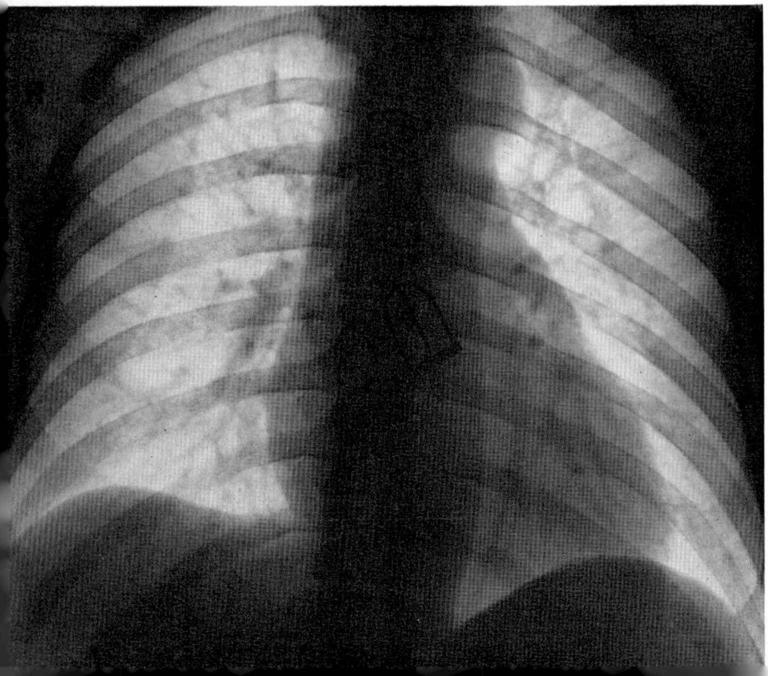

Abb. 116 28jähriger Patient, dem wegen eines hochgradigen *kombinierten Aortenvitiums* mit vorwiegender Insuffizienz eine künstliche Herzklappe eingepflanzt worden war.

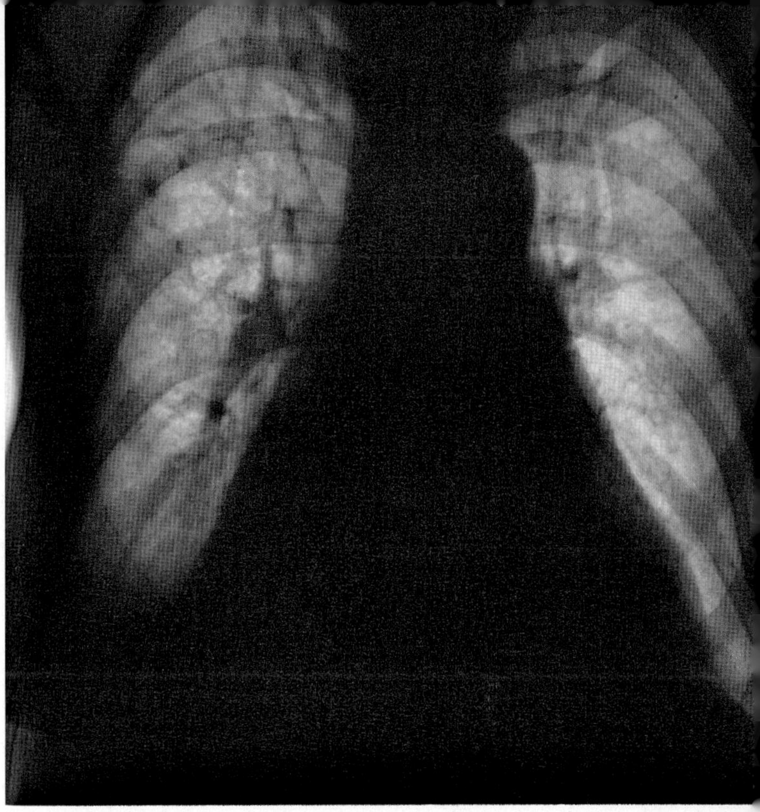

Abb. 117 48jährige Hausfrau. Stechen beim Atmen im rechten vorderen Brustkorb seit einigen Tagen. Fieberanstieg bis 39 °C.

Auskultation: Reibegeräusche atem- und herzplussynchrom.

Diagnose: Pleuroperikarditis rechts mit intraperikardialem und pleuralem Erguß tuberkulöser Genese. Alte verkalkte Herde in den Lungenspitzen.

Ausheilung durch konservative Therapie mit Tuberkulostatika.